国家卫生健康委员会"十四五"规划教材

全国高等中医药教育教材

供护理学等专业用

社区护理学

第 3 版

護理

U0284835

主　编　王爱红　张先庚

副主编　杨　丽　姚志翠　蒋小剑

编　委　（按姓氏笔画排序）

王红艳（四川护理职业学院）　　　杨莉莉（浙江中医药大学）

王珍珍（陕西中医药大学）　　　张　洪（成都中医药大学）

王爱红（南京中医药大学）　　　张先庚（四川护理职业学院）

朱元媛（南京中医药大学）　　　张朔玮（云南中医药大学）

朱蓝玉（长春中医药大学）　　　姚志翠（河北中医学院）

江　琳（上海中医药大学）　　　董玉静（南京中医药大学）

杨　丽（青岛大学青岛医学院）　　蒋小剑（湖南中医药大学）

秘　书　王红艳（兼）　朱元媛（兼）

人民卫生出版社

·北京·

图书在版编目（CIP）数据

社区护理学 / 王爱红，张先庚主编 . —3 版 . —北京：人民卫生出版社，2021.6
ISBN 978-7-117-31607-1

I. ①社… II. ①王… ②张… III. ①社区 – 护理学 – 高等学校 – 教材 IV. ①R473.2

中国版本图书馆 CIP 数据核字（2021）第 096566 号

| 人卫智网 | www.ipmph.com | 医学教育、学术、考试、健康，购书智慧智能综合服务平台 |
| 人卫官网 | www.pmph.com | 人卫官方资讯发布平台 |

社区护理学
Shequ Hulixue
第 3 版

主　　编：王爱红　　张先庚
出版发行：人民卫生出版社（中继线 010-59780011）
地　　址：北京市朝阳区潘家园南里 19 号
邮　　编：100021
E - mail：pmph @ pmph.com
购书热线：010-59787592　010-59787584　010-65264830
印　　刷：人卫印务（北京）有限公司
经　　销：新华书店
开　　本：850×1168　1/16　印张：13
字　　数：324 千字
版　　次：2012 年 5 月第 1 版　　2021 年 6 月第 3 版
印　　次：2021 年 7 月第 1 次印刷
标准书号：ISBN 978-7-117-31607-1
定　　价：52.00 元
打击盗版举报电话：010-59787491　E-mail：WQ @ pmph.com
质量问题联系电话：010-59787234　E-mail：zhiliang @ pmph.com

修订说明

为了更好地贯彻落实《中医药发展战略规划纲要(2016—2030 年)》《中共中央国务院关于促进中医药传承创新发展的意见》《教育部 国家卫生健康委 国家中医药管理局关于深化医教协同进一步推动中医药教育改革与高质量发展的实施意见》《关于加快中医药特色发展的若干政策措施》和新时代全国高等学校本科教育工作会议精神,做好第四轮全国高等中医药教育教材建设工作,人民卫生出版社在教育部、国家卫生健康委员会、国家中医药管理局的领导下,在上一轮教材建设的基础上,组织和规划了全国高等中医药教育本科国家卫生健康委员会"十四五"规划教材的编写和修订工作。

为做好新一轮教材的出版工作,人民卫生出版社在教育部高等学校中医学类专业教学指导委员会、中药学类专业教学指导委员会和第三届全国高等中医药教育教材建设指导委员会的大力支持下,先后成立了第四届全国高等中医药教育教材建设指导委员会和相应的教材评审委员会,以指导和组织教材的遴选、评审和修订工作,确保教材编写质量。

根据"十四五"期间高等中医药教育教学改革和高等中医药人才培养目标,在上述工作的基础上,人民卫生出版社规划、确定了第一批中医学、针灸推拿学、中医骨伤科学、中药学、护理学 5 个专业 100 种国家卫生健康委员会"十四五"规划教材。教材主编、副主编和编委的遴选按照公开、公平、公正的原则进行。在全国 50 余所高等院校 2 400 余位专家和学者申报的基础上,2 000 余位申报者经教材建设指导委员会、教材评审委员会审定批准,聘任为主编、副主编、编委。

本套教材的主要特色如下:

1. 立德树人,思政教育　坚持以文化人,以文载道,以德育人,以德为先。将立德树人深化到各学科、各领域,加强学生理想信念教育,厚植爱国主义情怀,把社会主义核心价值观融入教育教学全过程。根据不同专业人才培养特点和专业能力素质要求,科学合理地设计思政教育内容。教材中有机融入中医药文化元素和思想政治教育元素,形成专业课教学与思政理论教育、课程思政与专业思政紧密结合的教材建设格局。

2. 准确定位,联系实际　教材的深度和广度符合各专业教学大纲的要求和特定学制、特定对象、特定层次的培养目标,紧扣教学活动和知识结构。以解决目前各院校教材使用中的突出问题为出发点和落脚点,对人才培养体系、课程体系、教材体系进行充分调研和论证,使之更加符合教改实际、适应中医药人才培养要求和社会需求。

3. 夯实基础,整体优化　以科学严谨的治学态度,对教材体系进行科学设计、整体优化,体现中医药基本理论、基本知识、基本思维、基本技能;教材编写综合考虑学科的分化、交叉,既充分体现不同学科自身特点,又注意各学科之间有机衔接;确保理论体系完善,知识点结合完备,内容精练、完整,概念准确,切合教学实际。

4. 注重衔接,合理区分　严格界定本科教材与职业教育教材、研究生教材、毕业后教育教材的知识范畴,认真总结、详细讨论现阶段中医药本科各课程的知识和理论框架,使其在教材中得以凸显,既要相互联系,又要在编写思路、框架设计、内容取舍等方面有一定的区分度。

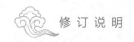

5. **体现传承,突出特色** 本套教材是培养复合型、创新型中医药人才的重要工具,是中医药文明传承的重要载体。传统的中医药文化是国家软实力的重要体现。因此,教材必须遵循中医药传承发展规律,既要反映原汁原味的中医药知识,培养学生的中医思维,又要使学生中西医学融会贯通,既要传承经典,又要创新发挥,体现新版教材"传承精华、守正创新"的特点。

6. **与时俱进,纸数融合** 本套教材新增中医抗疫知识,培养学生的探索精神、创新精神,强化中医药防疫人才培养。同时,教材编写充分体现与时代融合、与现代科技融合、与现代医学融合的特色和理念,将移动互联、网络增值、慕课、翻转课堂等新的教学理念和教学技术、学习方式融入教材建设之中。书中设有随文二维码,通过扫码,学生可对教材的数字增值服务内容进行自主学习。

7. **创新形式,提高效用** 教材在形式上仍将传承上版模块化编写的设计思路,图文并茂、版式精美;内容方面注重提高效用,同时应用问题导入、案例教学、探究教学等教材编写理念,以提高学生的学习兴趣和学习效果。

8. **突出实用,注重技能** 增设技能教材、实验实训内容及相关栏目,适当增加实践教学学时数,增强学生综合运用所学知识的能力和动手能力,体现医学生早临床、多临床、反复临床的特点,使学生好学、临床好用、教师好教。

9. **立足精品,树立标准** 始终坚持具有中国特色的教材建设机制和模式,编委会精心编写,出版社精心审校,全程全员坚持质量控制体系,把打造精品教材作为崇高的历史使命,严把各个环节质量关,力保教材的精品属性,使精品和金课互相促进,通过教材建设推动和深化高等中医药教育教学改革,力争打造国内外高等中医药教育标准化教材。

10. **三点兼顾,有机结合** 以基本知识点作为主体内容,适度增加新进展、新技术、新方法,并与相关部门制订的职业技能鉴定规范和国家执业医师(药师)资格考试有效衔接,使知识点、创新点、执业点三点结合;紧密联系临床和科研实际情况,避免理论与实践脱节、教学与临床脱节。

本轮教材的修订编写,教育部、国家卫生健康委员会、国家中医药管理局有关领导和教育部高等学校中医学类专业教学指导委员会、中药学类专业教学指导委员会等相关专家给予了大力支持和指导,得到了全国各医药卫生院校和部分医院、科研机构领导、专家和教师的积极支持和参与,在此,对有关单位和个人表示衷心的感谢!希望各院校在教学使用中,以及在探索课程体系、课程标准和教材建设与改革的进程中,及时提出宝贵意见或建议,以便不断修订和完善,为下一轮教材的修订工作奠定坚实的基础。

人民卫生出版社

2021 年 3 月

前　言

社区护理学是护理学与公共卫生学结合而成的一门新兴学科，是护理学专业必修课程。社区卫生服务是我国卫生服务发展的重要方向，社区护理是社区卫生服务的重要组成部分。为适应社会发展、科技进步和卫生服务需求，培养面向现代化、面向世界、面向未来的高素质社区护理人才势在必行。社区护理学教材建设，是社区护理人才培养的重要内容。

本教材根据全国高等教育护理学专业社区护理学的学科要求，结合我国卫生事业的发展，在上几版教材的主要框架和基本结构基础上，吸收国内外社区护理研究成果修订编写而成。

本教材共九章，包括绪论、家庭健康护理、社区健康护理、社区常用中医护理原则及方法、社区常见慢性病护理、社区传染病护理、社区重点人群保健与护理、社区残疾人群保健与护理、社区救护等。本次修订编写有以下特点：①强调社区护理的基本理论、基本知识和基本技能。调整部分章节结构，将家庭健康护理和社区健康护理单独成章，系统阐述家庭健康护理、社区健康护理的方法和内容。②融入社区护理发展新趋势。紧跟时代发展，各章节内容中补充国内外社区护理发展新成果。③突出中医护理特色。在社区常用中医护理原则及方法中增加0~36月龄儿童中医保健技术，在老年社区保健与护理中加入老年人中医药健康管理内容。④加强学生自主性学习能力的培养。配套数字资源内容，如教学课件、扫一扫测一测等，以随文二维码形式嵌入在相关章节中，便于学生自主学习。⑤注重实用性。紧扣社区护理实践，将我国居民个人健康档案、高血压随访服务记录表、中医药健康管理服务记录表等以二维码形式呈现。

本教材具体编写分工是：第一章绪论由王爱红编写；第二章家庭健康护理由张先庚、张洪编写；第三章社区健康护理由杨莉莉、朱蓝玉编写；第四章社区常用中医护理原则及方法由王红艳编写；第五章社区常见慢性病护理由朱元媛、姚志翠编写；第六章社区传染病护理由王珍珍编写；第七章社区重点人群保健与护理由董玉静、杨丽编写；第八章社区残疾人群保健与护理由张朔玮、蒋小剑编写；第九章社区救护由江琳编写。

本教材主要供护理学本科、专科学生使用，也适用于医学、康复、公共卫生等相关专业本科、专科学生，对其他从事社区卫生服务的教学、科研、医疗、经营及管理者也有参考和使用价值。本教材在编写过程中得到了人民卫生出版社、各参编单位领导和老师的大力支持与帮助，在此表示衷心的感谢！

由于编者水平有限，教材中或有疏漏之处，恳请各位读者、专家赐教指正。

编者
2021年2月

◇◇◇ 目　　录 ◇◇◇

第一章

绪　论

笔记栏 📝

PPT 课件

> ### 学习目标
>
> **识记：**
>
> 1. 能准确说出社区、社区卫生服务和社区护理的概念。
> 2. 能正确阐述国家基本公共卫生服务项目。
> 3. 能正确陈述社区护理的特点、工作范围与社区护理管理的基本要求。
>
> **理解：**
>
> 1. 能概括社区护理模式。
> 2. 能用自己的语言解释社区护士的角色、职责及应具备的素质。
> 3. 能举例说明社区护理工作考核与监督要点。
>
> **运用：**
>
> 1. 能结合国内外社区护理的历史与发展，开展我国社区护理实际工作。
> 2. 能根据社区护士应具备的条件，努力成为一名合格的社区护士。

随着社会经济的发展、医学模式的转变、疾病谱的改变和医疗费用的增加，我国医疗卫生服务需求发生了翻天覆地的变化。"大力发展社区卫生服务"是新时期我国卫生事业的发展战略。社区护理学是护理学和公共卫生学相结合的新兴学科，社区护理是社区卫生服务的重要组成部分，是社区护士为居民提供预防、保健和护理的综合性服务。

第一节　社区与社区卫生服务

一、社区

（一）概念

社区（community）一词来源于拉丁语，意为具有某些共性的群体。社区是由许多家庭、机关和团体组成的，是构成社会的基本单位，是与人们生活和健康息息相关的场所，也是社区护士进行社区护理的工作场所。社区构成了一个小社会。

不同国家和地区对社区的解释各有差异。世界卫生组织（World Health Organization，WHO）（1994 年）指出：一个代表性的社区，其人口数为 10 万 ~30 万，面积为 5 000~50 000km²。德国学者汤尼斯（F.Tonnies）认为：社区是以家庭为基础的历史共同体，是血缘共同体和地缘共同体的结合。我国社会学家费孝通将社区定义为:若干社会群体(家族、氏族)或社会组织(机关、团体)聚集在某一个地域里所形成的在生活上相互关联的大集体。

在我国,城市社区按街道办事处或居委会管辖范围设置,农村社区按乡镇和村划分,社区人口一般在 3 万 ~10 万。

(二) 构成社区的基本要素

构成社区的基本要素包括人口要素、地域性、同质性和结构要素。

1. **人口要素** 社区的存在必须以人群为基础,这是构成社区的第一要素。包括人口的数量、质量、构成和分布。社区人群居住在一起,有相似的风俗习惯与生活方式。

2. **地域性** 社区是地域性的社会,也就是说,社区具有一定的边界。从广义的角度看,这种区域性并不完全局限于地理空间,同时也包含一种人文空间,是社会空间与地理空间的有机组合。在同一地理空间中可以同时存在许多社区,如一个城市中可能同时并存着工业区、文化区等。社区范围大小不定,可按行政区域或地理范围来划分界限。人和地域都是构成社区的基本要素。

3. **同质性** 社区居民具有某些共同利益,面临着某些共同问题,具有某些共同需要。这些共同性将社区居民组织起来,产生共同的社会意识、行为规范、生活方式、文化传统、民俗、社区归属感等,形成社区文化及传统的维系动力。

4. **结构要素** 社区的结构要素是指社区内各种社会群体和组织相互之间的关系。社区的核心内容是社区居民的各种社会活动及其互动关系,社区居民在政治、经济、文化、精神及日常生活中相互联系、相互影响,形成了各种关系,并由此而聚居在一起,形成了不同形态的社区。社区有其特有的组织结构、行为规范、管理条文及道德规范等。我国社区的基层组织为街道(居委会)与派出所,两者联合管理户籍登记、治安、计划生育、生活福利等。

(三) 分类

1. **依地理位置划分** 很多社区是按地理界限划分的。一个城市、小镇、村均可成为一个社区。每个社区中有各种单位和各种服务机构,如政府及有关机构、家庭、学校、医院、卫生所、商店、工厂等,形成了复杂的网络。

2. **依共同问题划分** 在实施社区健康措施时,某一健康问题影响了一组人群,这组人群形成了一个社区,这些社区的面积大小和人口数量各异。

3. **依人群兴趣或目标划分** 有些社区是由有共同目标或兴趣的人组成的,这些社区的人原来分散居住,但由于职业的联系、兴趣的相同而逐渐移居一处成为社区。如以某个企业或大学为中心,因共同职业需要所聘员工家属迁移过来成为社区,形成一个团体组织,共同分享其功能或利益。有时,为了发展的需要,原来分散居住,后又集中居住。

有关专家提出我国的社区可分为三个基本类型,即城市社区(通常以街道和居民委员会为基本单位)、农村社区(通常以乡镇和村为基本单位)、城镇社区(通常指城乡结合部的小城镇)。也有学者将社区分为生活社区(即居民居住区域)和功能社区(即社会团体、工矿企事业单位等所在区域)。

(四) 功能

社区具有满足人民需要和管理的功能。社区功能的充分发挥有助于挖掘社区资源和开展社区卫生服务。社区的功能主要包括以下五个方面。

1. **社会化功能** 社区的居民在其共同生活的过程中,根据自己所生活的地域及文化背景,形成了社区所特有的风土人情、价值观等。而这些特征又会影响每个社区居民,是社区居民成长发展过程中社会化的重要组成部分。

2. 生产、分配及消费功能　社区有人从事一定的生产活动,生产的物资供居民消费。这是社区满足居民生活需要的功能,同时社区也需要对某些物资及资源进行调配,以满足其居民的需要。

3. 社会参与功能　社区中有各种组织,并举办各种活动使居民能相互往来,有参与的机会。社区设立一定的公共场所,如老年人活动站、青少年活动中心、读书站等,社区居民参与这些活动,既增加了社区居民的凝聚力,又使社区居民产生了相应的归属感。

4. 社会控制功能　为保证社区居民的利益,完善社区的各种功能,社区会制定一系列的社会条例、规范及制度,以保证社区居民遵守社区的道德规范,控制、制止不道德及违法行为,保证社区居民的利益。

5. 相互支持及福利功能　是指社区邻里间相互帮助和社区内的福利院、养老院、活动中心等福利机构对居民的援助。社区可根据本社区居民的需要与当地民政部门或相关医疗机构联系,解决其困难。

二、社区卫生服务

(一) 起源

1978 年,世界卫生组织在阿拉木图宣言中强调,初级卫生保健应从个人、家庭和社区开始,“社区参与”对于“人人健康”战略目标的实现具有重要意义。此后,与“基层医疗”(primary care)类似的概念——“社区卫生服务”(又称为社区健康服务)开始在世界上流行。

(二) 概念

社区卫生服务(community health service)是社区内卫生机构及相关部门根据社区内存在的主要卫生问题,合理使用社区资源和技术,为社区居民提供的基本卫生服务。

(三) 我国社区卫生服务

1. 提出　1997 年 1 月发布的《中共中央、国务院关于卫生改革与发展的决定》中指出“改革城市卫生服务体系,积极发展社区卫生服务,逐步形成功能合理、方便群众的卫生服务网络”;同时指出,要“加快发展全科医学、培养全科医生”。这是我国政府第 1 次在中央文件中明确规定,要把发展社区卫生服务作为今后若干年内卫生改革的重要内容。

国务院十部委在 1999 年发布的《关于发展城市社区卫生服务的若干意见》中明确指出:社区卫生服务是社区建设的重要组成部分,是在政府领导、社区参与、上级卫生机构的指导下,以基层卫生机构为主体,全科医师为骨干,合理使用卫生资源和适宜技术,以人的健康为中心、家庭为单位、社区为范围、需求为导向,以妇女、儿童、老年人、慢性病患者、残疾人等为重点,以解决社区主要卫生问题、满足基本卫生服务需求为目的,融预防、医疗、保健、康复、健康教育、计划生育技术服务等为一体,有效、经济、方便、综合、连续的基层卫生服务。

2. 职责　2006 年,原卫生部明确表示,社区卫生服务机构以社区、家庭和居民为服务对象,主要承担疾病预防等公共卫生服务和一般常见病、多发病的基本医疗服务,如社区卫生诊断,传染病疫情报告和监测,预防接种,结核病、艾滋病等重大传染病预防等。而危急重症、疑难病症治疗等,由综合性医院或专科医院承担。

3. 发展　我国从 1997 年开始发展社区卫生服务,虽然起步较晚,但发展较快。2019 年底,全国已设立社区卫生服务中心(站)35 013 个,其中:社区卫生服务中心 9 561 个,社区卫生服务站 25 452 个。与上年相比,社区卫生服务中心增加 209 个,社区卫生服务站减少 193 个。2019 年社区卫生服务中心人员 48.8 万人,平均每个中心 51 人;社区卫生服务站人员 12.3 万人,平均每站 5 人。社区卫生服务中心(站)人员数比上年增加 2.7 万人,增长 4.7%。各地积极探索双向转诊、收支两条线管理、药物零差率销售、实行医疗保险预付等制度,很多地方通过建立"家庭医生责任制""全科医师团队"等,为社区居民提供健康教育、计划免疫、妇幼保健、慢性病防治等公共卫生和常见病、多发病的基本医疗服务。全国基本形成社区卫生服务组织和服务网络。

原卫生部 2006 年出台的《城市社区卫生服务机构设置和编制标准指导意见》规定,街道人口达到 3 万~10 万的要建立社区卫生服务站,而新建小区则必须由所在街道办事处范围的社区卫生服务中心就近增设社区卫生服务站。进一步阐述了我国发展社区卫生服务的指导思想、基本原则、工作目标,并提出推进社区卫生服务体系建设的意见。

《中共中央、国务院关于深化医药卫生体制改革意见》于 2009 年颁布,提出完善以社区卫生服务为基础的新型城市医疗卫生服务体系,加快建设以社区卫生服务中心为主的城市社区卫生服务网络,完善服务功能,以维护社区居民健康为中心,提供疾病预防控制等公共卫生服务、一般常见病及多发病的初级诊疗服务、慢性病管理和康复服务;转变社区卫生服务模式,不断提高服务水平,坚持主动服务、上门服务,逐步承担起居民健康"守门人"的职责。《医药卫生体制改革近期重点实施方案(2009—2011 年)》也随之颁布,强调社区卫生服务体系的建设在我国医改中应发挥的重要作用,明确了社区卫生服务体系是基本医疗保障制度的承担者,是国家基本药物制度的主要落实者,是基层医疗卫生服务体系的重要组成部分,是基本公共卫生服务的提供者,是公立医院改革试点的衔接和延伸等。

基本公共卫生服务项目经费由政府承担,居民不需要再缴纳费用,2020 年人均基本公共卫生服务经费补助标准为 74 元,新增 5 元经费全部落实到乡村和城市社区,统筹用于社区卫生服务中心(站)、乡镇卫生院和村卫生室等基层医疗卫生机构开展新型冠状病毒肺炎疫情防控的人员经费、公用经费等支出,强化基层卫生防疫。

原卫生部 2009 年制定了《国家基本公共卫生服务规范(2009 年版)》,2011 年进行了补充和完善,2013 年将中医药健康管理服务纳入基本公共卫生服务范围,2013 年起开展老年人中医体质辨识和儿童中医调养服务,2017 年进一步修订,出台第 3 版,其服务项目主要包括 14 大类 55 项,具体如表 1-1。

表 1-1　2017 年国家基本公共卫生服务项目一览表

序号	类别	服务对象	项目及内容
一	建立居民健康档案	辖区内常住居民,包括居住半年以上非户籍居民	1.建立健康档案。2.健康档案维护管理
二	健康教育	辖区内常住居民	1.提供健康教育资料。2.设置健康教育宣传栏。3.开展公众健康咨询服务。4.举办健康知识讲座。5.开展个体化健康教育
三	预防接种	辖区内 0~6 岁儿童和其他重点人群	1.预防接种管理。2.预防接种。3.疑似预防接种异常反应处理
四	儿童健康管理	辖区内常住的 0~6 岁儿童	1.新生儿家庭访视。2.新生儿满月健康管理。3.婴幼儿健康管理。4.学龄前儿童健康管理

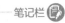

续表

序号	类别	服务对象	项目及内容
五	孕产妇健康管理	辖区内常住的孕产妇	1. 孕早期健康管理。2. 孕中期健康管理。3. 孕晚期健康管理。4. 产后访视。5. 产后42天健康检查
六	老年人健康管理	辖区内65岁及以上常住居民	1. 生活方式和健康状况评估。2. 体格检查。3. 辅助检查。4. 健康指导
七	慢性病患者健康管理（高血压）	辖区内35岁及以上常住居民中原发性高血压患者	1. 检查发现。2. 随访评估和分类干预。3. 健康体检
	慢性病患者健康管理（2型糖尿病）	辖区内35岁及以上常住居民中2型糖尿病患者	1. 检查发现。2. 随访评估和分类干预。3. 健康体检
八	严重精神障碍患者管理	辖区内常住居民中诊断明确、在家居住的严重精神障碍患者	1. 患者信息管理。2. 随访评估和分类干预。3. 健康体检
九	结核病患者健康管理	辖区内确诊的常住肺结核患者	1. 筛查及推介转诊。2. 第1次入户随访。3. 督导服药和随访管理。4. 结案评估
十	中医药健康管理	辖区内65岁及以上常住居民和0~36个月儿童	1. 老年人中医体质辨识。2. 儿童中医调养
十一	传染病和突发公共卫生事件报告和处理	辖区内服务人口	1. 传染病疫情和突发公共卫生事件风险管理。2. 传染病和突发公共卫生事件的发现和登记。3. 传染病和突发公共卫生事件相关信息报告。4. 传染病和突发公共卫生事件的处理
十二	卫生计生监督协管	辖区内居民	1. 食源性疾病及相关信息报告。2. 饮用水卫生安全巡查。3. 学校卫生服务。4. 非法行医和非法采供血信息报告。5. 计划生育相关信息报告
十三	免费提供避孕药具		1. 省级卫生计生部门作为本地区免费避孕药具采购主体依法实施避孕药具采购。2. 省、地市、县级计划生育药具管理机构负责免费避孕药具存储、调拨等工作
十四	健康素养促进行动		1. 健康促进县（区）建设。2. 健康科普。3. 健康促进医院和戒烟门诊建设。4. 健康素养和烟草流行监测。5. 12320热线咨询服务。6. 重点疾病、重点领域和重点人群的健康教育

在国家相关政策的推动下，我国社区卫生服务发展迅速，形成了相对稳定的管理模式和服务体系。但作为一个人口众多的发展中国家，我国的社区卫生服务体系改革仍然面临诸多挑战。

思政元素

基本公共卫生服务保障人民健康

2020年6月16日，国家卫生健康委员会基层卫生健康司发布了《关于做好2020年基本公共卫生服务项目工作的通知》（国卫基层发〔2020〕9号）。

通知提出：持续做好项目宣传。结合《中华人民共和国基本医疗卫生与健康促进法》的学习贯彻,加大基本公共卫生服务项目宣传工作力度。鼓励各地结合实际开展主题宣传活动,国家和省级创造条件广泛播放基本公共卫生服务项目公益广告,县(市、区)和基层医疗卫生机构在显著位置张贴由国家或省级卫生健康行政部门统一制作的宣传标语、宣传画。鼓励各地创新基本公共卫生服务宣传方式方法,采取城乡社区居民喜闻乐见的形式,通过医疗卫生机构宣传屏、公共交通设施电子屏、户外大型显示屏、社区宣传栏以及微信、微博等载体,推进基本公共卫生服务项目宣传全面覆盖城乡社区和居民家庭,引导形成良好宣传氛围,不断提升居民对基本公共卫生服务项目的知晓率、感受度,推进提高项目服务覆盖率、满意度。

健康是促进人全面发展的必然要求,是经济社会发展的基础条件。基层卫生工作者,更要增强责任感、使命感,积极宣传基本公共卫生服务项目,全力推进健康中国建设,为实现中华民族伟大复兴和推动人类文明进步作出更大贡献。

第二节 社 区 护 理

一、概述

(一) 概念

社区护理(community nursing)来源于公共卫生护理,20 世纪 70 年代由美国露丝·依思曼首次提出。社区护理是将护理学与公共卫生学的知识与技能相结合,用以促进和维护社区人群健康的一门综合学科。

社区护理是由基层护理人员立足于社区、面向家庭,以社区内人群健康为中心,以老年人、妇女、儿童、慢性病患者和残疾人为重点护理对象,提供集预防、医疗护理、康复、保健、健康教育和计划生育技术为一体的综合、连续、便捷的健康服务护理。其主要目标是启发和培养社区人群的保健意识;帮助社区人群对疾病早发现和早治疗;辅导和督促社区人群形成健康的生活方式,以维护并促进全民健康水平。

(二) 特点

1. 以预防保健为主 社区护理的服务宗旨是维护和促进社区人群的健康,核心是群体健康。通过一级预防途径,如卫生防疫、传染病管理、意外事故防范、健康教育等,提高社区整体健康水平,减少疾病的发生。相对医院护理工作而言,社区护理工作更侧重于积极主动地预防和保健,促进社区健康,减少社区人群的发病率。

2. 强调群体健康 社区护理的服务对象主要为所在社区的居民。社区护理的工作就是收集和分析社区人群的健康状况,运用社区护理工作方法,解决社区存在的健康问题,而不只是服务于一个人或一个家庭。如果社区护士在工作中发现个案的健康问题,可通过个案的健康问题,分析与个案相关的其他人员或群体是否存在相同的健康问题,从而考虑进行该健康问题的群体干预。

3. 分散性及长期性服务 社区护理的服务对象为所在社区的居民,居民分布在社区的多个居住点,相对比较分散,这一特点决定社区护理具有分散性。社区护理为社区人群提供从出生到离世的终身服务,服务对象的健康状态有从健康到患病再到康复的过程,社区护理服务覆盖疾病全过程,尤其是慢性病患者、残疾人、老年人等特定服务对象的社区护理需求更是长期的,因此社区护理具有长期性。

4. 综合性服务　多方面因素影响社区人群健康,社区护士除为服务对象提供预防疾病、促进健康、疾病医疗护理服务和康复护理服务外,还要从卫生管理、社会支持、家庭与个人保护等方面对社区人群、家庭、个人进行综合服务,把院内服务与院外服务相结合,把卫生服务部门与家庭、社区相结合,通过多种途径和方式促进社区人群的健康。

5. 可及性服务　社区护理属于初级卫生保健范畴,是最基本的卫生服务,是社区人群都需要且能够得到的服务,因此要求社区护理服务具有就近性、方便性、主动性,以满足社区人群的健康需求。

6. 自主性与独立性　社区护士的工作范围广、涉及内容多,常常需要运用公共卫生学的知识来分析,发现社区高危人群,并采取相应的措施;许多情况下又需要单独解决面临的问题,因此,社区护士较医院护士有较高的自主性与独立性,需要较强的认识问题、分析问题和解决问题的能力。

7. 多学科协作性　社区护理是团队工作。为了实现社区健康的目标,社区护士除了需与医疗保健人员密切配合外,还要与社区各部门人员通力合作,才能利用好社区人力、物力和财力资源,保证各项社区护理工作顺利开展。

（三）工作范围

随着社区护理的发展,其工作范围也在不断发生着变化。现阶段,我国社区护理的工作范围主要包括以下几个方面。

1. 传染病防治　传染病不再是威胁人类生命的主要疾病,但却严重影响着人类的健康。传染病一旦发生流行,将对个体、家庭与社会构成严重危害。不仅会造成个人、家庭及国家的经济损失,还会引起社区人群的心理恐慌、国家竞争力的下降。而传染病可预防的特点决定了这些危害是可以避免的。因此,开展传染病的预防与控制具有重要的社会意义。

社区护士必须熟知国际、国内传染病的最新疫情、传染病的防治机构和可利用资源等,掌握常见传染病的类型、传播方式、流行季节、预防与控制方法等。主动积极参与传染病的管理、社区传染病的预防与控制工作,对社区居民进行预防传染病的知识培训,提供一般消毒、隔离技术等护理指导与咨询,进行预防接种和传染病的社区监测,做到对传染病早期防范、早期发现、早期隔离与治疗,并按规定将疫情呈报到相关卫生部门。

2. 社区环境卫生　美国环境卫生研究所认为:"环境卫生是一种表现于清洁的家庭、田园、邻居、厂商及社会的生活方式。这种生活方式出于自觉,要主动不断地寻求进步,以追求人类生活的理想境地。"

环境卫生工作是在人的生活环境内控制一切影响或妨碍人类健康的因素,如空气、水、土壤、噪声、放射线与垃圾等污染。

社区环境卫生包括饮水卫生、污水处理、垃圾处理、食品卫生、家庭环境卫生、公害防治、病媒管制、空气污染、土壤污染、水污染与放射性污染预防管理等。

社区护理工作应充分考虑环境因素对人体健康的影响,积极开展环境卫生教育,培养社区人群的环境保护意识,力求达到人人爱护环境卫生及控制环境中的有害因素,从而促进社区人群健康。

3. 慢性病的防治与管理　随着经济与社会的迅速发展,高血压、冠心病、糖尿病、精神疾病与脑血管疾病等慢性病已成为威胁人类健康的主要因素。慢性病的发生与人类的生活方式密切相关,其可控危险因素有吸烟、超重与肥胖、缺乏体育运动、高脂血症、高血压及不良饮食习惯等。控制慢性病最有效的方法是社区防治,通过自身努力,慢性病完全可以预防和干预。

社区护士在慢性病防治中担当着非常重要的角色,其主要工作内容有慢性病及高危人群的社区筛查、监测与干预,咨询和转介服务,社会工作服务,居家护理与长期照护的服务等。

4. 重点人群的健康服务 社区中的儿童、孕产妇、老年人和残疾人是社区重点人群。这些人群由于其特殊的生理特点,容易出现健康问题,可能会发生疾病或损伤,是社区卫生服务的重点服务对象。对这些人群的社区护理侧重于日常生活与健康。社区护士可利用定期健康检查、家庭访视、居家护理等时机,对社区重点人群包括有健康问题家庭的家属进行健康保健服务。

5. 学校卫生保健 学校卫生保健是以儿童和青少年为主要服务对象的一项团体卫生工作,是社区卫生服务的重要组成部分。学校卫生保健服务的内容主要是提供身心照护,创造安全、卫生的学校环境,培养学生健康的生活习惯,形成良好的健康行为,树立正确的健康观,培养学生的社会适应能力与人际沟通能力等。

6. 社区精神心理卫生保健 社区精神心理卫生主要以社区为服务对象,利用精神医学、心理社会学及公共卫生学等知识,对个人、家庭成员及特定人群进行精神心理评估,确认心理健康问题,通过健康教育、心理咨询、治疗及康复等心理卫生服务手段,协助解决社会适应问题,改变认识观,提高生活适应能力,增进心理健康及精神疾病的防治与恢复以及家属的支持等。

7. 院前急救和灾害护理 对急性病症和意外损伤的现场急救护理,直接关系到伤病者的生命安危。社区护士需运用专业的急救知识与技能,有效地为社区伤病者提供院前急救,挽救伤病者的生命。在社区中广泛开展急救知识教育与培训,普及急救知识与技能,提高社区居民自救互救能力以及增强防范伤害的意识也尤为重要。

灾害的发生,在给社区居民带来生命财产损失的同时,还造成了巨大的心理影响。灾害发生后,社区护士应全面了解社区灾害发生情况,积极开展相关灾害健康教育,在灾害的不同时期,开展相应的护理服务,促进灾民的身心健康。

8. 家庭健康护理 社区护士通过社区护理工作方法,对社区家庭进行健康护理,不仅对家庭中有健康问题的个人进行护理,还注重家庭整体功能是否正常、家庭成员间是否有协调不当、家庭发展阶段是否存在危机等,对家庭整体健康进行护理,强调整个家庭参与护理活动。

9. 社区康复护理 向社区残疾者提供康复护理服务,帮助其改善健康状况,恢复功能,包括长期护理、短期护理、日间护理、老年福利中心的活动等。

10. 社区临终关怀 对社区的临终患者,社区护士应通过多种手段减少临终患者的痛苦,满足患者需要,提高临终阶段的生命质量。同时,给临终患者家属提供心理、社会支持,指导家属照顾患者。

二、社区护理管理

(一)社区人员配备

1. 社区卫生服务中心按每万名居民配备 2~3 名全科医师和 1 名公共卫生医师。社区卫生服务中心应根据规模、服务范围和工作量设总护士长或护士长(超过 3 个护理单元的设总护士长),负责中心内部及社区的护理管理工作。护士数量根据开展业务的工作量合理配备。社区全科医师与社区护士的配备比例,目前按 1∶1 的标准实施。

2. 社区卫生服务站(点)应设护士长(或组长)负责护理管理工作。护士数量根据开展业务的工作量合理配备。由医疗机构派出设置的社区卫生服务站(点),护理工作受所属医疗机构护理部门管理、监督与考核。

3. 承担社区卫生服务的其他医疗机构,应根据社区护理工作的需要,配备护理人员并设置护理管理人员。

(二)基本要求

1. 工作时间和人力安排应以人为本,充分考虑服务对象的需要。

2. 护理实践中运用护理程序,根据对服务对象的评估情况,制订并实施护理计划,提供整体护理。

3. 为保障社区医疗护理安全,有效防止差错、事故与医源性感染的发生,针对社区护士工作独立性强、工作环境复杂的特点,必须严格执行消毒隔离制度、值班与交接班制度、医嘱制度、查对制度、差错与事故防范及登记报告制度、药品管理制度、抢救制度、传染病管理与报告制度、治疗室管理制度。

4. 应建立社区护士规范化服务的管理制度,如家庭访视护理、慢性病患者护理、康复护理等管理制度,实施社区护理技术服务项目并逐步规范。在社区卫生服务中心和站(点)的健康教育、患者双向转诊、入户服务意外防范、巡诊等制度中,应充分考虑护理工作,完善相关内容。

5. 实施社区护士继续教育制度,根据社区护理工作的需要和护理学科发展,加强在职培训工作,不断提高社区护士的业务水平。

6. 社区护士应佩戴胸卡,工作态度热情诚恳、耐心细致、仪表端庄。有条件的地区,家庭访视护理的护士可统一着装。

7. 社区卫生服务中心和站(点)的治疗室(输液室)独立设置,布局合理;工作环境整洁、安静、安全、有序。

8. 护理基本设备齐全。入户服务护理用品、交通工具及通信联络条件得到基本保证。

(三)社区护理工作的考核与监督

建立社区护理工作的考核与监督制度,监测社区护理的运行情况,评价社区护理管理的效率和效果,以提高社区护理服务的质量。常用以下指标。

1. 居民对护理服务满意率。

2. 居民对护理服务投诉率。

3. 社区护理差错、事故发生率。

4. 社区护理服务覆盖率。

5. 空巢老年慢性病患者访视、护理率。

6. 家庭护理病历建档率,护理计划(含评估、诊断／问题、措施、效果与评价)与患者实际符合率。

7. 社区护士培训率。

三、社区护理模式

每一种模式与理论都有其产生的条件和背景,并且与其他模式与理论具有一定的关联。

与社区护理相关的模式与理论是通过大量社区护理实践总结出来的,并对今后的社区护理实践具有指导意义。社区护士应在了解和掌握与社区护理相关的模式与理论知识的基础上,通过对社区服务对象进行正确评估,运用恰当的模式与理论,来指导自己的社区护理工作。

（一）概念

社区护理模式（community nursing model）从社区的角度对社区护理实践进行解释和陈述,是指导社区护士评估、分析社区健康问题,制订计划和实施,以及评价社区护理实践的概念性框架。它使社区护士工作更加有效,针对性更强。

（二）基本作用

社区护理模式的基本作用是社区护理实践的基础和社区护理活动的指南,提供了社区卫生评估的方向,指导分析、诊断社区健康问题,帮助制订社区护理计划,指导护理评价。同时也为社区护理的研究与发展提供依据和基础。

（三）常用社区护理模式

1. "与社区为伙伴"模式 在纽曼的健康系统模式基础上,安德逊、麦克法林与赫尔登提出了"与社区为伙伴"的概念架构。此模式以社区为服务对象,强调社区护理人员要主动与护理对象互动,形成伙伴关系。与护理对象共同解决问题来满足公众的需求。此模式是一个综合的、动态的,以开放系统为基础的护理框架,重点叙述了护理对象系统面对压力及压力源时所做出的反应、采取的护理措施及三级预防的概念。

2. "公共卫生护理"模式 怀特的"公共卫生护理"模式又称为明尼苏达模式（Minnesota model）。此模式整合了护理程序的步骤、公共卫生护理的范畴与优先顺序及影响健康的因素。怀特将护理程序应用于维护、促进人类健康的实际工作中,而在实际工作中,对于优先顺序的考虑以及在执行工作时应根据实际情况运用不同的措施,形成了"公共卫生护理"模式。此模式认为护理人员首先要了解影响个案或群体健康的因素;要了解护理措施的最终目标,以便在制订计划时按照优先顺序安排工作。

3. "以社区为焦点的护理程序"模式 斯坦诺普与兰开斯特在"与社区为伙伴"模式的基础发展了"以社区为焦点的护理程序"模式。此模式强调社区护理的程序,是我国临床护士比较熟悉的工作方法。该模式包括六个阶段:第一个阶段是与居民建立"契约式的合作关系",让社区居民了解社区护士的角色功能与护理目标。其余五个阶段与护理程序的五个步骤基本相同。

四、社区护士

（一）角色

1. 照顾者 这是社区护士的基本角色。社区护理对象包括个人、家庭、社区和社会。社区护士既要有临床护士应用护理程序对患者进行整体护理的能力,又要有流行病学的知识,以随时发现疾病的致病因素并进行预防。

2. 健康教育者和咨询者 社区护士应唤醒社区人群的健康意识,充分利用社区资源,根据社区的健康问题、健康需求,开展多种形式的健康教育,促使社区人群积极主动地寻求医疗保健,改变不良的生活习惯,树立正确的健康观,形成良好的健康行为,提高生活质量。包括患者健康教育与指导、健康人群的健康教育与指导、患者家属的健康教育与指导。

3. 组织者和管理者 社区护士在社区卫生服务中,承担着组织者和管理者的角色。根据社区的具体情况及居民的需求,组织多种健康促进和健康维护的社区活动;进行建立和管理社区健康档案、社区个案管理、慢性病的社区管理等社区健康管理工作;物资管理;组织和管理社区相关人员的培训等。

4. 协调与合作者　在进行社区护理实践过程中,护士需联系、协调与社区相关人员及机构之间的关系,并维持有效沟通,确保各项护理服务的顺利开展,使护理对象能获得最适宜的整体性护理。

5. 观察者和研究者　社区护士除做好社区护理工作之外,还需积极观察探讨与社区护理相关的问题,与相关部门合作,深入开展社区护理研究,总结经验,解决社区护理中存在的问题,不断完善社区护理工作,并能促进社区护理学科发展。

6. 社区卫生代言人　社区护士需了解社区人群的健康需求、健康问题,了解国际、国内的卫生政策和法规,对不利于社区人群健康的环境、制度、政策应向相关部门提出合理化建议。

7. 康复训练者　社区护士根据其专业知识和技能,对社区残疾者进行心理康复教育,协助并训练在疾病限制下发挥其身体的最大潜能,使其能利用残肢或矫正用具工作和生活,进行自我照顾,减轻对家庭和社会的依赖。

(二) 职责

1. 参与社区诊断工作,负责辖区内人群护理信息的收集、整理及统计分析。了解社区人群健康状况及分布情况,注意发现社区人群的健康问题与影响因素,参与对影响人群健康不良因素的监测工作。

2. 参与对社区人群的健康教育与咨询、行为干预与筛查、建立健康档案、高危人群监测与规范管理工作。

3. 参与社区传染病预防与控制工作,参与预防传染病的知识培训,提供一般消毒、隔离技术等护理技术指导与咨询。

4. 参与完成社区儿童计划免疫任务。

5. 参与社区康复、精神卫生、慢性病防治与管理、营养指导工作。重点对老年患者、慢性病患者、残疾人、婴幼儿、围产期妇女提供康复及护理服务。

6. 承担诊断明确的居家患者的访视、护理工作,提供基础或专科护理服务,配合医生进行病情观察与治疗,为患者与家属提供健康教育、护理指导与咨询服务。

7. 承担就诊患者的护理工作。

8. 为临终患者提供临终关怀护理服务。

9. 参与计划生育技术指导的宣传教育与咨询。

(三) 应具备的条件

根据我国《护士管理办法》和《社区护理管理的指导意见》,我国社区护士应具备的条件是:取得国家护士执业资格并经注册;通过地(市)以上卫生行政部门规定的社区护士岗位培训;独立从事家庭访视护理工作的护士,应具有在医疗机构从事临床护理工作 5 年以上的工作经历。

(四) 应具备的素质

社区护士的工作范围比一般医院护士的工作范围广,涉及的问题多。因此,社区护士除应具备一般医院护士所应具备的护理能力,还需具备以下几种素质。

1. 丰富的护理专业知识　社区护理服务内容广泛,工作性质相对独立,因此,要求社区护士必须具有丰富的医学护理知识、经验与能力。不仅要了解各种疾病的临床转归及预后,还必须对疾病开始流行等情况保持高度的敏感性,熟悉流行病学、统计学、身体评估及心理评估等知识,能及时发现问题,及时采取措施,防止疾病的蔓延。

2. 敏锐的观察和护理评估能力 护理人员可通过身体评估,以视、触、叩、听及各种诊断仪器等方式来了解服务对象心身等方面的情况,正确判断其健康问题,确定是否需要医生的治疗或转诊服务。在提供各种护理服务的过程中,敏锐的观察能力及熟练的身心评估能力非常重要。

3. 良好的职业道德和服务态度 社区护士对工作必须热忱,有同情心、爱心、耐心、责任心,了解服务对象的需要,对任何人一视同仁,并能以身作则,为公众树立良好榜样。

4. 健康的身心 社区护士除担任社区卫生服务中心(站)的医疗护理工作外,还需经常配合及参加各种医疗卫生服务活动。如参加学校运动会的救护、老年人活动的医护工作;对各种传染病的筛查、预防接种;家庭访视及参加社区各项卫生活动等。因此,社区护士要有健康的身心,才能应付繁忙的社区工作。

5. 独立自主和团队协作的能力 一方面,社区护士必须具备独立自主的能力,能根据受照顾群体的脆弱程度合理安排提供服务的先后顺序;另一方面,也要能与他人(包括同事、病患及其家属等)合作,积极发挥团队协作的优势。

五、分级诊疗和双向转诊制度

(一) 分级诊疗

分级诊疗制度主要指世界卫生组织在 1957 年提出的三级卫生医疗服务模式,主要内容如下。

1. 三级医院承担危重疾病和部分一般疑难复杂疾病的诊疗。

2. 二级医院承担一般疑难复杂疾病和常见多发病的诊疗。

3. 社区卫生服务中心承担常见多发疾病诊疗和慢性疾病管理、康复治疗等。

国外经验表明,分级诊疗制度的有效落实能显著提高医疗卫生服务宏观效率,促进医疗服务资源的合理利用,并且能帮助患者节约医疗费用。

2006 年,《国务院关于发展城市社区卫生服务的指导意见》首次提到"分级医疗",探索开展社区首诊制试点,首次在国家文件中提出"要实行社区卫生服务机构与大中型医院多种形式的联合与合作,建立分级医疗和双向转诊制度,探索开展社区首诊制试点"。

2009 年新一轮医改启动以来,一些省市开始进行分级诊疗的尝试,分级诊疗逐渐作为医改中的一项重要内容并开始试点推动。

在 2014 年 3 月 25 日召开的国务院常务会议上,李克强总理部署了 2014 年医改的 5 项重点工作,其中提到要继续深入推进医改,就是要合理地把控公立大医院规模,优化医疗资源布局,完善分级诊疗与双向诊疗,为患者就近就医创造条件。

2015 年国务院办公厅下发《关于推进分级诊疗制度建设的指导意见》(国办发〔2015〕70 号),以指导各地推进分级诊疗制度建设。紧接着 2016 年出台《关于推进分级诊疗试点工作的通知》就推进分级诊疗试点工作提出了具体要求。

(二) 双向转诊

双向转诊是指在 2007 年,由原卫生部推出的双向转诊分级诊疗制度作为缓解看病难、看病贵状况的措施,即小病先在社区医院诊断,大病由社区医院转向大医院;在大医院接受治疗完成后转回社区医院进行康复治疗(图 1-1)。

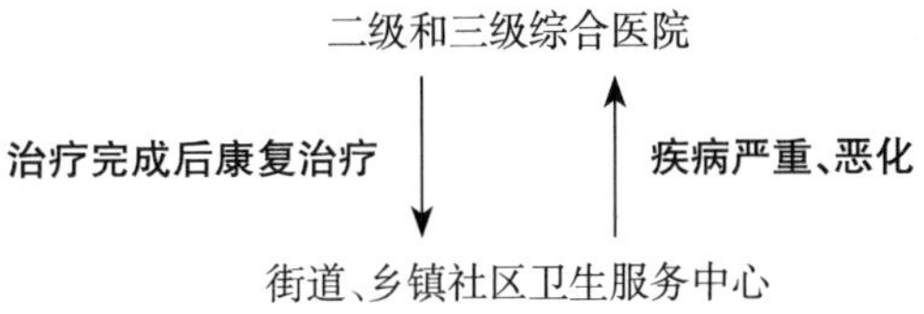

双向转诊制度下综合医院和社区卫生服务中心的医护人员由于其知识结构和职业培训背景的不同，能使患者的就诊在不同阶段满足不同需求。全科医师和社区护士作为分诊人，对进入体系的患者进行筛查，确定患者的具体疾病，对需要转诊的患者向上级医疗机构预约转诊，对不需要转诊的患者进行治疗。全科医师和社区护士能凭借其横向宽阔的知识面对患者疾病进行基本判断，并为患者预约合适的专科医师。专科医师从自身专业角度出发对患者进行更为专业和细致的治疗。当医院对患者疾病进行确诊或转回治疗，或者患者手术后需要康复时，专科医师可再帮助患者转回基层医疗机构。

二级和三级综合医院

治疗完成后康复治疗 ← → 疾病严重、恶化

街道、乡镇社区卫生服务中心

图1-1 双向转诊流程图

分级诊疗和双向转诊制度在我国尚处于探索阶段，其对社区医护人员的素质提出了更高的要求。社区护士作为社区卫生的代理人，要进一步提高自身专业素质，从而能在今后的医疗体制下，承担更多照护患者的责任。

第三节 国内外社区护理的历史和发展

一、国外社区护理的历史和发展

1860年前后，英国富有商人威廉·勒斯朋（William Rathbone，1819—1902年）由于妻子患病，聘请医院护士Robinson到家中照顾生病的妻子，Robinson不仅能够很好地照护患者，而且最大限度地减轻了疾病带给这个家庭的痛苦，给勒斯朋留下深刻的印象。后来，勒斯朋到利物浦一个贫困地区访问时，发现那里的人们生活非常悲惨，于是将Robinson带到那里，试着照护那些患病的人们，并教给他们一些促进健康与保持健康的常识。在此基础上，威廉·勒斯朋聘请专业护理人员到患者家中提供家庭护理，为了给利物浦18个地区都安排受过训练的护士，1861年，勒斯朋与南丁格尔取得联系并得到帮助，勒斯朋开始有计划地训练护理人员从事访视照顾贫病者的地段护理（district nursing）工作。此概念慢慢被取代成了定期到患者家中探视、给予治疗，即离开的"访视护理"，被社会认同为提供院外护理服务的"围墙外护理"（nursing without wall）。随后，世界许多国家如加拿大、澳大利亚、德国和荷兰也相继出现了访视护理活动并不断发展。

1893年出生于美国俄亥俄州辛辛那提市的丽莲·伍德（Lillian Wald）为那些在贫困家庭与中产阶级社区服务的护士取名为公共卫生护士；1912年，公共卫生工作已经发挥了重要作用，伍德及其同仁成立了国家公共卫生护士组织，建立了公共卫生护士职业标准，伍德被推选为第一任主席。此时，护理服务的对象由贫病人群扩大至需要帮助的公众，并且基于服务对象的能力收取相应费用。伍德提出，护理人员如能独立开业，不需依附在医生之下，则能更好地发挥护理功能，是第一个使用公共卫生护理名称的人。因此，她被称为现代公共卫生护理的开创人。20世纪初，由于各国的社会动荡和第一、二次世界大战以及与之相伴随的瘟疫流行，人们普遍认识到社会环境与疾病、健康的关系，许多国家相继开展了公共卫生护理服务。

1970年，美国将公共卫生护理与护理相结合，露丝·依思曼首次使用"社区护理"一词。

20 世纪 70 年代中期开始,美国护理协会将这种融医疗护理和公共卫生护理服务为一体的服务称为社区护理,将从事社区护理的人员称为社区护士。1978 年,世界卫生组织给予肯定并加以补充,要求社区护理为社区居民提供"可接近的、可接受的、可负担得起的"的卫生服务。

从此,社区护理以不同的方式在世界各国迅速发展起来,社区护士的队伍也在世界各国从质量与数量上逐步地壮大起来。

英国是社区护理发展最早的国家,1974 年以前,英国卫生保健服务机构在卫生部所属下大致由三大部分组成:社区服务部门、以开业通科医生为主的全科诊所与各级医院。1985 年改革后,在社会服务大臣领导下的卫生与社会保障部,下设地区卫生局,卫生局下辖卫生管理小组、家庭开业医生委员会及社区卫生委员会。1981 年世界卫生组织通过了"人人享有卫生保健"的全球战略后,英联邦卫生保健系统大致形成由"家庭 - 初级保健(通科医生)- 院外治疗(一般专家)- 院内治疗(各种专家)"的模式。初级卫生保健是构成整个卫生服务及社区卫生服务系统的重要部分,是国家卫生系统保持接触的最基层机构。从社区护理方式上来看,主要有教区护理、健康访视、学校护理、社区助产护理、工业护理等。其称号又分为教区护士、健康访视护士、学校护士与助产士。英国的社区护士要经过严格培训和筛选,不同称号的社区护士有不同的培训要求。后来在全国实施免费医疗,为节省医疗费用,在全国各省市都设有卫生保健服务系统。其人员有家庭医生、社区护士,此类服务与医疗保险机构连接,支付卫生服务人员的工资和患者的医药费用等。英国社区护士的工作范围有:围产期妇女保健,新生儿及婴幼儿保健,老年人及慢性病患者的服务;后来又扩大到电话咨询,护理专家开门诊,社区护士有处方权(根据学历),参与社区保健规划、试点项目(社区护理专家领导,聘请医生及其他人员)、医院内分设轻病门诊(由社区护士负责),市区的社区卫生规划(由护理专家负责)。

美国的社区护理有悠久的历史。早在 19 世纪末,美国访视护士已开始在全美各城市为老弱人群提供居家护理、健康教育及健康促进服务。目前,社区护士多数取得学士学位,部分护士取得硕士和博士学位。美国的社区护理全部由具有丰富临床经验及本科以上学历的注册护士承担。调查显示,2010 年美国有 14.2% 的注册护士从事家庭、学校和职业健康护理,5.3% 的注册护士在养老院或其他相关的护理服务机构工作。美国社区卫生服务方式有社区护理服务中心、老年服务中心、临终关怀服务中心、妇女避难所与社区护理诊所等。社区护士提供服务的方式多样,各州并不完全相同,预防保健服务和家庭护理是基本服务方式。

自 20 世纪 60~70 年代以来德国的社区护理有了较快发展,1992 年全国已有 1 万家护士站,4 500 个家政服务中心,约有一半的护士从事社区护理工作。在社区护理服务中主要有家政人员(从事家政事务)、护理员(协助护士做好生活护理)和护士(主要从事护理专业工作)。护士与护理员均要求有 5 年以上医院工作经验。服务对象主要是社区老年人、儿童、术后恢复期的患者、慢性病患者与残疾人等。服务内容为慢性病的预防、自我保健康复与护理工作。护士站的护士每周集中 2~3 次,一起讨论护理计划和对患者护理过程中出现的问题,护士站的每名护士均配有联系机,遇事随时联络,每 7 个护士站归一总部管理。同时,各州护理技术监测协会定期对各护士站进行考核和验收。

二、国内社区护理的历史和发展

我国公共卫生护理教育始于 1925 年,北京协和医学院提出培养医、护学生具有临床医学与预防医学并重的观点,在医、护院校的课程中设有预防医学课程。协和医院教授格兰特先生(Mr.Grant)发起,与北京卫生科联合创办了公共卫生教学区,当时称为"第一卫生事务所"。1932年,政府设立中央卫生实验处,训练公共卫生护士。1945年,北京协和医学院成立了公共卫生护理系,王秀瑛任系主任。当时的公共卫生护理课程包括健康教育、公共卫生的概念、心理卫生、家庭访视与护理技术指导。同年,北京的卫生事务所发展为4个,全国从事公共卫生的护士数量也有一定的增加。

新中国成立后,协和医院停办,各卫生事务所改为各城区卫生局,局内设防疫站、妇幼保健所、结核病防治所等。一部分医院开始设地段保健科或家庭病床,但护士学校的课程设置中没有公共卫生护理课,社区护理也未开展。虽然城市及农村都设有三级卫生保健网,但参加预防保健的护士寥寥无几。

1983年,我国开始恢复高等护理教育,课程设置中增加了护士预防保健知识和技能的训练。1994年,原卫生部所属的8所医科大学与泰国清迈大学联合举办了护理硕士班,在课程中设置了社区健康护理与家庭健康护理课程。1993年与1997年,中等专业卫生学校对护理课程进行两次调整,增加了社区护理方面的内容。1996年5月,中华护理学会在北京举办了"全国首届社区护理学术会议",会议倡导要发展及完善我国的社区护理,重点是社区中的老年人护理、母婴护理、慢性病及家庭护理等。

1997年,上海成立了老年护理院,随后,深圳、天津等地先后成立了类似的社区护理服务机构,主要从事老年人的疾病及康复护理;全国相继在护理本科教学中开设了社区护理课程,同年,在国务院发布的《中共中央、国务院关于卫生改革与发展的决定》中明确提出发展社区卫生服务:"改革城市卫生服务体系,积极发展社区卫生服务,逐步形成功能合理、方便群众的卫生服务网络。"同时,在《关于进一步加强护理管理的通知》中,也强调了开展社区卫生服务与社区护理的重要性。

1999年原卫生部《关于发展城市社区卫生服务的若干意见》中又进一步从时限上规定了发展社区卫生服务的总目标,"到2000年,基本完成社区卫生服务的试点工作,部分城市应基本建成社区卫生服务体系的框架;2005年,各地基本建成社区卫生服务体系的框架,部分城市有较为完善的社区卫生服务体系;到2010年,在全国范围内建成较为完善的社区卫生服务体系,成为卫生服务体系的重要组成部分,使城市居民能享受到与经济社会发展水平相适应的卫生服务,提高人民的健康水平"。

2000年原卫生部科教司发出《社区护士岗位培训大纲(试行)》的通知,2002年原卫生部提出《社区护理管理指导意见》。2006年,《国务院关于发展城市社区卫生服务的指导意见》进一步具体规定了发展卫生服务的指导思想、基本原则和工作目标,提出了推进社区卫生服务体系建设的具体指导方法。2011年原卫生部为落实国务院办公厅《医药卫生体制五项重点改革2011年度主要工作安排》的要求,发布《关于落实2011年医改任务做好农村卫生服务有关工作的通知》,就做好农村卫生服务有关工作提出以下要求:以建立健康档案为基础,全面推进基本公共卫生服务工作;保质保量,扎实做好农村卫生人员岗位培训工作;规范管理,转变机制,提高乡村医疗卫生机构服务能力;完善制度,加强绩效考核工作;加大扶持力度,充分发挥乡村医生作用。是为做好农村卫生服务工作,推动农村卫生改革发展的又一有力措施。

《全国护理事业发展规划(2016—2020年)》指出:加快社区护理发展。加强社区护士队伍建设,增加社区护士人力配备,通过"请进来、送出去"等方式加强社区护士培训,使其在

笔记栏

加快建设分级诊疗制度和推进家庭医生签约服务制度中,充分发挥作用。鼓励大型医院通过建立护理联合团队等,发挥优质护理资源的辐射效应,帮扶和带动基层医疗卫生机构提高护理服务能力,特别是健康管理、康复促进、老年护理等方面的服务能力。鼓励基层医疗卫生机构发展家庭病床和居家护理,为长期卧床患者、晚期姑息治疗患者、老年患者等人群提供护理服务。

但从目前的发展情况来看,我国的社区护理尚处于发展阶段,社区卫生服务人才相对匮乏,社区护士工作内容比较局限,人们的健康意识及积极主动寻求卫生服务的意识亟待提高。随着医疗体制改革的不断深入,国家对于社区医疗和护理工作提出了更多的要求,为我国的社区护理发展带来了新的契机。机遇与挑战并存,社区护理工作者要利用好当前医疗改革的良好形势,为进一步发展好国内的社区护理事业作出更多贡献。

●(王爱红)

扫一扫,
测一测

复习思考题

1. 简述社区卫生服务的起源。
2. 简述社区护理的主要目标。
3. 简述我国社区护士应具备的条件。

笔记栏

PPT 课件

第二章
家庭健康护理

学习目标

识记:

1. 能准确说出健康家庭、家庭访视、居家护理的概念。

2. 能正确陈述家庭的功能。

3. 能正确陈述家庭护理的工作内容。

理解:

1. 能理解家庭、家庭类型、家庭结构及其对家庭健康的影响、家庭生活周期。

2. 能理解健康家庭具备的条件及其对家庭的影响。

运用:

1. 能结合家庭生活周期理论、家系图对家庭进行评估。

2. 能运用家庭访视的原则及程序开展家庭访视。

3. 能运用家庭护理程序对服务对象提供家庭护理。

社区护理的一个重要课题是对家庭的认识和重视,以家庭为中心的护理模式已成为一种趋势,社区家庭护理的重点是将"家庭"与"护理"两者联结起来,使社区成员获得更加完善的照顾。

第一节 家 庭

家庭是人类社会生活中最基本、最重要的一种组织,个人的生存、种族的繁衍、社会的安定均与家庭密切相关。

一、概述

(一)定义

家庭是以婚姻、血缘和收养关系为纽带的社会生活组织形式,是社会的基本单位。家庭是人类最基本最重要的一种制度和群体形式,也是父母子女乃至祖父祖母及其他亲属共同生活、彼此相依的处所。

现今社会学家认为:家庭是一个通过生物学关系、情感关系或法律关系联系在一起的群体。家庭关系基本上是一种终身关系。而从护理学观点来看,家庭是一个开放、发展的社会

17

系统。

(二)家庭结构

家庭结构是指家庭的组织结构和家庭成员间的相互关系。家庭结构分为家庭外部结构和家庭内部结构。家庭外部结构是指家庭人口结构,即家庭的类型;家庭内部结构的具体表现就是家庭关系,亦即家庭成员之间的互动行为,包括家庭沟通、家庭权力、家庭角色、家庭价值观四个因素。

1. 家庭外部结构 家庭类型的种类繁多,包括了核心家庭、直系家庭等多个种类。

(1) 核心家庭:指由夫妻及其未婚子女组成的家庭,即一个两代人的家庭。一般认为夫妇及子女之外加上未婚兄弟姐妹组成的家庭同样属于核心家庭的范畴。核心家庭是较稳定的家庭类型。

(2) 直系家庭:又称主干家庭。可细分为以下类型。

1) 二代直系家庭:指夫妇同一个已婚子女组成的家庭。

2) 三代直系家庭:指夫妇同一个已婚子女及孙子女组成的家庭。

3) 四代直系家庭:指夫妇与父母、已婚子女及孙子女组成的家庭。

4) 隔代直系家庭:指三代及以上直系家庭中缺中间一代。

第六次人口普查结果显示,全国仍有 22.99% 的家庭属于直系家庭,其数量仅次于核心家庭。

(3) 联合家庭:又称为复合家庭,是传统社会主流的家庭类型。联合家庭是指家庭中任何一代含有两对以上(含两对)夫妇的家庭。常见的联合家庭形式包括以下两类。

1) 二代联合家庭:主要是指夫妇和已婚子女及已婚兄弟姐妹组成的家庭。

2) 三代联合家庭:主要是夫妇同两个或两个以上已婚子女及孙子女组成的家庭。

(4) 单亲家庭:指核心家庭夫妇离异(或丧偶)后一方及其未婚子女组成的家庭。单亲家庭数量的增长与离婚率增高密切相关。单亲家庭由于缺乏父母一方的关爱可能导致孩子的心理健康受到影响和家庭的经济来源减少进而引发一系列问题。

(5) 重组家庭:核心家庭的特殊形式。指夫妇二人中至少有一人离异后再婚组成的家庭。子女可能为前次婚姻所生和 / 或重组夫妇的共同子女。重组后家庭由于人际关系的复杂,使得比一般核心家庭存在更多问题。

(6) 单人家庭:指一人独立生活所形成的家庭。大龄青年未婚、各种疾病和意外导致亲人离世等都可能成为单人家庭形成的原因。

(7) 丁克家庭:核心家庭的特殊形式。指只有夫妇一代人的家庭。多由于年轻夫妻不生育且不愿领养孩子所引起。属于新兴的家庭类型。

(8) 残缺家庭:如两个以上(含两个)未婚兄弟姐妹组成的家庭或父母双亡后子女和其旁系家属组成的家庭等。

2. 家庭内部结构

(1) 家庭沟通形式:沟通是情感、愿望、需要以及信息和意见的交换过程,其发生是通过语言和非语言的互动。家庭关系的好坏,关键在于沟通,因为沟通是促使家庭达成应有功能的最重要条件。

(2) 家庭权力:家庭权力是指家庭内部各成员所拥有的对家庭各项事务进行管理与决策的权力,包括对家庭收入的管理权和对家庭事务的决策权等。与传统的家庭权利相比,现代中国家庭权利呈现出以下特点:男女关系上,由男性专权下的夫权逐渐走向夫妻平权。代际关系上,由家长权威下的父权逐渐走向代际平衡。新旧观点的碰撞使得每个家庭的权力分配呈现巨大的差异性。由于权力影响家庭的健康卫生决策,因此社区护士了解家庭中的权力分配状况是非常重要的。

(3)家庭角色:是指个体成员在家庭中所扮演的角色。更具体地说,角色是一种职能,是一种对每个处在这个地位的人所期盼的,符合规范的行为模式。如"母亲"是家庭角色,在传统观念中应该是照顾、教育孩子、做家务等。然而,家庭个体成员往往也同时扮演好几种角色,如除了母亲的角色,该名家庭成员还可能是妻子、女儿、家庭的健康照顾者等。

(4)家庭价值观:指家庭成员在共同的文化背景下一起形成的意识或潜意识的思想、态度和信念。它由家庭各成员共同形成,同时也关系到家庭角色的分配与执行。此外,家庭价值观通过对家庭成员健康状况或疾病评估的影响,从而控制成员的健康行为。

(三)家庭的功能

1. 情感功能　情感功能是形成和维护家庭的重要基础。全家人要建立起一家人的归属感,能感到彼此亲近,使每个人都有足够的安全感。平时能经常沟通,彼此交换喜悦与不愉快,互相支持以满足家庭成员的情感需求。

2. 生育功能　家庭的功能之一是夫妇生育子女,体现生物世代延续的本能和血脉相承的宗法观念。在特殊情况下,夫妇也可通过领养关系弥补不能生育的缺憾。

3. 社会化功能　家庭可提供社会教育,帮助子女完成社会化的过程,并依据国家制定的法规和民族习俗,约束家庭成员的行为表现,对家庭成员辅以文化素质教育,培养其具有正确的人生观、价值观和信念。

4. 经济功能　家庭的主要功能之一是经营生活,需要一定的经济资源,包括金钱、物质、空间等都要有适当的供给,以满足各方面的生活需要。

5. 健康照顾功能　要保护家庭成员的健康,并且在有人患病时能提供多方面的照顾。一般家庭健康照顾方面应包括:提供适当的食物、居住条件和衣物;维持适合于健康的居家环境;有足以维持个人卫生的资源;进行健康、疾病与康复照顾;配合社区整体健康工作。

二、家庭生活周期理论

家庭如同个人,自其产生至消亡也会经历不同的阶段,即家庭生活周期。自夫妇二人结合——家庭初步形成,到夫妇二人相继离世——原有家庭彻底消亡,其家庭生活周期大致包括了8个发展阶段(表2-1)。

(一)第一期

一个刚组成的家庭,其新婚时期发展上的主题是男女双方走向结合,彼此分担,分享承诺与忠诚,夫妻间的亲密和自主关系。

护理要点:

1. 计划生育指导。

2. 新婚期和孕期保健指导。

3. 心理咨询。

(二)第二期

家庭中诞生了第一个孩子,原始家庭关系发生改变,核心家庭正式形成。夫妻双方均增加了为人父、人母的角色,夫妻关系需要重新调整。孩子的养育问题及婴幼儿保健成为此期最为重要的课题。

表2-1　家庭生活周期、发展任务及护理要点

阶段	定义	主要发展任务	护理要点
新婚	男女结合	建立家庭 双方适应及感情沟通 生活方式和性生活调节、计划生育	婚前健康体检 新婚期及孕期保健指导 性生活指导和计划生育指导
第一个孩子出生	0~30个月	适应父母的角色 母亲产后的恢复 承担经济照顾孩子的压力	产后保健指导 婴幼儿生长发育监测及保健指导
有学龄前儿童	30个月~6岁	抚育孩子 注意孩子的身心发育及安全防护 孩子上幼儿园	协助增进亲子关系及维持良好的沟通;防止幼儿意外事故及常见病、传染病的发生 健康生活指导
有学龄儿童	6~13岁	促使孩子身心发展及社会化 孩子上学问题	协助孩子适应学校生活 协助完成青春期的生理、心理教育
有青少年	13岁至离家(大约20岁)	青少年的教育与沟通 青少年与异性交往、恋爱 青少年的性教育	协助培养孩子良好的人生观、价值观
孩子离家创业	最大到最小的孩子离家	父母与子女逐渐转为成人关系 父母渐感孤独	协助家庭婚姻的再调适 协助对高龄父母的照护 改变不良生活方式
空巢期	父母独处至退休	恢复夫妻两人的生活 重新适应及巩固婚姻关系 计划退休后的生活	协助稳固婚姻关系 更年期保健及慢性病的防治 培养休闲兴趣,消除孤独感
退休	退休至死亡	适应正在衰退的体力、经济及生活依赖性的增加、面临老年病、衰老、丧偶、死亡等	协助适应离退休后的生活 定期体检 防治慢性病 协助提高自理能力 丧偶期照顾 临终关怀

护理要点:

1. 制订家庭计划。

2. 孕妇产前、产后保健。

3. 婴幼儿保健。

4. 父母抚育婴幼儿能力的培养。

（三）第三期

有学龄前儿童的家庭,儿童满3周岁后进入学龄前期。此期儿童各种意外的发生率增加。

护理要点:

1. 防止孩子意外事故及预防传染病。

2. 激发孩子学习的潜能,注重品德教育。

（四）第四期

有学龄儿童的家庭,儿童入学后,人际关系渐趋复杂,家庭与学校间观念的冲突与问题

亦增多。

护理要点：

1. 防止孩子意外事故及预防传染病。

2. 协助孩子的社会化和适应学校生活。

3. 维持满意的家庭婚姻关系。

(五) 第五期

有青少年的家庭，孩子长大进入青春期，要求自我和独立表现，同时因为孩子第二性征的发展，随之而来的种种问题需要解决。

护理要点：

1. 家庭中维持开放的亲子沟通。

2. 协助孩子认识自己的身体及发展自我认同。

3. 关注孩子的心理健康。

4. 使孩子在自由和责任间取得平衡。

(六) 第六期

孩子成年后的家庭，为了开创潜能的家庭，此期父母必须改变子女对他们的依赖，采取比较成熟的成人间相互依赖的方式；同时在家庭角色方面需再作调整，诸如随着孩子的成年和原始家庭中父母年龄的增长，夫妇作为父母角色责任减轻所余出的时间，应用来强化其作为子女的角色，即加强对年迈父母的照护。

护理要点：

1. 家庭婚姻的再调试。

2. 对原有家庭高龄父母的照护。

3. 放手让孩子健康成长为完全独立的成年人。

(七) 第七期

中年家庭，孩子成年另组家庭，原来的家庭只剩下夫妻两人，且都已进入了中年时期，如何重新适应两人的生活，彼此照顾和如何养老成为此阶段的生活重心。

护理要点：

1. 稳固婚姻关系。

2. 面对更年期及慢性病的防治。

3. 提供健康环境。

4. 培养休闲兴趣。

(八) 第八期

老年家庭，自夫妻退休、丧偶至家庭消亡（双方死亡）为止。该期主要是老年夫妇维持自我的完整性，适应失落、面对丧偶及朋友亲戚的逐渐凋零，尤其是体质渐差，再加上经济来源减少，对成年子女的依赖性增加。

护理要点：

1. 退休后角色改变与调适。

2. 各种老年疾病的治疗和护理。

3. 对收入减少、健康状况衰退、配偶死亡的调适。

4. 维持满意的生活安排。

5. 居家临终护理。

三、健康家庭

(一) 概念

健康家庭是指每一个成员都能感受到家庭的凝聚力,它能够满足和承担个体的成长,维系个体面对生活中各种挑战的需要。健康家庭是针对家庭整体而言,而不是针对每一位个体成员。健康家庭应为真正发挥家庭功能,起到促进和保护家庭成员健康作用的家庭,即家庭系统在生理、心理、社会文化发展及精神方面的一种完好的、动态变化的稳定状态。

(二) 健康家庭应具备的条件

健康家庭应具备以下 5 个条件。

1. 良好的交流氛围 健康家庭中的成员能彼此分享感受、理想、相互关心,使用语言或非语言的方式促进相互间的了解,并能化解冲突。

2. 促进家庭成员的发展 健康家庭给各成员有足够的自由空间和情感支持,使成员有成长机会,能够随着家庭的改变而调整角色和职务分配。

3. 能积极地面对矛盾及解决问题 当面对问题时,健康家庭会主动承担各种责任,并寻求方法积极解决问题。遇到有解决不了的问题时,不回避矛盾并寻求外援帮助。

4. 有健康的居住环境及生活方式 健康家庭能为成员提供安全和卫生的生活环境,应确保每一位成员建立促进健康的生活方式和生活习惯,并自觉抵制、戒除危害健康的生活方式和生活习惯。

5. 与社区保持联系 健康家庭能有规律地参加各种活动,不脱离社会,充分运用社会网络,利用社区资源满足家庭成员的需要。

(三) 家庭对健康的影响

1. 对遗传的影响 遗传是影响人类健康与疾病的重要因素之一,一些疾病如心脑血管病、糖尿病、癌症等与遗传因素有密切的联系。

2. 对生长发育的影响 家庭是儿童生长的基本环境,家庭的价值观直接或间接地影响儿童生理、心理的生长发育,如幼时长期丧失父母照顾与自杀、抑郁和社会病态人格等精神障碍有关。

3. 对疾病传播的影响 家庭的健康观、生活方式和生活习惯直接影响疾病在家庭中的发生、发展及传播,如病毒感染在家庭中有很强的传播倾向。

4. 对发病和死亡的影响 研究表明,许多疾病的发生与不健康的生活方式和生活习惯有关。家庭因素不仅影响了发病和死亡,还影响到患者及家庭对医疗卫生服务的使用程度。

5. 对康复的影响 家庭的支持对各种疾病(尤其是慢性病和残疾)的治疗和康复有很大影响。

(四) 家庭健康护理

1. 家庭健康护理定义 家庭健康护理是为了促进家庭及其成员达到最高水平健康,以家庭为单位,对问题家庭或脆弱家庭(高风险家庭)进行的护理实践活动。家庭护理主要对象是慢性病患者、残疾人、高龄老人和临终患者家庭。家庭健康护理的基本工作方法是家庭访视。

2. 家庭健康护理内容

(1) 提供健康保健和家庭健康指导:在对患者照顾的前提下,培养患者的独立性、协助其提高生活自理能力。针对慢性病康复期患者及老年人,提出适当的康复护理计划,包括出院后保健、预防等。

(2) 协助家庭获得或改善健康的生活环境:根据家庭经济能力,利用家庭现有条件,帮助家庭改善生活环境,为家庭成员提供一个安全健康的生活环境。协助家庭运用健康资源,以解决家庭的健康问题。

(3) 提供基础护理技术:为家庭提供可在居家环境下实施的临床护理技术服务,如换药、导尿、测血压、输液、注射、鼻饲、造瘘护理等。

(4) 提供卫生宣教、营养指导、心理护理、健康咨询服务。

3. 家庭健康护理的服务形式 根据护士实施服务的参与程度,家庭护理的服务形式主要可以分为两种。

(1) 指导监督性的护理:护士对患者的照顾者进行有关护理指导和培训,提高照顾者的照护能力使其满足患者的护理需求。护士主要起指导和监督照顾者的作用,帮助照顾者解决在护理方面遇到的问题。一般适用于病情较轻、护理难度较低的患者。

(2) 上门实际操作的护理:对于病情较复杂、距离较远、难度较高的情况,通常需采取护士上门护理的办法,由家庭护理部门分配专业人员定时到患者家庭开展护理服务。根据服务的连续程度,又可分为家庭病床护理和临时出诊家庭护理两种形式。

第二节 家庭护理程序

一、家庭护理评估

通过家庭护理评估,社区护士可以了解所评估家庭关心的健康问题,加深对家庭组织结构和运作情况的了解,确认家庭的需要,为护士与家庭合作提供机会,并可为家庭介绍其他资源,帮助家庭增强促进自身健康的责任感和能力,明确家庭的健康状况。

家庭护理资料的收集是从家庭健康问题的提出开始的。家庭健康问题一般由家庭、医师、护士、个人或家庭的个案研究者提出,并建议家庭寻求家庭护士的帮助。但他们所提出的问题通常不是家庭具体的健康问题或主要问题,而只是家庭健康问题的表象。家庭护士接到家庭、医师等提出的家庭护理建议后,就应开始着手对家庭进行评估。评估主要通过家庭访视进行。

1. 家庭护理评估的内容 关于家庭护理评估的内容,不同的家庭评估模式和评估方法有不同的侧重点,所收集的资料也不相同。家庭评估干预模式强调对家庭刺激源及优势的评估,而 Friedman 家庭评估模式强调把家庭放在社会环境中,宏观地对家庭进行评估,评估的内容包括家庭一般资料、家庭发展阶段及家庭历史、环境资料、家庭结构、家庭功能(family function)和家庭对环境压力的应对。下面介绍的是 1994 年家庭护理学者 Euisook Kim 根据亚洲家庭特点提出的家庭健康评估内容,她认为评估应包括以下几个方面。

(1) 家庭基本资料:包括家庭名称、地址、电话、家庭成员基本资料(姓名、性别、年龄、职业、教育、婚姻状况)等。

(2) 家庭结构及生活周期:包括家庭结构、家庭所处生活周期、有无发展危机等。

(3) 维持家庭的系统:包括财政(职业、收支情况等)、习惯和价值观(日常生活的习惯、宗教信仰、休闲活动)、自尊感(生活质量、兴趣和目标、教育情况)。

（4）相互作用及交流：包括沟通（方法、类型、频度）、角色（角色满足、任务的分配、实施任务的灵活性）、养育和社会化（价值观、子女教育、家训、社会参与）、决定权（权利、家庭成员间的自律程度、类型）等。

（5）支持：包括情绪和精神的支持（如家庭亲密度）、经济上的支持、家庭资源（包括家庭内、外资源）。

（6）应对及适应：包括解决问题（解决问题的过程、指导者和参与者）、生活事件的变化。

（7）健康管理：包括家庭健康史（遗传性疾病家族史、心理问题家族史、疾病情况等）、生活方式（营养、睡眠、运动、有无危险行为等）、自我护理能力（疾病预防的知识、方法、急救措施等）和健康管理行为。

（8）居住环境：包括居住环境（居住地周围环境、有无噪声、公害等）、安全、生活空间（适合度、有效度、私生活的保障）、卫生（卫生间、垃圾设施、上下水道）等。

2. 家庭护理评估方法　家庭护理评估主要通过家庭访视来进行，收集资料时需注意与访视家庭建立良好关系，说明访视目的和服务内容，并表示对所访视家庭的关心。访视中要注意运用观察法和交谈法。观察法主要用于评估家庭环境和家庭成员间的相互作用，如沟通交流状况、家属如何照顾患病个体等。交谈法主要通过与家庭成员的交谈，了解家庭状况和家庭成员间的关系、家庭成员的健康状况等。

3. 家庭护理评估工具　家庭健康评估常用的评估工具有家庭结构图、APGAR家庭功能评估表、家庭社会关系图等。其作用是直观、综合、简单地展示家庭结构、关系、家族史和家庭成员健康状况等信息，指导家庭护理实践。不论采用哪一种家庭评估模式和评估表，都应使用这些评估工具。

（1）家系图：家系图是以家谱的形式展示家庭成员及其相互关系，同时也为护理活动提供家庭的历史和健康信息。护士通过家系图能够快速识别、判断家庭中的危险因素、高危人群及其筛查需求，评估家庭的疾病状况。

家系图常包含三代或三代以上人口，不同性别、角色、关系用不同的符号表示（图2-1，图2-2）。第一代在上方，第二代或其他后代在下方；同代人从左开始，依出生顺序从左到右排列，年龄大者排在左边。每个成员符号旁可标注年龄、婚姻状况、出生或死亡日期、患病情况，也可根据需要标注家庭成员的职业、文化程度、家庭决策者、家庭重要事件及主要健康问题。

（2）APGAR家庭功能评估表：APGAR家庭功能评估表又称家庭关怀度指数测评表，是用来检测家庭功能的自评问卷。该问卷是斯密克汀（Smilkstein）于1978年设计的检测家庭功能的主观评价问卷，适用于初次家访对家庭功能的简单了解。该评估表共有5项指标：适应度（adaptation）、合作度（partnership）、成长度（growth）、情感度（affection）、亲密度（resolve），称之为"APGAR家庭功能评估表"（表2-2）。由于其回答问题少，评分容易，可以粗略、快速地评价家庭功能，适宜在社区工作中使用。

（3）社会支持度：社会支持度体现以服务对象为中心的家庭内、外的相互作用。单连线表示两者间有联系，双连线表示关系密切。社会支持度可以帮助社区护士较完整地认识家庭目前的社会关系，即可利用的资源（图2-3）。

家庭评估过程就是家庭护理资料的收集过程，其重点在于确认家庭存在的健康问题和解决这些问题的优势。评估家庭健康问题时，应考虑家庭的每一个成员，家庭成员之间的关系，家庭功能，家庭资源，社会的、心理的环境，亲属关系及与社区的交流等。家庭评估模式及其相应的评估表是家庭评估的理论依据和工具，护士应根据家庭的实际情况和需要选择

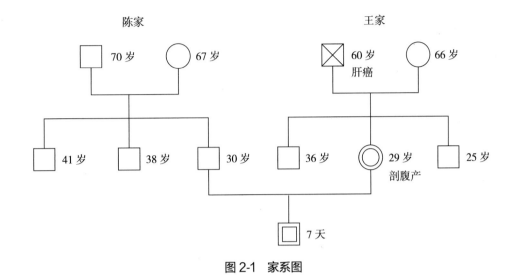

图2-1　家系图

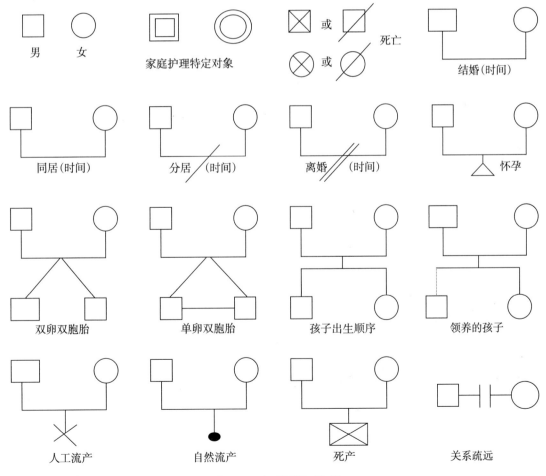

图2-2　家系图常用符号

表 2-2　APGAR 家庭功能评估表

	经常 (2分)	有时 (1分)	几乎从不 (0分)
1. 当我遇到问题时,可以从家人处得到满意的帮助(适应度)	☐	☐	☐
2. 我很满意家人与我讨论各种事情以及分担问题的方式(合作度)	☐	☐	☐
3. 当我希望从事新的活动或发展时,家人都能接受且给予支持(成熟度)	☐	☐	☐
4. 我很满意家人对我表达感情的方式以及对我情绪(如愤怒、悲伤、爱)的反应(情感度)	☐	☐	☐
5. 我很满意家人与我共度时光的方式(亲密度)	☐	☐	☐

注:0~3 分家庭功能严重障碍;4~6 分家庭功能中度障碍;7~10 分家庭功能良好。

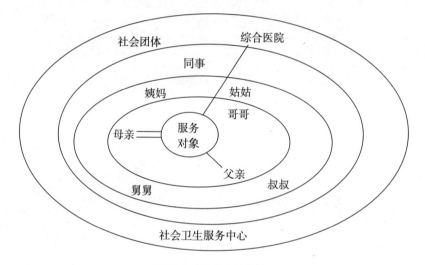

图 2-3　社会支持度图

适当的家庭护理评估模式和相应的评估表。

二、家庭护理诊断

家庭健康的护理诊断/问题是以家庭整体健康为中心提出的,反映的是家庭整体的健康状况。

例如,P:照顾者角色紧张。

S:家庭访视中,通过观察得到的客观资料;照顾者(女儿)在护理被照顾者(父亲)时表现出不耐烦的情绪;通过访谈得到的主观资料:父亲希望女儿能随叫随到,女儿主诉经常腰痛、失眠。

E:与照顾患者知识缺乏、家庭无其他照顾资源有关。

三、家庭护理计划

1. 护理目标

(1) 短期护理目标:①当天女儿认识到床位太低是产生腰痛的原因,把床高度改变成适合护理的高度;②1 周内,父亲能认识到自己应当做一些力所能及的事情,这样不仅能促进身体尽快康复,同时可以减轻女儿的护理负担;③2 周内主诉腰痛和疲劳减轻。

(2)长期护理目标:家庭能够正确援助患者。1个月内,女儿能够正确认识父亲下肢的残存功能,让父亲利用残存功能做力所能及的事情。

2.护理措施

(1)进行健康教育。

(2)进行保健指导,教家属护理卧床患者的技巧。

(3)促进家庭成员参加护理,使他们感觉到参加护理的好处。

四、家庭护理实施与评价

1.家庭护理实施 对家庭整体健康进行护理的主要方式是家庭访视,如新生儿家庭访视、问题家庭或危机家庭的家庭访视等。计划实施者应以患者及家属为主,社区护士起到指导、协调和帮助的作用。除此之外计划的实施者还包括社区其他卫生服务工作人员、居委会工作者、社区义务工作者和社区各机构的管理者等。实施内容主要有家庭成员间关系的协调,与其他各部门间的协调,相关的保健指导与护理指导等。

2.家庭护理评价 家庭护理评价是对家庭护理活动进行的全面检查与控制,是保证家庭护理计划实施成功的关键措施,贯穿家庭活动全过程。包括过程评价(阶段评价)和结果评价(总结性评价)。过程评价是对家庭护理的评估、诊断、目标、实施等不同阶段分别进行评价,根据评价结果随时修改各阶段的计划和内容。结果评价是评价家庭在接受护理干预后的效果,即是否达到了预期目标。社区护士根据评价结果决定是修改计划还是重新诊断、计划后给予护理。

第三节 家 庭 访 视

一、概述

(一)概念

家庭访视简称家访,是指社区护士为了促进和维持个体和家庭的健康,深入服务对象家中进行的社区护理服务活动。它是开展社区护理的重要手段。

(二)目的

护士通过家庭访视,能如实了解家庭环境、设备、家庭成员的健康状况、家庭结构、家庭功能,从而发现家庭的健康问题,运用家庭的内在、外在资源,执行护理活动,最终能够解决家庭的健康问题,维持和促进家庭健康。

(三)种类

1.预防性家访 目的是预防疾病和促进健康,主要用于妇幼保健性家访与计划免疫等。

2.评估性家访 目的是对照顾对象现存的或潜在的家庭健康问题进行评估。常用于对有家庭危机或心理问题的患者家庭以及老年人、体弱或残疾人的家庭环境考察。

3.连续照顾性家访 目的是定期为患者提供连续性的照顾。主要用于患有慢性病或需要康复护理的患者及肿瘤晚期与临终患者。

4.急诊性家访 家庭成员出现意外的伤、病或家中患者出现紧急情况与临时问题。如外科急症、慢性病急性发作等。

（四）优点

1. 相对于院内护理,家庭访视更易调动家庭其他成员的参与度,引起他们对家庭健康问题的重视。

2. 社区护士能够观察和考虑到与健康有关的环境因素,如住房状况、经济状况、环境因素等,有助于全面评估家庭成员的健康状况。

3. 熟悉的环境使得人们在家庭访视中容易接受和理解信息,有助于护士健康宣教的展开。

4. 患者在家中接受护理,可节省因住院产生的费用。

（五）缺点

1. 由于交通、沟通等问题,护士入户进行家访需花费大量时间,与在医院提供服务相比,易导致护士的工作效率低下,进而造成家庭访视人力成本高。

2. 与医院的规范化管理不同的是,家庭管理形式的多样化导致一些难以控制的不利因素普遍存在。如特殊情况的出现导致环境嘈杂等。

3. 过于密切的家访或家庭成员对家访缺乏正确的认知可能造成家庭的抵制或恐惧心理。

4. 护士的安全问题。访视家庭居住地点偏僻,家庭成员素质不高,单人家庭等因素使得护士的入户家庭访视存在安全隐患。

二、社区护士与服务家庭的关系

（一）社区护士与服务家庭关系的建立

与服务家庭建立护士-服务对象的关系对社区护理非常重要。这种关系的建立过程包括开始阶段、工作阶段和结束阶段。每个阶段都要经过一系列护士与服务家庭的接触如家访或电话联系等。

（二）社区护士与服务家庭关系的特点

社区护士和服务对象的关系与医院护士和患者的关系不同。在家庭护理中环境因素受服务对象的控制,护士被看成是客人。另外,护士与家庭的服务关系持续时间较长,因而具备以下特点。

1. 家庭对家访有较多的控制力 家庭成员可以明确地拒绝合作,设立访视时间或决定是否同意护士进入他们家,因为他们担心护士将如何看待他们以及他们的生活方式和卫生行为。同样,护士对访视新的家庭有时也存在焦虑,担心被拒绝,担心家庭成员不配合。

2. 护理目标多为长期 家庭中的临终关怀护理有的需要半年甚至更长时间。一个刚诊断为糖尿病的患者,需要长时间调整用药、饮食及其生活方式。通过长时间的护理,加深对家庭的了解,与家庭分享经验,更好地观察了解护理效果。

3. 护士的服务活动与家庭成员的行为相互依赖 家庭成员对他们的健康有更大的控制力,如果护士和家庭要获得长期的成功,需要建立共同的目标并相互配合。特别是在家庭遭遇紧急情况,护士应考虑家庭承受的压力水平、解决问题的能力及可利用的资源等,为这个家庭做出合理的安排,提供适当的帮助,以加强护士与家庭的关系。

（三）护士与服务家庭应遵循的原则

1. 社区护士的服务对象强调的是整个家庭。

2. 健康服务应包括整个健康范围的需求和三级预防。

3. 家庭在有关他们的健康决策时有自主性。

三、社区护士的安全管理

尽管在家庭访视过程中危害护士的个人安全问题并不多见,但安全问题是所有家访护士必须注意的。

(一) 自我保护原则

护士在家访时也许会遇上一些有敌意、发怒、情绪反复无常的服务对象,而且对周围的陌生环境不能控制,应采取以下安全措施。

1. 在家庭访视前应通过电话与家庭取得联系,询问好住址、方位并约定访视时间。

2. 穿着合适、得体或按单位规定穿制服,穿舒适的鞋子,必要时能够跑动。不要佩戴贵重的首饰。

3. 随身带身份证、工作证、通信工具及少量零钱,以备不时之需。

4. 家访前应准备好行程计划,并报机构备案,包括家访的时间,走访家庭的姓名、地址、电话及交通工具等。

5. 护士对家访应进行安全系数评估。包括路途、方位、家庭成员的状况等。如安全系数过低,可以选择推迟、取消家访,或有权要求陪同人员陪同家访。

6. 护士在服务对象的家中看到一些不安全因素,如打架、酗酒、吸毒、有武器等,可立即离开。

7. 护理箱应放在护士的视野内,不用时盖好,以免儿童或宠物好奇玩弄。

8. 在家访时,若家庭成员中有传染病、精神病患者,护士应加强防范意识。对于传染病患者,护士应注意消毒隔离以避免交叉感染;对于精神病患者则一定要保证有家人在身边陪伴安慰患者,以免患者情绪波动时发生意外伤及自身或护士。

9. 只在计划好的时间内进行访视,如有例外应得到机构的同意。

(二) 处理危险情况的原则

在家访时现存或潜在危险都可能遇到,当护士家访时遇上家庭打架或有人手持武器等不安全情况,应遵循以下两个原则。

1. **保护家庭成员的安全**　如果护士认为在走访家庭中,有人可能遭遇较大的危险或正在受伤,必须立即报警;如果已有人受伤,护士需立即通知急救中心。

2. **保护自己的安全**　护士在家访过程中遇到险情,若感觉自己的存在会使情形更加恶化时,应当离开这个家庭。同时,护士可向走访家庭要求更换家访时间,并向机构通报此事。

四、家庭访视的过程

(一) 访视前准备

1. 确定访视对象,熟悉家庭一般情况及家访目的。

2. 通过电话与家庭联系,约定访视时间、了解确切地址、路径,并简要了解服务对象的状况。

3. 详细阅读服务对象的健康档案并制订家访计划。

4. 家访前物品准备:根据访视目的准备访视护理箱,基本用物有体温计、血压计、听诊器、手电筒、量尺、剪刀、止血钳、乙醇、棉球、纱布、消毒手套、塑料围裙、口罩、帽子、工作服、地图、家庭护理手册等；常规注射器、针头、滴管、常用药物等。

5. 在机构留下家访的住户名称及访视时间安排。

（二）访视中工作

1. 首先作自我介绍，说明家访目的，并与家庭成员进行亲切交谈。为避免家庭成员紧张、拘束的心情，护士可以先从一些轻松的话题开始。

2. 家访正式开始，访视过程应按护理程序进行，先做家庭成员的个别评估，然后再对家庭的环境、结构等进行评估，最后制订新的护理计划或调整原有护理计划。

3. 准备实施护理计划，安排好设备，注意保持护理包的清洁，避免污染，并使其得到最大限度的应用。

4. 实施护理措施，进行护理操作，也可借助家里的某些物品配合操作的顺利进行。同时对家庭成员进行健康教育。

5. 整理用物，洗手后简要记录访视情况。

6. 根据访视对象健康问题轻重缓急，预约下次访视时间。

（三）访视后工作

1. 做好家访有关护理记录，书写阶段性访视报告，分析护理效果和预后，分析家庭关系和相互作用，提出解决问题的策略和方法，分析和总结服务的成败与经验。

2. 根据家访中收集的信息，护士可根据家访中出现的新问题更改护理计划。

3. 与机构其他相关工作人员交流服务对象的情况，如个案讨论、汇报等。现有的资源不能满足服务对象的需求，问题又不在社区护士的职责和能力范围内，应为服务对象作转诊安排。

4. 访视对象的健康问题已解决，即可停止访视。

（四）家庭访视的注意事项

1. 着装　要注意穿着适合社区护士身份的职业服装，选择整洁、协调、便于工作的服装，不要佩戴首饰。

2. 态度　要求合乎礼节，大方而且稳重，能表示出对访视家庭的关心和尊重。

3. 预约　原则上访视需要与家庭事先预约，在访视前，再次核对访视时间。

4. 介绍　初次访视时，要向访视对象进行自我介绍，向访视对象确认住址和姓名，并向访视对象传达来访目的。

5. 访视地点　原则上不要站在门口进行询问和指导。如果访视对象只站在门口说话，护士应想办法自然地进入屋内。如果无法实现进屋的目的，不要强行贸然进屋。

6. 倾听和记录　为了更好地收集主观资料，要仔细认真地倾听患者及家属的主诉。在与家庭成员进行交谈时注意只记录重点内容，不要为了记录而忽略了与访视对象的谈话，导致重要信息的遗漏。

病案分析

病案：李先生，65岁，来到社区卫生服务中心，希望社区护士给予其姐姐帮助。李先生反映的情况是：姐姐李某，73岁，半年前因脑卒中瘫痪在床，生活完全依赖他人照顾，照顾的责任主要由其丈夫来承担。近日，李某姐姐的丈夫因过于疲劳经常感觉胸闷。李先生担心这样下去，其姐姐的家庭会支持不下去，因而请求社区护士的帮助。

分析:根据以上资料,社区护士进行家庭访视前首先要做的事情应该是主动联系李某姐姐的家庭,征求其意见,如果同意进行家访,可联系具体访视时间和制订访视计划。此外,在第1次访视时社区护士应收集的重要资料包括家庭成员对健康问题的看法、患者现在的护理情况、照顾者(李某姐姐丈夫)的健康情况等。

第四节　居 家 护 理

一、概述

　　居家护理是患者在熟悉的家庭环境中接受医疗和护理,是为充分满足患者的医疗和护理需求而提供的服务。居家护理是适应大众需求的一种主要的社区护理工作方法,是住院服务的院外补充形式,在提高社会效益和经济效益方面发挥着重要作用。

　　(一) 概念

　　居家护理指医生开设医嘱后,护士直接进入患者家中为其提供专业的健康照顾和护理服务的社区护理服务形式。居家护理的内涵非常宽泛,不仅包含了对患者疾病的治疗和照护,还包含了对疾病的预防、健康促进和临终关怀等多项内容。

　　(二) 目的和意义

　　围绕着恢复健康、维持健康和促进健康的根本目的,居家护理对患者、家庭及护理学科的发展都具有现实意义。

　　1. 对患者的意义　使患者得到延续性治疗和护理,在出院后仍能得到完整的照护;方便患者的生活,有利于控制并发症和降低复发率。

　　2. 对家庭的意义　家属照顾患者的意识更易被激发;减轻了住院带来的经济负担。

　　3. 对专业发展的意义　增加了病床利用率,节省了部分医疗资源;开拓了护理发展新领域。

　　(三) 对象

　　1. 在家疗养的慢性病患者　如冠心病、高血压、肺源性心脏病、糖尿病、溃疡性结肠炎、先天性畸形、慢性肾衰竭患者、骨和关节病变需要牵引和卧床者等。

　　2. 存在阶段性护理问题的患者　如出院后病情已稳定但还需要继续治疗或康复的患者和骨折术后需要康复训练的患者等。

　　3. 临终患者　如癌症晚期不希望住院,而在家中进行化疗和缓解等支持疗法的患者。

　　4. 其他患者　需要康复指导的功能障碍者,如残疾人、植物人状态患者等。

二、形式

　　居家护理主要有两种形式,即家庭护理服务中心和家庭病床。其中,家庭病床是我国常见的居家护理形式。

　　(一) 家庭护理服务中心

　　家庭护理服务中心是对家庭中需要护理服务的人提供护理的机构。目前我国还没有,但在一些发达国家已有这种机构,美国称之为家庭服务中心,日本称之为访问护理中心。

1. 机构设置　家庭护理服务中心一般是由社会财团、医院或民间组织等设置。其经费独立核算，经费来源主要是护理保险机构，少部分由服务对象承担。

2. 工作人员　工作人员固定，有主任1名，副主任1名，医师1~2名，社区护士数十名，护理员和家政服务员数十名，康复医师数名，心理咨询医师1名和营养师1名。其中，中心的主任和副主任多数由社区护士担任，也可由医师担任。

3. 服务方式　利用该机构的服务，首先由申请者到服务中心申请，服务中心接到申请后，由社区护士到申请者家中访视，进行评估。评估内容包括需要进行哪些护理，是否需要医师的诊查，家庭环境情况如何，是否需要改善患者的生活环境，是否需要社区市政的帮助，是否需要康复医师的服务，是否需要心理咨询医师的介入，是否需要护理员进行生活护理，是否需要家庭服务员进行家庭服务等。

（二）家庭病床

家庭病床是以家庭作为护理场所，对适宜在家庭环境下进行医疗或康复的某些患者，在其家中就地建立病床，使其在熟悉的环境中接受治疗和护理的一种社区卫生服务形式。国内家庭病床服务出现于20世纪50年代，首先出现的是专科家庭病床，随后很快扩展到各类疾病的家庭病床。

家庭病床制度能够缓解专业医疗机构床位紧张的问题，促进医疗资源的合理分配和医患关系的改善。有利于节省大量医疗费用和减轻患者家庭的劳务负担，避免患者院内交叉感染，且有利于病患的康复。但由于分别到各个家庭进行护理而需要大量护士，紧急情况抢救受限，医院收益微薄等弊端，所以开展起来存在一定的困难。目前形成了多数家庭病床侧重治疗，而预防疾病、促进健康和增进健康的工作开展不够的局面。

1. 机构设置　目前家庭病床主要由综合医院或家庭所在社区卫生服务中心设置。近年来也出现了民营医院或私立诊所机构开展此项服务的局面。综合医院设立的家庭病床其患者诊疗费由基本医疗保险承担，但其经营费用并非独立核算，一般是纳入医院的整体规划。社区卫生服务机构和民营医院、私立诊所设立的家庭病床经费来源多数由服务对象个人承担。最近有部分地区加入当地的医疗保险，诊疗费按医疗保险规定承担，巡诊续费等由服务对象自理。

2. 工作人员　家庭病床的工作人员大多不固定，一般由医院或社区卫生服务中心派遣病房或门诊的医师和护士到服务对象家中进行诊疗和护理。

3. 服务内容

（1）建立家庭病床病例，制订具体治疗、护理方案。

（2）定期访视、送医送药、提供各种必要的检查和治疗。

（3）向医生报告病情变化。

（4）指导建立合理的生活、营养、运行等制度，以促进患者机体的康复。

（5）指导有关隔离消毒的措施。

（6）并发症的预防和治疗。

（7）介绍家庭护理的目的并指导患者或家属正确使用家庭医疗器械。

（8）压疮的处置和预防。

（9）卫生防病保健知识宣传。

4. 家庭病床的管理制度

（1）建床制度：凡属列为家庭病床的患者，在征得患者和家属同意、经门诊或出诊医生诊治后,认为需连续出诊两次或两次以上并需要继续治疗的,可通知家庭病床科(组),由主管医师做出决定,开具建立家庭病床通知单,并办理建床手续。由具体经办人填写家庭病床登记册(登记项目包括总编号、科床号、姓名、年龄、地址、工作单位、联系人、建床诊断日期、转归、医师姓名等),并填好家庭病床一览表卡片、索引卡和通知家庭病床经管医师。

(2) 撤床制度:经治疗后,病情痊愈、好转、稳定或治疗告一段落,不需要继续观察时,由负责经管医师决定,上级医师同意后,可予以撤床,开具撤床证明,到指定部门办理撤床手续。撤床时,经管医师及护士应向患者及家属交代撤床后的注意事项,写好撤床小结,并填好索引卡。病情不宜撤床,但患者或患者家属要求撤床时,如劝解无效,可自动办理撤床手续,并将自动撤床情况记录于撤床小结中。

(3) 查床制度:经管医师在接到建床通知后应尽快视诊患者,在 24 小时内完成建床病史,并及时做出处理措施。根据患者的病情决定查床次数,一般每周 1~2 次,病情多变或重病者应增加查床次数,疑难或危重患者要及时向上级医师汇报。在有条件的单位可进行分科二级查床,即由各科的主治医师或高年资医师负责,不具备分科二级查床的则由家庭病床科(组)长负责。对新建床的查床要在 3 日内进行,要审查经管医师的诊断和治疗计划,指导并修改病历,对原有病床每日查床不得少于 1 次,要了解其病情和治疗效果,及时修正和补充诊疗措施,做好质量把关和带教工作。查床时应仔细认真询问病情,进行必要的检查与治疗,注意患者的心理、饮食、卫生、环境条件等,并向家属说明注意事项和护理要点。对危重患者要做好转院的思想准备。在查床的过程中要做好病程记录和治疗记录。

(4) 病历书写制度:同住院患者一样,护士应严格按照规定书写家庭病床患者的专门病历。病历记录根据不同病种有不同的要求。一般慢性病每周不少于 1 次,如遇病情变化则酌情增加次数。建床 3 个月书写一次病程小结。

(5) 护理工作制度:护理人员应热情主动地为患者服务,认真执行医嘱,及时上门进行各项治疗和护理工作。护理人员上门服务时,应取得患者及家属的配合,并指导患者及家属做好力所能及的日常生活护理。按照护理操作常规进行各项护理。执行医嘱和进行各种治疗时,应仔细核对,以免发生差错,要严格执行无菌操作,并向患者及其家属交代注意事项和出现问题的处理方法,以防意外,必要时要增加上门巡视次数。上门进行家庭治疗和护理时,应仔细观察患者病情变化和心理变化,发现问题应及时通知主管医师进行处理,并配合家属做好患者的心理护理。

5. 家庭病床的护理程序　家庭病床护理时社区护士以患者为中心,以家庭为单位,在护理对象的家中实施护理。护理宗旨是以护理程序为框架、向服务对象提供全面的、系统的、整体的护理。护理程序的步骤如下。

(1) 评估:社区护士通过与服务对象及家属的交谈、查体以及参阅其他医务人员的记录等手段对服务对象(包括个人和家庭)的有关资料与信息进行评估。

(2) 诊断:将收集的资料进行分析、整理,确定服务对象(包括个人和家庭)的需求或健康问题。

(3) 计划:根据服务对象健康问题的轻重缓急程度给予排序,最急需解决的健康问题优先排列顺序后,设立长期目标和短期目标,根据目标制订相应的护理措施。

(4) 实施:社区护士到服务对象家中,依据护理计划所设计的护理措施进行护理,同时对家庭进行教育配合实施护理。护理操作后将病情治疗、护理情况记录于服务对象的护理病历之中。

（5）评价:社区护士评价护理目标是否达到,如目标已达到,可以终止护理活动;若目标没有达到,需重新修改护理计划或改变护理措施。对病情严重者应及时汇报上级医师会诊,修订治疗护理方案。

(三)居家护理需满足的条件

无论采用哪种形式的居家护理,都需要满足以下条件,才能得到良好的发展。

1. 患者家庭必须有成员专门负责对患者进行照护,因为护士只能定期到家中进行护理和指导,24 小时的照护主要依靠患者自己或家人。

2. 护理经费纳入相关的保险是居家护理的基本保证。

3. 有明确的经营方向和资源管理方法,这样才能使居家护理得到发展。

4. 建立健全转诊制度,如居家患者病情变化需要住院时如何住院,需要继续治疗和护理的患者出院后如何获得居家护理等相关制度。

思政元素

创新型"互联网 + 医疗"——助力社区卫生服务事业发展

2019 年 4 月 24 日,基层卫生健康司发布了《国家卫生健康委办公厅关于做好 2019 年家庭医生签约服务工作的通知》(国卫办基层函〔2019〕388 号)。通知提出,要按照《关于规范家庭医生签约服务管理的指导意见》(国卫基层发〔2018〕35 号)要求,细化、实化签约服务相关技术规范、服务流程和服务标准等制度;要结合《关于开展"互联网 + 护理服务"试点工作的通知》(国卫办医函〔2019〕80 号)要求,提升基层护理人员上门服务能力,围绕慢性病管理、康复护理、专项护理、安宁疗护等上门服务项目开展相关培训;要结合区域卫生健康信息平台建设,加快签约服务信息系统建设和应用,运用互联网、手机 APP 等,为签约居民提供在线签约、健康咨询、预约就诊、健康管理、慢病随访、报告查询等服务。

2020 年 11 月 27 日,孙春兰副总理特别指出,要坚持以改革创新激发卫生健康事业活力——要推进卫生健康领域理论创新、制度创新、管理创新、技术创新,增强卫生健康治理体系整体效能。(孙春兰:全面推进健康中国建设,人民日报)

作为一名基层医务工作者,要有使命感和责任感,在开展基层卫生服务中,积极思考,勇于创新,敢于创新,善于利用现代信息化手段,利用好"互联网 + 医疗",扩大优质健康资源供给,实现更高质量、更有效率、更加公平、更可持续、更为安全的基层卫生事业的发展。

（张先庚　张　洪）

扫一扫,
测一测

复习思考题

1. 简述家庭的功能。

2. 简述家庭健康护理的内容。

3. 简述家庭访视前的准备工作。

第三章

社区健康护理

PPT 课件

📋 学习目标

识记：

1. 能正确陈述社区护理评估的内容、方法。

2. 能正确阐述社区护理诊断优先顺序的原则。

3. 能正确阐述社区健康教育的概念、对象、形式和内容。

4. 能正确描述社区健康档案的基本内容。

理解：

1. 能总结出社区护理评估与临床评估的区别。

2. 理解社区健康教育意义、基本原则、健康教育与健康促进的关系。

3. 理解社区健康档案的目的、管理策略。

运用：

1. 能运用社区护理程序对社区进行评估，提出护理诊断，拟定护理计划。

2. 能运用所学知识、技能开展社区健康教育。

社区护理是以社区为基础的护理保健服务，是社区卫生服务工作中必不可少的一部分，目的是预防疾病、促进健康、保护健康和维持健康。由于国内外的国情不同，社区卫生服务模式在不同的国家运行和发展情况有很大差别。我国的社区护理工作者应从我国的实际情况出发，探索出适合我国国情的社区护理模式，服务于社会，服务于人民，以求实现社区护理的最终目标。

第一节 社区护理程序

护理程序是护士为护理对象提供护理照顾时所应用的工作程序，是应用系统理论、人的基本需要理论、信息交流理论和解决问题理论，通过评估、诊断、计划、实施和评价五个步骤，系统、科学地解决护理问题的一种工作方法。

社区护理程序是社区护士应用护理程序的五个步骤对社区的个人、家庭和社区整体健康进行护理的过程，是社区护理工作的重要方法。社区护理程序包括社区护理评估、社区护理诊断、社区护理计划、社区护理计划的实施和社区护理评价五个步骤。其框架与临床护理程序基本相同，不同的是社区护理程序是以群体为对象实施护理措施，需要综合性地考虑问题。

笔记栏

一、社区护理评估

社区护理评估是社区护理程序的第一步,也是关键的一步,是指通过客观科学的方法对社区健康状况相关资料进行收集、记录、整理和分析以判断社区现存的和潜在的健康问题。只有收集到准确的资料,才能确定社区健康状况,为其提供适合的护理。社区护理评估主要从以下方面进行。

(一) 社区护理评估的内容

1. 社区特性

(1) 社区的地域范围:社区的地理界限、面积大小与整个大环境的关系。

(2) 社区的发展史:社区的发展经历或过程。

(3) 社区环境:包括自然环境与社会环境。比如:常年气候特征对社区居民有无健康影响;生活设施的齐备程度及是否存在空气、水质污染隐患等。

2. 人口群体特征

(1) 人口数量、密度及人口动态变化:人口数量及密度直接影响社区所需医疗保健资源及其分配。人口数较多或人口密度较高的地区,其污染产生的机会较大,一旦有传染病发生会比较容易传染。而人口密度较低的社区为健康服务的提供增加了难度。社区护士进行家庭访视时人口过于分散会给工作带来不便。人口动态变化资料包括一定时间内人口增减的趋势、人口流动速度和状态等。应重视城市及农村户口的流动人口健康档案的建立。

(2) 人口流行病学资料:注意人口的年龄、性别、民族、婚姻、籍贯、职业、文化教育程度、人均收入等资料,评估社区所需的医疗卫生服务。社会阶层、文化层次等会影响人们的生活方式和遵医行为。

(3) 人口的健康状况:了解社区人口的平均寿命、传染病的发生情况、慢性病的发病率和患病率等与健康有关的指标,以及人们对健康的认识和相应的健康行为等。并加强对0~6岁儿童、孕产妇、老年人、慢性病患者等社区重点人群的健康关注。

3. 社会系统特征　一个健康的社区应包括保健、经济、教育、政治、福利、娱乐、宗教、沟通、安全与运输九大社会系统,满足人们在社区生活互动过程中的不同需要。进行社区健康评估时,护士应注意这些社会系统的健全与否。

(1) 保健系统:社会系统评估中最重要的是卫生保健系统。应注意评估社区中有多少医疗保健服务设施,如医院、诊所、药房等分布如何,所提供的服务是否具有可及性,卫生人力资源、卫生经费的来源、卫生保健系统与其他社会系统间的互动等。

(2) 经济系统:只有经济系统完善,社区才能有资金投入到卫生福利事业中。应注意收集居民的一般经济状况,如职业、收入、社区中低收入者的比例等,了解社区的经济系统健全与否。

(3) 教育系统:了解社区内正规学校机构是否完善、种类和数量以及利用情况等。

(4) 政治系统:政治系统可影响卫生计划的执行情况,与社区持续稳定的发展有关。注意评估居民是否知道社区中正式或非正式领导人的姓名和联系方式,是否知道政府组织的分布和服务利用时间,民众的满意度如何。

(5) 福利系统:注意社区敬老院、托儿所、活动中心等福利机构的分布,以及民众的接受度和利用度情况。

(6) 娱乐系统:收集社区内公共设施,如公园、儿童乐园、电影院、游乐场等的数量、分布及利用度,以及居民的满意度,对社区居民的生活质量是否有影响。

(7) 宗教系统:宗教信仰与社区居民的生活方式、价值观、健康行为及疾病的发生状况有关。应注意评估社区内有无宗教组织的成员及领导人,有无活动场地等情况。

(8) 沟通系统:注意评估大众传播媒体如电视、收音机、报纸、杂志等的分布、利用情况;其他传媒如电话、信件、公告栏、网络等的分布、利用情况。

(9) 安全与运输系统:注意评估公安局、消防队、灭火器等保护性服务机关与设施,以及公共汽车、火车、飞机等交通运输系统的设备数量、分布、利用度及是否便利,居民的安全感等。

为提高评估的效果和效率,社区护理人员在评估前可根据实际情况和社区的具体需求把以上建议评估的内容加以取舍,制订相应的评估简表(表 3-1),评估时对照简表上列出的内容,就不会遗漏重要信息。

表 3-1 社区护理评估简表

评估项目		需收集的资料	实际资料描述
环境特征	社区基本资料	社区的名称、地理位置、东南西北界线、面积	
	自然环境	特殊环境,是否会引起洪水、传染病流行等	
	动、植物分布	绿化面积、特殊动植物、对居民生活的影响	
	气候	温差、温度、应对能力	
	人为环境	工厂、对空气和水的影响、居住环境	
人口特征	人口数量、密度	社区人数、密度,全市人口密度	
	人口构成	年龄、性别、职业、婚姻、文化程度构成比	
	变化趋势	社区人口短期内大量增多或大量流失	
	健康状况	疾病谱、死亡原因、健康相关行为	
社会系统	卫生保健	数量和分布是否合理,服务质量如何	
	经济	人均收入、家庭年均收入、就业情况	
	交通安全	社区内消防应急系统、交通便利性和有序性	
	通信	主要的信息获取途径	
	教育	儿童受教育情况、学校的分布,能否满足需要	
	娱乐	娱乐场所、有无不良因素	
	政府	卫生经费的投入、相关政策、主要领导人	

(二) 社区护理评估的方法

评估一个社区,需从多方面获取资料,资料可分为主观资料和客观资料。主观资料通常指由主观感觉而得来的资料,包括:①评估者根据个人感观,如视觉、听觉、味觉、嗅觉、触觉等感觉到的社区问题;②护理对象的感受和诉说、对疾病的反应、对目前健康状态的认知等。客观资料通常是指定量资料,资料来源于统计报表或借助医疗器械的检测,用数字表示。常用以下评估方法。

1. 查阅文献法 通过对全国性或地方性及其他机构的卫生统计报告可判断社区整体状况,了解社区组织机构名称、数量和社区人口特征等。社区护理人员可到卫生健康委员会、生态环境局、疾病预防控制中心、图书馆、居委会、派出所等地方查阅健康统计资料、疾病统计资料、人口普查资料、社区人口的特征、人员流动情况、居委会负责人等资料。

2. 实地考察法 通过走访社区进行实地考察，观察社区居民的互动、生活形态，了解该社区的类型、社区地理位置和特点、社区人群的生活情况、与周围社区的关系等。在实地考察过程中，评估者要充分利用自身感观，如去看居民的生活、社区的自然环境和人为环境，去闻社区空气中有无特殊气味等，尽可能多地获取信息。由于实地考察法是一种主观的资料收集法，为减少因主观因素造成的偏差，要求由不同观察者进行社区实地考察，或由同一观察者进行至少两次的社区实地考察，综合两次或两次以上的考察结果，以减少主观造成的偏差。

3. 参与式观察法 评估者直接参与社区活动，并有意识地观察、了解社区居民生活习惯、健康行为等健康状况等资料。此法获取的资料通常较真实、深刻。

4. 重点人物访谈法 通过与社区中了解情况或起决定作用的人和了解某个主题的人进行访谈，来了解情况及他们对社区的看法和收集他们的健康观念、价值观念方面的资料。所选重点人物一般是社区中居住时间比较长的人，或社区的管理者，是对社区很了解的人。要根据评估者想要了解的主题选择最可能得到相关信息的人。

5. 社区讨论会 可以通过讨论会的形式了解社区居民的需求和居民对社区健康问题的态度和看法。讨论会还可增加居民参与社区活动的积极性，并且是获得解决社区健康问题方案的途径。调查对象一般为 5~15 人，讨论时间一般为 1~2 小时。调查员应为调查对象提供一个轻松的氛围，以完成预定的调查目标，访谈内容要做好记录。

6. 调查法 调查法主要用于补足其他方法所没有收集到的社区健康资料，尤其是访谈法和信访法。访谈法是指由经过统一培训的调查员，用统一的调查问卷对调查对象进行访谈来收集资料。如果想就某个主题了解社区居民的一般态度或看法时，应选取不同层次的人作为访谈对象，可以按年龄进行分层，也可以按经济水平、教育程度或其他特征进行分层，以使访谈结果更具群体代表性。此法回收率高、准确度高，但费时、费钱、且可能存在调查者主观偏差。信访法主要是把调查问卷以信件的方式发给被调查者，并让被调查者填写后寄回。信访法应在某一特定时间内对某一特定人群进行调查，也可以采用普查法或抽样调查（最好采用正式随机抽样方法，以使结果具有代表性）。进行设计时：①一个问题只能询问一件事，以使调查对象可做出明确的答复；②慎重处理敏感问题；③避免对调查对象进行诱导性提问；④有一定的效度和信度。此法具有调查范围广、效率高、经济易行等优点，但不能保证回收率。评估者可根据对调查内容的样本量、准确度的要求来选择合适的调查法。

（三）资料分析

对所收集的资料进行分析整理是社区健康评估的重要组成部分。通过评估所获得的社区资料是繁杂的，包括很多方面的信息和很多类型的数据，需要对资料进行归类、复核、概括、比较等，这对社区健康需求、优势，确认人群对健康的反映和社区资源合理运用都是十分必要的。分析资料的主要目的是为护理诊断做准备，通过分析，可发现社区的护理需要，做出护理诊断。

1. 资料分析的步骤

（1）资料的归类：收集完资料后，应对其进行分类整理。如有些资料是反映社区人口特征的，有些是反映社区社会系统特征的，有些是反映社区地理环境特征的。分类的方式很多，例如，可以把资料分为地理环境特征、人口特征、社会系统特征三类；也可从流行病学方面把资料分为生物人所处的生物、生活环境、生活形态与卫生保健系统四大类。

(2)资料的复核:归类后的资料还需由评估者根据收集过程的可靠程度进行复核,并将主观资料与客观资料进行比较,注意检查有无遗漏、矛盾之处,以确定所收集资料的客观性、准确性和有效性,对不确定的资料需再次进行收集,对不确切的资料需进行删除。

(3)资料的概括:资料复核后,进行归纳总结。观察、访谈所得资料可通过文字分析的方法进行归纳整理;问卷调查的结果和二手资料的数据一般通过计算平均数、率、百分比、构成比等统计指标进行归纳整理,并用表格、图表、坐标、地图等形式进行概括。其中常用的一种简便的概况工具就是三线表,制作简单,一目了然(表3-2)。

表3-2 某社区人口年龄分布表

年龄(岁)	分布人数	百分比(%)
<5		
6~9		
10~14		
15~24		
25~34		
35~44		
45~54		
55~64		
65 岁以上		
合计		

2. 资料分析过程中应坚持的原则

(1)去伪存真、去粗取精:在资料中,可能存在影响资料准确性和完整性的混杂因素,在分析时,要注意去除这些混杂因素的影响,找出本质问题。

(2)注意进行不同区域的横向比较和同一地区的纵向比较:分析资料时,需对该社区的特征如人口学特征、社会系统特征、地理环境特征等与其他地区进行横向比较,以求进一步的分析和解释,尤其是当疾病的分布有地域性时,这种横向的比较和分析特别必要。同时,要注意同一社区的纵向比较,了解社区的发展和不足并分析其原因。

(3)立足于护理:分析时注意我们所关注的问题应该是与社区健康护理有关的问题,也就是说,所提出的问题应该是护理能够解决或干预的问题。

(4)立足于社区整体:分析的时候要着眼于社区整体的健康需求和问题,以社区环境和群体健康问题为主,而不仅仅局限于个人或家庭的健康问题。

二、社区护理诊断

社区护理诊断是对社区健康状态的概括性描述。反映社的健康需求,是社区护士选择有效护理措施的基础。

(一)社区护理诊断的确定

社区护理诊断一般包含三个要素(PES):社区护理问题(problem)、相关因素或危险因素(etiology)、症状和体征(signs and symptoms)。社区护理诊断可以用 PES、PE、SE 等方式陈述。例如:

P:社区成年男子高血压发病率高于全国平均水平。

S:社区居民中高血压发病率高达11%;社区居民喜爱吃咸食、生活规律性差,并认为这些不会导致严重的疾病;该社区为富裕小区,成年男子多为公司经理或部门领导,诉"工作忙,责任重,精神压力大,休息和娱乐活动少,且对此生活方式很无奈"。

E:①对不良生活习惯可导致严重疾病的认识不足;②没有主动寻找缓解精神压力的办法,使紧张和压力持续存在;③缺乏高血压影响因素的相关知识。

确定社区护理诊断对社区护士来说是重要挑战。社区护士需要在对资料进行系统整理分析的基础上判断其发展趋势及相关因素,进而提出初步社区护理诊断。并进一步收集资料对初步社区护理诊断进行验证,从而确定社区护理诊断或否定初步社区护理诊断。如果进一步收集来的资料与初步护理诊断不符,应重新收集、分析资料,重复以上步骤,直至确认问题,提出社区护理诊断。社区护理诊断的完整性和准确性将直接影响社区护理程序的其他步骤如社区护理计划的制订及最终结果。

(二) 优先顺序的确定

往往社区有多个健康问题或健康需求,由于卫生资源有限,需要对这些健康问题或健康需求确定优先解决的顺序。

1. 确定社区护理诊断优先顺序的原则

(1) 重要性:社区护理问题能够反映社区存在的最重要的健康问题,反映社区居民最关心的健康需求。

(2) 有效性:通过护理干预能够改善健康状况或控制危险因素,如降低发病率和病死率。

(3) 预防性:现存的方法能够有效控制干预对象或危险因素。

(4) 可行性:现存的人力、物力资源能够支持需要采取的社区护理措施。

2. 确定社区护理诊断优先顺序的方法 在对一个社区进行全面评估后,通常会找出该社区多方面的健康问题和需求,做出多个护理诊断。当诊断超出一个时,社区护理人员就需要对这些诊断排序,判断哪个诊断最重要,最需要优先予以处理。在无法根据总体原则对优先次序做出判断时,可以借鉴计分法以量化的方式进行分析,常用的方法有默克(Muecke,1984年)计分法。排序遵循的原则一般是 Muecke 提出的排序的八大标准:①社区人群对问题的了解程度;②社区解决问题的动力;③问题的严重程度;④社区中可利用的资源;⑤预防的效果;⑥社区护理人员解决问题的能力;⑦健康政策与目标;⑧解决问题的迅速性与持续的效果。

每项标准分别设立 0~2 分的标准,如:0 分代表不太重要,不需优先处理;1 分代表有些重要,可以处理;2 分代表非常重要,必须优先予以处理。按照这八大标准对提出的每个社区护理诊断进行打分。综合每一个诊断所得分数,总分最高的社区护理诊断就是最需要优先解决的社区护理问题。

三、社区护理计划

根据社区护理诊断,制订相应的护理计划。护理计划的内容有主客观资料、诊断、目标、措施和评价。社区的护理计划注重利用社区内外可以利用的资源,解决与社区健康相关的人员、经费、地点和时间等问题。

(一) 确定干预活动的对象

社区护理计划是为了解决所诊断的社区健康问题而开展的干预活动,干预对象不仅包括存在共性问题的群体,还包括社区内需要改善的设施及环境因素等。

（二）制订社区护理目标

社区护理目标应针对相应的社区健康问题,以选定的服务对象为中心进行制订。制订的目标要具体、与社区健康问题密切相关、有时间限制、陈述简单明了,并能被社区护士和护理对象共同认可。目标应切合实际,又具有挑战性。目标过高,难以达到,容易挫伤社区护理工作者的工作积极性;目标过低,则难以调动护理者的工作热情和积极性。合理的目标有助于计划的顺利实施。社区护理计划通常需要很长时间才能完成,最常见的需要几个月时间,长者需数年才能完成。所以在制订社区护理计划时需要有长期目标和短期目标。长期目标和短期目标结合有助于对社区护理计划进度的控制,促进社区护理计划的完成。

1. 制订社区护理目标的原则　一个社区护理计划通常由多个目标所组成,每个目标均应做到 SMART（specific、measurable、attainable、relevant、timely）,即特定的、可测量的、可达到的、相关的、有时间期限的,以便于社区护理计划的落实和社区护理评价的实施。

2. 社区护理目标的陈述　社区护理目标一般采用"主语 + 谓语 + 行为标准 + 状语"的形式进行陈述。主语指服务对象、部分服务对象或与服务对象有关的因素。谓语是指主语要完成的行动,即实施社区护理活动后服务对象预期达到的结果,可以是行为的改变、知识的增加、情绪稳定或功能的改进等。行为标准是指完成行动的条件,用来解释在何时、何种情况下完成行动。

以某社区居民高发高血压为例:

（1）短期护理目标:①1 年内社区 70% 的高血压者能说出不良生活习惯与产生高血压和并发症的关系;②2~3 年社区 70% 的高血压者的生活方式向有利于健康的方向发展。

（2）长期护理目标:5 年内社区高血压患病率下降 7%。

一个社区护理诊断可制订多个护理目标,但一个社区护理目标只针对一个社区护理诊断。书写目标时注意目标的陈述应针对提出的社区护理诊断或其相关因素,使用能够观察或测量得到的词汇。陈述中要包括具体的评价日期和时间。目标陈述时应强调成果。如"通过开办孕妇育儿知识讲习班使一年内婴儿死亡率下降到 10‰"。该目标过于冗长,把实现目标的手段也描述在内,恰当的陈述应是"一年内,婴儿死亡率下降到 10‰"。

（三）制订社区护理计划

社区护理计划是社区护士帮助护理对象达到预定目标所采取的具体方法。预期目标确定后,社区护士应于个人、家庭或群体协商,选择合适的、具体的实施措施。制订社区护理实施计划时应先确定目标人群、社区护理计划实行小组、达到目标的最佳干预策略和方法、可用的资源等,然后在反复评价和修改的基础上制订。包括以下步骤。

1. 选择合适的社区护理措施　目标确定后,社区护理人员要与护理对象进行充分协商,共同选取适当措施,以使护理对象能积极参与、为自己的健康负责。制订的措施可以是一级预防、二级预防和三级预防或综合性措施,以达到预防与治疗并重,真正实现群体健康水平的提高。

2. 为社区护理措施排序　可以参照社区护理诊断的排序标准或马斯洛的需要层次来对社区护理措施进行排序,通过排序可以使有效和重要的措施及早执行,使社区健康问题尽早得到控制。

3. 确定所需的资源及其来源　针对每项社区护理措施都要确定实施者及合作者（如疾病预防控制中心、当地的红十字会、肿瘤协会等）、需要的器械、场所、经费,以及分析相关资源的可能来源与获取途径。

4. 记录社区护理计划　当社区护理措施确定后,记录社区护理诊断、目标、具体措施等。

5. 评价和修改社区护理计划　记录成书面形式后,和护理对象共同探讨,及时发现问题并修改,使实施更顺利。评价时可参照 4W1H 原则和 RUMBA 准则。

(1) 4W1H:指社区护理计划应明确参与者(who)、参与者的任务(what)、执行时间(when)、地点(where)及执行的方法(how)。

(2) RUMBA:指真实的(realistic)、可理解的(understandable)、可测量的(measurable)、行为标准(behavioral)、可实现的(achievable)。

以上述居民高发高血压的社区为例,制订护理措施:①制定相关政策;②举办各种学习班和讨论会;③定期体检,并给予相应的保健指导;④制订社区健康规划,并对其进行监督、评价和反馈。

四、社区护理实施与评价

(一) 社区护理实施

社区护理实施是针对社区护理目标而采取的行动。实施社区护理计划不仅仅是按计划执行护理操作,更重要的是做好确保每个措施得以完成的各成员间的协调工作。社区居民不仅仅是被动护理服务的接受者,还应是社区护理计划实施过程中的主动参与者。社区护理计划的实施需要与人合作,而且需要很多策略,因此,社区护理计划实施成功与否,与护士的领导、决策和沟通能力有很大关系,对社区护士要求较高。详细的计划有助于实施的顺利进行,实施过程中应遵守计划的进度,并及时进行活动的记录和实施结果的评价。

1. 主要方式与内容　对社区整体健康进行护理的主要方式是社区群体健康教育和社区健康管理。实施的主要内容有与社区多部门的联络和协调、社区健康的基础资料调研、具有共性健康问题群体的教育及保健指导、社区健康档案的管理、向政府提案和社区整体环境规划等。

2. 注意事项　实施中,社区护士要注意与合作者、服务对象进行良好的沟通、分工合作、提供良好的实施环境并及时做好记录,同时还要掌握必要的知识和技能以识别意外情况。

(1) 良好的沟通:包括计划执行者之间的沟通、执行者与干预对象之间的沟通。有时还需要与当地行政部门、街道、居委会、民政局等进行联系,争取他们的支持和配合。获得社区领导者的认可,争取他们在经济上和政策上的支持有时可以起到事半功倍的效果。

(2) 分工与合作:实施社区护理计划时,需根据团队成员的情况,合理分配和授权给他人执行。如执行家庭访视时可由经验丰富的访视护士执行;进行社区康复时可以由康复师或经过相应培训的医护人员来执行;对某些患者的生活上的照料可由经过培训的家属来承担,经由合理的分工与合作以达到人尽其才,合理有效地利用人力资源。

(3) 提供良好的实施环境:在计划实施过程中,应在实施时间、地点、室温、光线、空气等方面加以改善,为服务对象创造安全、舒适、方便的环境,使之乐于接受干预。

(4) 记录:在实施过程中做好及时的记录,记录的内容包括实施的各项护理活动、护理效果、护理对象的反应及产生的新需求。记录内容要求真实、及时、准确。详细的记录可以使整个实施过程具有连续性,即使执行的人员有变动,也不会导致干预中断。另外,详细的记录也为最终的评价提供原始资料。

（5）会识别和处理意外情况：社区护理人员在执行计划中很可能会出现一些意外情况，如天气的骤变，可使计划中的干预对象未能参加计划的活动，这使护士需要另择合适的时间就同样的内容对未曾干预的对象再次实施护理计划。遇到意外情况阻碍措施的实施时，社区护理人员要想办法予以弥补，使计划中的干预措施都能得到贯彻落实。

（二）社区护理评价

社区护理评价是社区护理程序的最后一步，是对整个护理过程尤其是实施护理措施后的情况予以评价的过程。若目标达到，说明护理措施行之有效，解决了原来的护理问题；若目标未达到，则需对其原因进行分析，重新进行评估、诊断、制订计划和实施新的措施。评价的结果有三种：修改、继续和完成目标，结束护理活动。社区护理评价是社区护理程序中非常重要的一步。

按照时间顺序可分为事前评价、中期评价和事后评价；按照干预活动性质可以分为过程评价和结果评价。其中过程评价有两重含义：一是指在实施措施的过程中，对服务对象的健康状态随时进行评价；二是指对社区护理程序中的各个阶段加以评价，如社区护理评估收集的资料是否准确、完整，社区护理诊断是否能从评估资料中找到依据、是否具有针对性及优先顺序是否正确，社区护理计划的制度是否符合实际、是否具有可操作性、是否符合RUMBA，社区护理计划实施的过程有无充分调动居民的参与等。结果评价是对执行社区护理措施后的近期和远期结果进行评价。

1. 社区护理评价方法 常用的社区护理评价方法有效果评价和效率评价。

（1）效果评价：效果评价是指评价社区护理达到预期目标的程度，是社区护士对护理项目最终结果的评价。效果评价应全面系统地评价项目各方面的效果，看是否已达到计划要求，是否已经满足项目计划要达到的水平。如社区健康状况改善的程度、居民对项目的满意度等。社区护理效果评价是一个复杂的过程，一般包括以下步骤。

1）制订社区护理评价计划：评价前要先制订评价计划，一般是通过回顾护理目标来确定评价指标。

2）收集评价资料：需要对资料进行收集和分析并与计划的评价指标做比较，才能下结论。评价资料的收集可采取以下方法。①直接行为观察：通过对护理对象行为的直接观察，了解有无发生预期的改变来判断干预有无效果；②交谈：通过评估者与服务对象进行正式或非正式的交谈来获取有关健康现象、服务对象对健康的态度、心理状态等主观资料；③问卷调查：根据已确定的评价指标制订相应的调查表，由服务对象填写，再经统计分析，评价是否达到目标。

3）分析资料：检查、核对所收集的资料，并确保资料来源于有代表性的样本或服务对象总体，对资料进行分析、解释、总结。

4）做出结论：对所进行的社区护理工作做出评价，提出经验教训，最好以书面的形式呈现评价结论，如写社区护理评价报告，供以后工作参考。

（2）效率评价：社区护理效率评价就是比较结果与目标，判断结果的价值，是否得到了预期结果，如投入产出相比是否值得，如果没有达到预期结果需分析原因。

2. 社区护理评价内容 社区护理评价的内容通常有以下方面。

（1）健康目标的进展：重温护理目标，评价社区护理计划是否满足居民的需求，是否达到预期效果，达到的程度如何，是否有未完成的目标及其原因，有无须改进的地方，如在过程评价时要评价经过护理活动后是否离目标越来越近,若发现未完成预期进度时,要重新评估,寻找原因并进行纠正。

(2) 护理活动的效果:通常是在进行社区护理干预后要评价的内容,要了解有无达到促进社区人群健康、维持健康、预防疾病的实际效果。

(3) 护理活动的效率:评价时除了注重目标有无实现外,效率也是不可忽视的一方面。将社区护理活动的投入(人力、物力、财力、时间)与所获得的成果进行比较,了解投入/成果是否合理,有无超出计划的额定。总的原则是用最经济的途径获得最大的收益和效果。

(4) 护理活动的影响力:评价护理活动为社区人群所带来的社会效益,可从效益的持久性与受益人群的广泛性来判断。如:通过护理活动,是否使社区人群认识到不良健康行为的危害,多少居民在多大程度上改变了不良的健康行为(如放弃吸烟、缺乏运动的生活方式等),该结果是否具有持久性等。

3. 影响社区护理评价的因素 影响社区护理评价的因素有社区护士自身的能力和评价时所采用的方法两个方面。

(1) 社区护士自身的能力:社区护理评价过程中需要社区护士具有观察问题、发现问题、分析问题的能力,而且社区护士解决问题的能力也会直接影响评价的结果。因此,社区护士的能力会影响社区护理评价。社区护士在应用社区护理程序解决社区问题的整个过程中,要应用评判性思维不断地对其过程和结果进行评价。

(2) 评价方法

1) 观察:通过具体观察服务对象的行为表现,可获得较为真实可靠的资料,但需社区护士具有敏锐的观察能力,而且浪费时间和人力。

2) 交谈:具有灵活性强的特点,但又可能因评估者的偏见而影响评价结果。

3) 问卷调查:可避免评估者可能存在的偏见,但可能会因调查对象的认知能力及其他因素干扰而影响评价结果的真实性。

4) 标准检查:利用政府制定的标准化社区护理实践标准来衡量社区护理工作的实际效果,可提高评价结果的可信性。

社区护理评价是社区护士对整个社区护理计划完成情况的回顾和总结,是社区护理程序的最后一个步骤,也是下一个护理程序的开始或制订下一步社区护理计划的基础。社区护士在护理实践中要重视社区护理评价的作用。

社区护理程序是一种科学的工作方法,虽然被人为地划分为 5 个步骤,实际上却是彼此联系、互相依托,构成一个动态、完整的过程,不断循环,从而为服务对象提供有效的护理。

📖 知识链接

OMAHA 系统

20 世纪 80 年代,根据北美护理诊断分类系统(North American Nursing Diagnosis Association,NANDA)所公布的护理诊断以个人患病时的诊断为主,1999 年新增了家庭诊断分类,使社区护理诊断有所发展。20 世纪 70 年代中期,以 Martin 为首的 Nebraska 州的 Omaha 访视护士协会开始发展适用于社区卫生服务的 OMAHA 系统。这是根据社区护理工作者的护理实践而发展的社区护理分类系统。OMAHA 系统包括护理问题分类系统(problem classification scheme,PCS)、干预策略系统(intervention scheme,IS)和

笔记栏

结果评定系统(problem rating scale for outcomes,PRSO)三部分。OMAHA 系统对社区护理对象的问题做了系统的陈述和分类,并成为社区护理人员制订计划的指南,有助于社区护理人员在为社区人群提供健康管理、学校保健、职业健康、家庭护理等工作时,能对护理业务、记录与资料的信息化进行系统的管理。

为便于护理人员使用,OMAHA 系统已发展出一整套的电脑化记录系统。其基本步骤如下:①建立个案记录;②以问题分类系统作为评估及收集资料的指南;③根据资料列出护理问题;④以结果评定量表确定优先顺序;⑤综合出一份以问题为导向的护理计划,采取干预策略系统提出的建议,执行护理措施,并随时修正护理计划;⑥根据计划提供护理;⑦评定护理质量。

思政元素:辩证科学地看待社区护理程序与实践

第二节　社区健康教育与健康促进

一、健康教育

健康教育(health education)是通过信息传播和行为干预,帮助个体或群体自觉采纳有益于健康的行为和生活方式,消除或减轻影响健康的危险因素,预防疾病,促进健康,提高生活质量。健康教育的核心是教育人们树立健康意识、促使人们改变不健康的行为和生活方式,建立良好的行为和生活方式。健康教育是一项投入少、产出多、效益大的维护健康和促进健康的保健措施,其维护健康和促进健康的重要作用和意义作为卫生保健战略措施已得到全世界的公认。

从教育计划完整实施的角度来讲,健康教育是有计划、有组织、有评价的系统干预活动,它以调查研究为前提,以传播健康信息为主要措施,以改善对象的健康相关行为为目标,从而达到预防疾病、促进健康、提高生活质量的最终目标。

二、健康促进

(一)概念

健康促进(health promotion)是指个人与其家庭、社区和国家一起采取措施,鼓励健康行为,增强人们改进和处理自身健康问题的能力。我国健康促进的概念是指运用行政或组织手段,广泛动员和协调社会各相关部门以及社区、家庭和个人,使其履行各自对健康的责任,共同维护和促进健康的一种社会行为和社会战略。健康促进是一种宏观策略,为了促进公众健康,需要调配资源、协调不同部门,并且将规划付诸行动,为健康教育改变人们的行为提供政策和环境上的支持。

(二)主要内容

1. 健康教育　健康教育在健康促进中起主导作用,如学校吸烟预防、氟化水防龋等。

2. 健康保护　通过国家和地区制定的相关政策、法律、法规等各种社会措施,保护个人和群体免受环境因素的伤害,如公共场所禁止吸烟等。

3. 预防性的卫生服务　通过提供预防疾病、保持健康的各种支持及服务,防止疾病的发生,如计划免疫、爱国卫生运动、卫生宣传等。

（三）健康教育与健康促进关系

健康教育和健康促进既有联系又有区别。二者最终的目标是一致的,即维持健康,提高生命质量。

1. 二者的联系　①健康教育是健康促进的基础,健康教育是健康促进的重要策略之一;②健康促进是健康教育的发展,通过健康教育达到健康促进的目的。

2. 二者的区别　①健康教育侧重于调动人们主观意识的能动作用;②健康促进则将健康教育、行政措施、环境支持融为一体,既注重发挥人们的主观能动作用,又注重调动社会的客观推动力量。

三、社区健康教育

（一）概念

社区健康教育是指以社区为单位,以社区人群为教育对象,以促进社区居民健康为目标,有组织、有计划、有评价的健康教育活动。其目的是发动和引导社区居民树立健康意识,关心自身、家庭和社区的健康问题,积极参与社区健康教育与健康促进规划的制订和实施,养成良好的卫生行为习惯和生活方式,以提高自我保健能力和群体健康水平。

社区健康教育作为一项以健康为中心的全民性教育,在社区卫生服务中占有十分重要的地位,是社区卫生服务和社区护理的基本工作方法。

（二）特点

社区健康教育不同于医院健康教育,与医院健康教育相比较,其主要特点如下。

1. 以健康为中心　社区健康教育最重要的一个特点即是以健康为中心,以促进健康、维持健康为目标。这是社区健康教育与医院健康教育的主要区别。

2. 具有广泛性　社区健康教育的对象不仅是某个人或某个群体,也是社区所有居民,包括患病的人和健康的人,故具有广泛性。在进行社区健康教育时,不仅要考虑到整个社区,还要考虑到某些特定人群或某个家庭和某个人;要考虑开发领导层,还要协调社会各界力量,因此社区健康教育比医院健康教育更为广泛。

3. 具有连续性　社区健康教育以健康为中心,贯穿人的一生。针对不同年龄阶段的特点及需求,以不同的健康教育形式向社区居民提供不同的健康教育内容。

（三）对象

社区健康教育的对象是社区的个体和群体,即整个社区人群;健康教育的对象不同,其健康教育的内容侧重点也不同,具体体现如下。

1. 健康人群　健康人群由各个年龄段的人群组成,在社区所占的比例最大,主要侧重促进和维持健康的教育。健康教育的主要内容是卫生保健知识宣传、常见病的预防、定期体检。

2. 高危人群　这类人群存在某些致病危险因素,对这类人群应侧重预防性健康教育,帮助他们了解一些疾病的相关知识,掌握一些自我保健的技能,学会一些疾病的自我检查与监测,纠正不良的行为和生活习惯,积极消除危险因素。

3. 患病人群　包括各种恢复期患者、慢性期患者和临终患者,侧重于康复教育及临终死亡教育。

（1）恢复期患者:这类人群渴望早期摆脱疾病的困扰,对健康教育比较感兴趣,依从性好。健康教育应侧重于疾病康复知识的教育,帮助他们自觉进行康复锻炼,以减少残障,促进康复。

(2) 慢性期患者:这类人群由于患病时间长,往往已具备一定的疾病和健康知识,应针对患者最急需解决的健康问题进行教育,尽可能减少并发症的发生和疾病的严重化。

(3) 临终患者:这类人群应帮助他们正确理解和认识生与死,培养应对死亡事件发生的能力,能够坦然面对并且接受死亡,安详、有尊严地度过最后的人生。

4. 患者家属及照顾者　这类人群与患者接触时间最长,容易产生心理和躯体上的疲惫,甚至厌倦。对患者家属及照顾者进行有针对性的疾病相关知识、家庭护理技能及自我心理调整的教育,帮助他们科学地掌握家庭护理技能,坚定持续治疗和护理的信念,提高对家庭护理重要性的认识。

(四) 意义

1. 社区健康教育是社区护理工作的重要组成部分　为了达到"防治疾病、增进人民健康"的目的,仅依靠卫生行政部门解决健康问题难以奏效,发动全社会共同参与、以社区为基础大力开展健康教育是必由之路。社区健康教育可加强对社区居民的保健知识宣传教育,帮助居民自觉建立健康的生活方式,为其创造一个整洁、舒适、有益于身心健康的环境。因此健康教育已是社区护理工作的重要组成部分。

2. 社区健康教育是对疾病进行有效防治的需要　目前,许多疾病与人们的行为与生活方式有着密切的关系,如肺癌、心脏病、慢性支气管炎等和吸烟有着密切的关系;肥胖是造成高血压、高脂血症、冠心病等的重要因素。控制这些疾病单纯依赖药物和手术只能短期有效,最根本的方法是通过健康教育改变不良行为和生活方式。社区健康教育应贯穿三级预防的始终,把健康教育与预防、治疗、护理、康复结合起来,使居民的大部分健康问题在社区得到有效解决。

3. 社区健康教育是降低医疗保健成本的有效途径　我国是人口大国,医疗保健的投入相对于人们的健康需求有着一定的差距。健康教育则是一种低投入、高收益的保健措施。通过健康教育让广大群众掌握疾病防治知识和自我保健技能,从而降低发病率、死亡率和盲目就诊率,使有限的医疗资源集中用于真正需要救治的患者。

(五) 基本原则

为了确保社区护理健康教育的效果和质量,社区医生或护士在进行健康教育时应遵循以下 4 个原则。

1. 选择适当的教学内容、形式和时间　社区护士应根据教育对象的学习能力选择教学形式及教学语言,以保证教学内容能准确地被教育对象理解、接收。合理地安排教学时间是确保教学活动成功的另一个重要因素。社区护士应根据教育对象的具体情况安排教学活动的时间及课程的长短。

2. 营造良好的学习环境　良好的学习环境将促进提高教学活动的质量。学习环境一般包括 3 个方面,即学习的条件、人际关系及学习气氛。

3. 鼓励教育对象积极参与教学活动　社区健康教育的主要目的是改变教育对象不健康的生活行为及方式,所以教育对象的积极参与是保证社区健康教育质量的必要因素。因此,社区健康教育的每一个步骤都应鼓励教育对象积极参与。对教育对象的鼓励方式有很多,比如:对于学习态度认真者给予口头表扬,对于成绩出色者给予物质奖励,对于积极参与者赠送小礼品或纪念品等。

4. 及时对教学活动进行评价 及时对教学活动进行评价是保证社区健康教育质量的另一重要因素。因此,教育者或社区护士应通过即时评价和阶段评价及时对教学活动进行监测及检查。

(六) 形式

在健康教育工作中,要选择适当的形式和方法,使健康教育的内容得到恰如其分的表现,以达到迅速普及和良好效果的目的。

1. 提供健康教育资料

(1) 发放印刷资料:印刷资料包括健康教育折页、健康教育处方和健康手册等。可放置在乡镇卫生院、村卫生室、社区卫生服务中心(站)的候诊区、诊室、咨询台等处或直接发放。

(2) 播放音像资料:音像资料包括录像带、VCD、DVD、专题节目等视听传播资料。机构正常应诊的时间内,在乡镇卫生院、社区卫生服务中心门诊候诊区、观察室、健教室等场所或宣传活动现场播放。或利用有线广播和闭路电视开展健康教育,开设健康教育专题节目,由社区卫生服务中心(站)组织观看或收听。

2. 设置健康教育宣传栏 乡镇卫生院和社区卫生服务中心宣传栏一般设置在机构的户外、健康教育室、候诊室、输液室或收费大厅的明显位置,利用健康教育橱窗、板报、展板等方式进行科普宣传。

3. 开展公众健康咨询活动 利用各种健康主题日或针对辖区重点健康问题,组织社区公众开展健康咨询活动并发放宣传资料,如义诊、咨询、开办健康教育学校等。

4. 举办形式多样的健康教育活动 定期举办多种形式的健康教育活动,引导居民学习、掌握健康知识及必要的健康技能,促进辖区内居民的身心健康,如健康知识讲座、知识竞赛、烹调比赛、健身比赛等。

5. 开展个体化健康教育 乡镇卫生院、村卫生室和社区卫生服务中心(站)的医务人员在提供门诊医疗、家庭访视等医疗卫生服务时,要开展有针对性的个体化健康知识和健康技能教育。

(七) 内容

2017 年 2 月原卫计委发布《国家基本公共卫生服务规范(第三版)》其中规定健康教育服务的内容有七项。

1. 宣传普及《中国公民健康素养——基本知识与技能(2015 版)》,配合有关部门开展公民健康素养促进行动。

2. 对青少年、妇女、老年人、残疾人、0~6 岁儿童家长等人群进行健康教育。

3. 开展合理膳食、控制体重、适当运动、心理平衡、改善睡眠、限盐、戒烟、限酒、科学就医、合理用药、戒毒等健康生活方式和可干预危险因素的健康教育。

4. 开展心脑血管、呼吸系统、内分泌系统、肿瘤、精神疾病等重点慢性非传染性疾病和结核病、肝炎、艾滋病等重点传染性疾病的健康教育。

5. 开展食品安全、职业卫生、放射卫生、环境卫生、饮水卫生、学校卫生和计划生育等公共卫生问题健康教育。

6. 开展应对突发公共卫生事件应急处置、防灾减灾、家庭急救等健康教育。

7. 宣传普及医疗卫生法律法规及相关政策。

第三节 社区健康档案

社区居民健康档案是以健康为中心,贯穿整个生命过程,涵盖各种健康相关因素,满足居民自我保健、健康管理、健康决策需要的系统化信息资源。科学、完整的居民健康档案,是全科医生和社区护士掌握居民健康状况的基本工具,是为居民提供连续性、综合性、协调性社区卫生服务的重要依据。社区居民健康档案管理的服务对象是辖区内常住居民(指居住半年以上的户籍及非户籍居民),以 0~6 岁儿童、孕产妇、老年人、慢性病患者、严重精神障碍患者和肺结核患者等人群为重点。

一、建立社区健康档案的目的

1. 全面掌握社区居民的基础资料 社区健康档案的基本资料来自社区卫生服务过程的记录,记载着居民个人、家庭的基本情况和健康状况,尤其注重记录健康问题的形成、发展和转归过程中健康危险因素和干预效果,从健康档案中可以实时掌握居民的健康状况和健康现状。

2. 为解决居民的主要健康问题提供依据 社区健康档案记录着居民个人、家庭的健康问题的发生、发展和变化过程,有利于社区医护人员分析个人、家庭和社区的健康状况,找出存在的健康问题,为做出及时的诊断和正确的处理提供可靠依据。

3. 开展社区护理服务 可以开展定期体检、居家护理服务、家庭访视;老年人和慢性病患者还可以享受多种优惠和优质服务;并可以与综合医院合作开展定向转诊、专家预约等。

4. 为社区预防提供条件 通过档案管理,掌握居民的就医情况,及时发现社区居民现存的和潜在的健康问题,便于了解社区居民健康问题的流行病学特征,为整个社区预防提供依据。

5. 进行居民健康动态管理 健康档案可以将服务对象根据病种进行分类管理,提供优质、方便、快捷的医疗、保健和护理服务。将每次就诊、保健情况记录到健康档案中,运用统计学指标进行健康状况的前后比较,对居民健康进行动态监测和管理。

6. 为全科医学和社区护理教学与科研提供信息资料 完整而准确的健康档案是医学教育和科研的资料。健康档案的及时补充和记录,不仅能够动态管理和观察个人的健康指标,也是医学及护理科研和教学的重要资料。

7. 是医疗法律文件,为司法工作提供依据 健康档案是一个服务记录的完整资料库。健康档案的原始记录具有全面、客观和公正的特点。规范的档案管理是评价社区卫生服务质量的工具之一,可以为处理医疗护理纠纷提供客观依据。

二、健康档案的基本内容

健康档案按照其层次可以分为个人健康档案、家庭健康档案和社区健康档案。其具体内容如下。

(一)个人健康档案

个人健康档案是记录个人从出生到死亡的整个过程,是记录其健康状况及影响因素的发展变化情况及所接受的各项卫生保健服务记录的总和。个人健康档案的内容包括个人基本信息、健康体检、重点人群健康管理记录和其他医疗卫生服务记录(见文末二维码)。

1. 个人基本情况　包括姓名、性别等基础信息和既往史、家族史等基本健康信息。

2. 健康体检　包括一般健康检查、生活方式、健康状况及其疾病用药情况、健康评价等信息。

3. 重点人群健康管理记录　包括国家基本公共卫生服务项目要求的0~6岁儿童、孕产妇、老年人、慢性病、严重精神障碍和肺结核患者等各类重点人群的健康管理记录。

4. 其他医疗卫生服务记录　包括上述记录之外的其他接诊、转诊、会诊记录等。

(二)家庭健康档案

家庭健康档案是以家庭为单位,记录家庭成员和整个家庭在医疗保健活动中的基本状况、疾病动态、预防保健服务利用情况等信息资料。一般是在建立个人健康档案的同时,获得并记录家庭结构、人员组成、居住环境等家庭健康信息。

家庭健康档案由家庭一般情况、主要家庭健康问题、家庭利用卫生资源三部分构成。

1. 一般情况　包括户主、家庭结构、家庭成员、所在社区及特点、家庭住址、联系电话、建档日期等。

2. 主要家庭健康问题　是按照对家庭健康影响大小将健康问题名称、发生日期、记录日期、接诊医生等信息进行记录。

3. 家庭利用卫生资源情况　包括发生的日期、解决的问题、采取的措施、效果如何等。

(三)社区健康档案

社区健康档案是以社区为范围,记录和反映社区主要卫生特征、环境特点、资源与利用状况,以及在系统分析基础上提出的社区健康问题(社区诊断)的信息资料。社区健康档案主要包括社区基本资料、社区卫生服务状况、社区居民健康状况三个部分。

1. 社区基本资料　包括社区地域与环境状况、资源分布、社区人口学资料、社区主要产业与经济状况、社区组织的种类、配置及相互协调等情况。

2. 社区卫生服务状况　包括:①每年门诊量、门诊服务内容及种类;②家庭访视和居家护理的人次、转诊统计;③住院统计包括住院患者数量(住院率)、患病种类及构成、住院时间等。

3. 社区居民健康状况　包括:①社区急、慢性疾病,传染病,精神病的发病率、残疾率及常见疾病构成;②社区死亡特征;③潜在健康问题等。

三、社区健康档案的管理

健康档案是记录人一生中所有健康资料,并为居民的健康服务。档案建立后如何整理、归档、完善和使用是档案管理的重要工作。

为全面推进社区居民健康档案的建立和管理工作,国家出台了一系列政策。2009年原卫生部发布了《城乡居民健康档案服务管理规范》,保障了居民健康档案建立工作的顺利开展;2012年发布了《城乡居民健康档案基本数据集标准》,为建立电子化健康档案奠定了基础;2014年发布了《基于居民健康档案的区域卫生信息平台技术规范》,使健康档案的管理更规范、使用更高效。

(一)居民健康档案的建立

1. 辖区居民到乡镇卫生院、村卫生室、社区卫生服务中心(站)接受服务时,由医务人员负责为其建立居民健康档案,并根据其主要健康问题和服务提供情况填写相应记录,同时为服务对象填写并发放居民健康档案信息卡。建立电子健康档案的地区,逐步为服务对象制作并发放居民健康卡,代替居民健康档案信息卡,作为电子健康档案进行身份识别和调阅更新的凭证。

2. 通过入户服务(调查)、疾病筛查、健康体检等多种方式,由乡镇卫生院、村卫生室、社区卫生服务中心(站)组织医务人员为居民建立健康档案,并根据其主要健康问题和服务提供情况填写相应记录。

3. 已建立居民电子健康档案信息系统的地区应由乡镇卫生院、村卫生室、社区卫生服务中心(站)通过上述方式为个人建立居民电子健康档案。并按照标准规范上传区域人口健康卫生信息平台,实现电子健康档案数据的规范上报。

4. 将医疗卫生服务过程中填写的健康档案相关记录表单,装入居民健康档案袋统一存放。居民电子健康档案的数据存放在电子健康档案数据中心。

(二) 居民健康档案的使用

1. 已建档的居民到乡镇卫生院、村卫生室、社区卫生服务中心(站)复诊时,在调取其健康档案后,由接诊医生根据复诊情况,及时更新、补充相应记录内容。

2. 入户开展医疗卫生服务时,应事先查阅服务对象的健康档案并携带相应表单,在服务过程中记录、补充相应内容。已建立电子健康档案信息系统的机构应同时更新电子健康档案。

3. 对于需要转诊、会诊的服务对象,由接诊医生填写转诊、会诊记录。

4. 所有的服务记录由责任医务人员或档案管理人员统一汇总、及时归档。

(三) 居民健康档案的终止和保存

1. 居民健康档案的终止原因包括死亡、迁出、失访等,均需记录日期。对于迁出辖区的还要记录迁往地点的基本情况、档案交接记录等。

2. 纸质健康档案应逐步过渡到电子健康档案。纸质和电子健康档案由健康档案管理单位(即居民死亡或失访前管理其健康档案的单位)参照现有规定中的病历保存年限、方式负责保存。

(朱蓝玉 杨莉莉)

复习思考题

1. 简述社区护理程序的主要内容。

2. 简述社区健康教育与健康促进的关系。

3. 社区护士小张在某社区卫生服务中心工作,通过查阅相关材料,得知某个小区的居民以老年人为主。该小区的人群平时休闲活动主要是打麻将、打牌。因为生活习惯,很多人喜欢吃腌制食品。请问该社区存在哪些影响人们身心健康的因素? 社区护士可以采用哪些措施进行干预?

扫一扫,
测一测

◇◇◇ **第四章** ◇◇◇

社区常用中医护理原则及方法

学习目标

识记：

1. 能正确说出饮食护理、生活起居护理、情志护理的原则。
2. 能准确陈述常用中医护理技术的种类。
3. 能正确阐述常用中医护理技术的注意事项。

理解：

1. 能领会常用饮食护理、生活起居护理、情志护理的方法。
2. 能区别不同病证和不同治则的饮食护理。
3. 能举例说明如何进行社区人群的生活起居护理。
4. 能领会社区不同人群情志护理的重点。
5. 能领会中医护理在社区护理中的意义和发展趋势。

运用：

1. 能运用饮食护理方法为社区人群进行护理。
2. 能运用生活起居护理方法为社区人群进行护理。
3. 能运用情志护理方法为社区人群进行护理。
4. 能运用中医护理技术为社区人群进行护理。

中医护理是中医学的重要组成部分。它以中医理论为指导，结合预防、保健、康复等医疗活动，对患者及老、弱、幼、残等特殊人群加以照料，并施以独特的护理技术，以维护人类健康。目前我国的社区卫生服务体系已初具规模，中医药健康管理服务项目已纳入基本公共卫生服务项目中，社区护理的健康观、预防观与中医护理的整体观、预防观不谋而合。中医护理技术以其简、便、验、廉等独特优势能很好地适应社区卫生服务功能，深受广大社区群众的青睐，应用前景广泛。

《中医药健康管理服务规范》(2013年)要求，开展中医药健康管理服务的乡镇卫生院、村卫生室和社区卫生服务中心(站)每年应为65岁及以上老年人提供一次中医药健康管理服务，在中医体质辨识的基础上对不同体质的老年人从情志调摄、饮食调养、起居调摄、运动保健、穴位保健等方面进行相应的中医药保健指导；对辖区内居住的0~36个月龄儿童，应向其家长提供儿童中医饮食调养、起居活动指导，并在儿童6月龄、12月龄时给家长传授摩腹和捏脊方法，在18月龄、24月龄时传授按揉迎香穴、足三里穴的方法，在30月龄、36月龄时传授按揉四神聪穴的方法。

笔记栏

中医护理技术助力健康中国

2016年10月,中共中央、国务院发布《"健康中国2030"规划纲要》,提出加快养生保健服务发展,拓展中医医院服务领域,开展中医中药中国行活动,大力传播中医药知识和易于掌握的养生保健技术方法,以促进中医治未病健康工程发展,推进健康中国建设。

从以上列举的相关文件可以看出,社区居民和社区卫生工作者需在日常生活和工作中注重从饮食、生活起居、情志等方面进行调护,并掌握常用的中医护理技术为健康中国建设助力。

第一节　常用饮食护理的原则及方法

饮食是人体五脏六腑、四肢百骸得以濡养的源泉,是精气、津液、血脉的重要来源,是维持人体生长发育和新陈代谢的必要条件。自古以来我国劳动人民就十分重视通过饮食以防治疾病和延年益寿,把食物喻为人的命脉。同时合理膳食是促进疾病痊愈、身体康复的重要环节,所谓"治病当论药功,养病方可食补"。许多疾病后期,只要饮食调理适宜,不必用药便能自愈。事实上食物本身就是药物。中医学早有"药食同源""亦药亦食",甚至有"食治胜于药治,药疗不如食疗"之说。加强社区人群饮食指导,深刻理解"病从口入"的内涵,科学安排饮食和养成良好的饮食习惯,使饮食摄入与病、药及治则相宜;与四时气候相宜,以起到养生康复、促进疗效的作用,保证身体健康。而且饮食调护在社区家庭中简单易行,应加以普及。

一、饮食护理的原则

饮食护理要遵循辨证施护的原则,时刻注意保护胃气,达到恢复正气,疗疾祛病,改善机体功能的目的。

（一）按时定量,种类多样

1. 定时进食　与脾胃弛张有序的运化功能相符,有利于消化吸收功能有节奏地进行。反之,食无定时,或饥而不食,或暴饮暴食,均会损伤脾胃,使消化能力减弱,食欲逐渐减退,损害身体健康。

2. 定量进食　饮食定量一是指保证生命活动的需求,二是指在脾胃运化功能承受范围之内。不可过饥过饱,切忌暴饮暴食。过饥则营养不足,正气日衰,影响疾病康复;过饱或暴饮暴食则加重胃肠负担或损伤脾胃,影响消化吸收和营养物质的输布,同样影响疾病康复。

3. 种类多样　饮食应多样化,不可偏食。各种食物中所含营养成分不同,因此合理搭配食物,可使人体得到均衡营养,满足各种生理活动的需要。

（二）因时制宜,因人制宜

1. 因时制宜　根据春、夏、秋、冬四时气候变化合理调配不同的饮食。春夏之季,阳长

笔记栏

阴消,气候由温和逐渐转为炎热。春季饮食宜辛温升散;夏季宜清淡、生津、解暑为佳;秋冬之季,阴长阳消,气候由凉而寒,秋季饮食应以滋阴润肺为主;冬季应以滋阴潜阳、热量较高的食物为佳。

2. 因人制宜　根据年龄、体质、性别的差异,分别给以不同的饮食。人的年龄有老幼;消化能力有强弱;体质有胖瘦之别,古有胖人多痰湿,瘦人多内热之说,故在饮食护理中要因人施护。

（三）辨证施食,调和气味

1. 辨证施食　是在辨证的基础上,结合食物的四气五味,给予患者补虚泻实、调整阴阳的饮食护理,如表证用解表饮食、便秘用通便饮食、虚证用补虚饮食等。

2. 调和四气　指寒热温凉调和。根据食物寒热温凉的不同性质,结合春夏秋冬四季的寒暑变化,科学调配适合于病症的饮食,寒证用热性饮食、热证用寒性饮食。

3. 调和五味　即根据食物酸、苦、甘、辛、咸五味对人体的作用不同,调和五味,不可偏嗜,以利于健康。中医学认为,五味与五脏有密切关系,即酸入肝,苦入心,甘入脾,辛入肺,咸入肾。五脏的阴精来源于饮食五味。但五味太过又可伤害五脏。因此五味调和适当,饮食与病变相宜,机体就会得到充分的营养,能辅助治疗,促进疾病好转。

（四）卫生清洁,习惯良好

1. 卫生清洁　饮食不洁可导致胃肠疾病或加重原有病情。因此生活中的饮食宜新鲜卫生,选择符合国家食品安全卫生标准的食品,注意食品购置、加工、保存各环节的卫生,以保证饮食安全卫生。

2. 习惯良好　养成良好的进食习惯。进食宜和缓,细嚼慢咽;进食宜专一,注意力要集中,做到"食不语";进食宜愉悦,即用餐时要选择良好的环境并保持愉快的心情;食后要漱口,保持口腔清洁卫生;夜晚睡前不宜进食。

二、饮食护理的方法

（一）饮食调理

1. 根据不同病证给予适合的饮食　疾病有寒热、虚实、阴阳、表里之别,社区护士应根据患者的不同情况,指导其选择不同属性的食物,以配合"虚则补之""实则泻之""寒者热之""热者寒之"治疗。不同药物,其性味、功能、主治不同,食物同样也具有各自的性味、功能和主治。各种病证饮食宜忌总原则应以辨证为依据。

（1）热证患者宜清热、生津、养阴,故食物宜选择寒凉性和平性食物,忌辛辣烟酒及温热性食品。

（2）寒证患者宜温里、散寒、助阳,故宜选择温热食物,忌生冷瓜果,忌寒凉食物。

（3）虚证患者宜补虚益损,食补益类食物。其中阳虚患者,食物选择宜温补,忌用寒凉食物;阴虚患者,食物选择宜清补,忌温热;气虚者可随病证的不同辨证施食。应注意的是虚证患者多脾胃虚弱,进补时不宜使用滋腻、硬固之品,食物宜清淡而富含营养为宜。

（4）实证患者应根据病情之表里寒热和轻重缓急辨证施食,采取急则治其标、缓则治其本和标本兼治的原则进行调护。一般不宜施补。

（5）外感病证饮食宜清淡,可食葱、姜等辛温发散之品,忌油腻厚味。

2. 根据不同的治则进行饮食调护　食物的性能（即食性）同中药的性能（即药性）,都有"四气""五味",也都有升、降、浮、沉的不同作用趋向和五脏六腑的不同归经。而且这些属性的含义也大体相同,如寒能清热,热能祛寒,辛能散,甘能缓,寒凉性质多具有滋阴、清热、泻火、凉血、解毒等作用。重视食物对药性的影响及疗效的发挥,根据治疗原则选择适宜的食物,以增强药效。当热证患者用寒药治疗时,适当吃些寒性食物;寒证患者用热药治疗的同时,适当吃些热性食物;实证患者用泻药治疗的同时,适当吃些泻性食物;虚证患者用补药治疗时,适当吃些补性食物,则会提高治疗效果。

3. 根据四时气候特点进行饮食调护　春季为万物生发之始,阳气卓越,应忌油腻、辛辣食品,以免助阳外泄,宜食清淡瓜果、豆类。夏季天气炎热,由于暑热夹湿,脾胃易受困,应进食清淡、解渴、生津、消暑之品,如西瓜、冬瓜、绿豆汤、乌梅小豆汤、藿香茶、冰糖煎水代茶饮等,忌食生冷或不洁食物,尤其是过于寒凉、厚味之品,以免损伤脾胃;平素阳虚体质,常服用参茸、附子之品者,也应注意节制。秋季万物收敛,凉风初长,燥气袭人,早晚凉爽,易致肺系病证如哮喘、咳嗽等复发,饮食应以滋阴润肺为主,可适当食用一些生津滋润食物,如芝麻、蜂蜜、菠萝、乳品、甘蔗、糯米等,以益胃生津,尽可能少食葱、姜、辣椒等辛辣之品;进补时应注意在平补的基础上再配以生津养液之品。冬季天气严寒,万物伏藏,易遇寒邪,宜食用具有滋阴潜阳作用且热量较高的食物,如谷类、羊肉、狗肉、龟、鳖、木耳等,而且宜热饮热食,应忌生冷、过咸食品,以保护阳气。由于冬季以养精、藏精为主,此时进补可扶正固本,有助于体内阴精的潜藏,以增强抗病能力,为有效预防开春的时行瘟病打下较好的基础。

4. 特殊人群饮食调护　社区中的老、弱、病及孕产妇等都是社区护理的重点对象。由于身体状况具有特殊性,因此应针对其机体需要,给予相应的饮食调补。

(1) 孕产妇在妊娠期,由于胎儿生长发育的需要,机体的阴血相对不足,而阳气偏胜,宜食性味甘平、甘凉的补益之品,如鱼肉、乳类、蔬菜、水果等,忌食辛辣、温燥之物,以免助阳生火扰动胎气,即所谓"产前宜凉";哺乳期由于胎儿的娩出,气血受到不同程度的损伤,机体多虚多瘀,此时宜食富营养、易消化、补而不腻之物,如小米粥、大枣、骨头汤、鸡汤、蛋类等,忌食寒凉、辛辣、酸性食物,即所谓"产后宜热"。

(2) 儿童身体娇嫩,为稚阴稚阳之体,宜食性味平和,易于消化,又能健脾开胃的食物,而且食物品种宜多样化,粗细结合、荤素搭配,不可偏嗜,以免过胖或过瘦,忌食滋腻、峻补之品。

(3) 老年或大病初愈之人,脾胃功能虚弱,运化无力,宜食清淡、温热、熟软之品,忌食生冷、硬固、不易消化之物,且因其体质虚弱,不宜大剂量强补,而应少量多次进补,防止偏补太过或因补滞邪。肠燥便秘者,宜多食含油脂的植物种仁或多纤维的菜根之类。

(二) 社区常见病证饮食宜忌和食疗

1. 肺系病证　肺系病证是指在外感、内伤等因素影响下,造成肺功能失调和病理变化的一类病证。社区中较常见的肺病证包括咳嗽、哮喘、肺痈、肺痨、肺癌等。多以气机升降失常的证候为主,如咳嗽、咳痰、呼吸困难等,常影响工作、学习,降低生活质量。本病证在药物治疗的同时加强饮食调护不失为较好的辅助疗法。

肺系病证饮食原则宜清淡素食、水果,忌辛辣、烟酒、油腻食物。当肺寒咳嗽、痰多胸闷可选用芥菜生姜饴糖液(《食疗本草学》),方法:取芥菜250g、生姜10g,捣烂绞汁加饴糖50ml,混匀,每日2~3次分服;肺热咳血者可给予萝卜膏(《中国防痨》),方法:取萝卜1 000g,切碎,以3 000ml水煎熬半小时左右去渣浓缩至100ml,另用溶化的明矾10g、蜂蜜100g,与萝卜汁混匀,共煮沸后,待冷备用,早晚空腹服用,每次服50ml;痰热咳嗽或肺燥咳嗽、痰液浓稠者可给予茼蒿蜂蜜液(《食疗本草学》),方法:取茼蒿菜120g,切碎,加水煎汤取汁,加入蜂蜜30g,溶化后分2~3次服食。

2. 心脑病证　社区常见心脑病证有心悸、胸痹心痛、眩晕、中风等。心病证主要表现为血脉运行障碍和神志活动异常,脑病证主要表现为神志精神活动异常。心脑病证常严重影响家庭生活质量,而饮食调护对预防和控制本病证具有较好的作用。

心脑病证饮食原则应结合生化检查区别对待。当血脂正常者,一般营养食品均可应用;血脂增高者,以清淡素食为主,忌食动物内脏如猪肝、猪腰、鱼子以及浓茶、咖啡、烟酒、辛辣等刺激品;高血压、高脂血症、冠心病和动脉粥样硬化等心脑血管疾病者可给予柿子山楂茶(《食疗本草学》),方法:取柿子10g、山楂12g、茶叶3g,沸水浸泡,时时饮用,有较好效果。也可给予香菇降脂汤(《食疗本草学》),方法:香菇90g,用植物油适量,食盐少许炒过,热水煮成汤后食用。

3. 脾胃肠病证　社区常见脾胃肠病证包括胃痛、呕吐、噎膈、呃逆、泄泻、便秘等。脾胃同居中焦,功能各异,患病后又往往相互影响。脾病多虚,脾为阴土,易被湿困而失健运;胃病多实,常为寒热所伤。胃为阳土,易化燥伤阴。为此,加强饮食调护更为重要。

脾胃肠病证饮食原则以富有营养、温热、易消化食品为宜,忌食生冷、煎炸以及壅滞脾胃气机的食物。如有噎膈、胃胀作痛可给予鲜韭汁(《食疗本草学》),方法:取韭菜500g,捣碎绞取汁液,每次服50ml,日服3次,可用红糖调味;如患者有脾胃虚弱呕逆上气可给予刀豆散(《医级》),方法:取刀豆子,研为细末,每次服10g,温开水送服;如患者消化不良,少时腹泻或久泻而脾阳不足者可给予苹果山药散(《食疗本草学》),方法:取苹果30g、山药30g,共研为细末,每次15~20g,加白糖适量温开水送服;如患者消化不良、食积不化可给予大山楂丸(《中药制剂手册》),方法:取山楂960g、麦芽140g、神曲140g,共研为细末,用白糖840g,混匀,炼蜜为丸,每丸10g,温开水送下。

4. 肝胆病证　社区常见肝胆病证包括黄疸、腹胀、胁痛等。

肝胆病证饮食原则以清淡蔬菜、瘦肉、鸡、鱼类为宜,忌食辛辣、烟酒刺激品、动物内脏等。肝硬化腹水宜低盐或无盐;肝性脑病时控制动物蛋白摄入;胆石症患者可给予鲜萝卜汁(《食医心镜》),方法:取鲜萝卜250g,捣烂取汁,冷服,每次2汤匙,每日2~3次,可较好地预防胆石形成。

5. 肾膀胱病证　社区常见肾膀胱病证包括水肿、淋证、消渴等。

肾膀胱病证饮食原则宜清淡、富于营养,忌盐、碱过多和酸辣刺激品。如有水肿可选用冬瓜、赤豆、薏苡仁、黑鱼、鲫鱼、蒜头等有利尿消肿之疗效食品;淋浊忌脂肪、蛋白类食物;消渴患者需根据血糖控制米饭及含淀粉、糖分较高的食物,可食用适量蔬菜、豆制品、瘦肉。患者阳虚精少所致腰背酸痛,阳痿尿频等,可选用鹿肉杜仲汤(《食疗本草学》),方法:取鹿肉120g、杜仲12g,加水煎煮至肉熟,稍加调味品,饮汤食肉,有较好补益肝肾之功效。如肾虚阳痿者可食用海参瘦肉汤(《随息居饮食谱》),方法:取海参250g、猪瘦肉250g,加水煨炖,加食盐少许,饮汤食肉。

6. 外感病证　外感病证是指感受外邪,正邪相争,导致脏腑功能失常的一类病证,临床以发热为主。社区常见外感病证包括感冒、外感发热、痢疾等。

外感病证饮食原则:高热期以清淡流质或清淡半流质饮食为宜,多食新鲜水果,忌食辛辣、油腻煎炸食物,以防伤阴动火。恢复期仍宜清淡少油饮食,以免反复。感冒初起或风寒感冒无汗轻症者,可给予葱白粥(《济生秘览》),方法:取连根葱白20根、粳米60g,加水适量,煮成稀粥,趁热服食。风热感冒、头痛、目痛者可给予桑菊薄荷茶(《食疗本草学》),方法:取菊花 6g、薄荷 10g、金银花 10g、桑叶 10g,沸水浸泡,代茶饮。

（三）有特殊作用的食物

1. 具有解表作用的食物

(1) 具有发散风寒作用:生姜、葱白、大蒜等。

(2) 具有疏散风热作用:淡豆豉、茶叶、荷叶等。

2. 具有清热作用的食物

(1) 具有清热泻火作用:苦瓜、杨梅、苋菜、松花蛋、百合等。

(2) 具有清热凉血作用:莲藕、荠菜、芹菜、丝瓜、黑木耳等。

(3) 具有清热解表作用:绿豆、白扁豆、黄豆、黑豆、赤小豆、冬瓜、苦瓜、南瓜、西红柿等。

(4) 具有清热燥湿作用:香椿、荞麦等。

(5) 具有清热解暑作用:西瓜、冬瓜、黄瓜、绿豆、苦瓜等。

3. 具有健脾和胃助消化作用的食物 大枣、生姜、山药、山楂、大蒜、小茴香、胡椒等。

4. 具有润肠通便作用的食物 香蕉、甜杏仁、核桃仁、松子仁、芝麻、菠菜、蜂蜜等。

5. 具有祛湿利水作用的食物 乌鲤鱼、鲫鱼、冬瓜、西瓜、黄瓜、绿豆、薏苡仁、葫芦等。

6. 具有止咳平喘化痰作用的食物

(1) 具有止咳平喘作用:鸭梨、杏子、柿子、冬瓜仁、罗汉果、乌梅、冰糖等。

(2) 具有清热化痰作用:海蜇、胡萝卜、茶叶、橘子等。

(3) 具有温化寒痰作用:生姜、核桃仁等。

7. 具有祛风湿作用的食物 薏苡仁、鸡血、猪血、黄鳝、樱桃等。

8. 具有涩肠止泻作用的食物 山楂、乌梅、莲子、山药、薏苡仁、大蒜等。

9. 具有驱虫作用的食物 乌梅、石榴、南瓜子、大蒜、醋等。

10. 具有补养作用的食物

(1) 具有补气、补阳作用:海参、海虾、鱿鱼、鲢鱼、羊肉、狗肉、牛肉、兔肉、雀肉、核桃仁、韭菜、山药、大枣、黑木耳、糯米等。

(2) 具有补血、补阴作用:哈士蟆油、鳖鱼、燕窝、干贝、鳝鱼、鸡蛋、黑木耳、荔枝、松子仁等。

11. 具有降低血糖作用的食物 苦瓜、冬瓜、南瓜、洋葱、茭白、豇豆、豌豆、山药等。

12. 具有降脂、降压、防血管硬化的食物 紫菜、海参、海蜇、芹菜、荸荠、洋葱、山楂、乌梅、黑木耳、香菇、西红柿、大蒜、生姜、大豆、蘑菇等。

13. 具有抗癌作用的食物 绿豆、大蒜、无花果、杏仁、荸荠、乌梅、百合、黑木耳、扁豆、白萝卜、胡萝卜、卷心菜、花菜、大白菜、西红柿、韭菜、莴苣、南瓜等。

14. 具有养血安神作用的食物 酸枣、黄花菜、百合、莲子等。

15. 具有止血作用的食物 黑木耳、茄子、萝卜、菠菜、乌梅、香蕉等。

16. 具有活血作用的食物 山楂、茄子、韭菜、栗子、生藕、红糖等。

第二节 生活起居护理的原则及方法

日常生活中,社区人群的起居、劳逸结合是生存和维护健康的需要,人体的起居动静应与四时昼夜阴阳之气相适应。社区护士应通过多种形式的健康教育活动,向中年人群、妇女、儿童、老年人等社区居民宣传相应的中医药预防保健、生活起居养生调摄知识,以增强居民的健康意识和自我保健能力,促使人们能根据时令气候变化、老幼强弱体质等具体情况自觉采纳有益于健康的起居,增强体质,消除或减轻影响健康的危险因素,预防疾病,促进健康,提高生活质量。

一、生活起居护理的原则

(一)顺应自然

中医学非常重视"天人相应",认为人与自然是一个统一的整体,自然界的各种变化,都会影响到人的生命活动,使之发生相应变化。因此,顺应春生、夏长、秋收、冬藏的四时阴阳变化的自然规律,是人们生活起居不可违背的基本法则之一。

1. 顺应四时阴阳 自然界有春、夏、秋、冬四季变化,人的生理活动也会相应改变。善于养生者,就要使机体与四季变化相适应,保持人与自然环境的协调统一,以祛病延年。若违背自然界的变化规律,就等于削伐、伤害了生命的根本,对于维护和恢复健康极为不利。因此,要做到春防风,夏防暑,长夏防湿,秋防燥,冬防寒。春养阳,早起锻炼,调畅气机吸取新鲜空气;防止体内阳气过分消耗,尤其是对慢性阳虚的个体,抓紧春季时间用食物或药物补益阳气,还要注意"春捂",以防止风邪侵袭。夏养阳护阴并重,健身宜于清晨或傍晚;白天当阴居避暑,夜间不贪凉夜露,以防多汗伤津或感受寒凉之邪,并应适当饮用生津止渴的降温饮料。此时体内阳气若无过多损耗,有所贮备,则到秋冬就能抵御寒邪侵扰,预防秋冬发生腹泻、咳喘等。长夏时尤应注意湿邪侵袭。秋天应以"收养之道"为主,注意收敛精气,燥邪较甚,昼夜温差大,还应注意冷暖,保养阴津。冬季养精固阳,防寒保暖,饮食宜热,对慢性阴虚津亏个体,借此季节以食物或药物来填补阴津,使阴津积蓄,才能预防春夏阳亢之时对阴津的耗散。

2. 顺应昼夜晨昏 一日之中有昼夜晨昏的变化,而人体的生理活动也会随着昼夜晨昏的变化出现相应的改变。人体的阳气随着昼夜晨昏阶段的不同,在一天中呈现朝生夕衰的变化规律。因此,当一些个体处于虚弱或病后,机体阴阳失去平衡,自身调节能力减弱,对昼夜的变化反应特别敏感,从而使疾病出现"旦慧""昼安""夕加""夜甚"的现象。所以,对虚弱患者尤其是老年患者应加强夜间的观察,以防出现意外情况。

顺应自然是人们生活起居不可违背的基本原则,必须根据四时阴阳的变化规律来进行生活护理,以达到天人合一,病却康健。

(二)平衡阴阳

中医护理的整体观认为,生命活动是外环境和内环境在不同层面,阴阳两个方面保持对立统一的协调关系的结果。阴阳失衡是患病的最根本原因,护理重点是调理阴阳。根据患者阴阳偏胜偏衰的病理变化情况去制定护理措施,进行生活起居护理,既要顺应外界自然环境达到阴阳平衡,同时也要调整机体内环境的阴阳平衡,做到内外环境的平衡,以达到"阴平阳秘,精神乃治"。

(三)起居有常

起居有常,指日常作息时间的规律化。起居作息要符合自然界阳气消长的规律及人体的生理常规,其中最重要的是昼夜节律,否则,会引起早衰与损寿。古代养生家认为,春夏宜养阳,秋冬宜养阴。因此,春季宜晚卧早起,外出散步,无拘无束,保持情志舒畅,以应生发之气;夏季宜晚睡早起,使志无怒,以应长养之气;秋季宜早睡早起,神态安静,以应收敛之气;

冬季宜早睡晚起,神态静谧,避寒就暖,减少运动,以应潜藏之气。不仅一年四季的作息时间因季节而异,一天中也应根据昼夜晨昏的变化而有所不同,人们应在白昼阳气隆盛之时从事日常活动,夜晚阳气衰微之时卧床休息,即所谓"日出而作,日入而息",这样可以起到保持阴阳协调平衡的作用。所以,在社区护理过程中,应指导人们按时起居,养成有规律的睡眠习惯,不要过长,也不要过短,过长会导致精神倦怠,气血瘀滞;过短则因睡眠不足,使正气耗伤。

（四）劳逸适度

劳,即人体产生疲劳的一种状态或活动。逸,即改变产生疲劳状态或活动,使人体产生舒适并得到休息的活动及状态。劳逸之间的转化是辩证的,也是动态的。

每天要保持适度的活动,以促进气血流畅,使筋骨坚实,神清气爽,增强抗御外邪的能力,有利于机体各功能的恢复与促进,但活动要遵循相因、相宜的原则,根据不同的体质、爱好、客观环境、身体状况等进行安排,如散步、打太极拳等,一定要适度,避免剧烈运动。尤其是恢复期或慢性病患者,在病情允许情况下更应注意动静结合,以不感劳累为原则。对虚证、体弱者,虽以静养为主,但也应在床上或室内行内养功、放松功等活动。做到劳逸适度应注意以下几点。

1. 体力活动　包括劳动和运动。适度的劳动和运动,有利于气血通畅,活动筋骨,增强体质,提高抵御外邪的能力。过度安逸易使气血瘀滞,诱发各种疾病;劳累过度,超出了自身的承受能力,就会损伤正气,影响康复能力。所以社区护士应指导人们做到"动静结合""形劳而不倦"。

2. 脑力活动　包括精神和娱乐活动。适当的娱乐活动,可使人保持心情舒畅,精神愉悦,有利于疾病的康复。因此,社区护士应根据居民个体特点、个人爱好等,安排好适当和适度的娱乐活动(如下棋、打牌、看电视、参加或观看文艺节目等),以调节人们的精神生活。

3. 房事活动　性生活是人的正常生理需求,但必须适度。在患病期间,因患者正气受损,节制房事、保存肾精,"惜精"和"节欲"养生,尤为重要。

4. 休息和睡眠　每个人都应该注意休息,以消除疲劳,恢复体力和精力,增强机体抗病能力。睡眠是一种必要和重要的休息形式,也是充足休息的保证。充足、高质量的睡眠,可消除疲劳,恢复精力,增强免疫力,有助于健康的维护及疾病的好转和康复。

（五）慎避外邪

慎避外邪,即注意避免外邪的侵入,防止疾病的发生。中医学认为,任何疾病的发生和发展都是正气与邪气双方斗争的结果。正气虚弱者,更易感受风、寒、暑、湿、燥、火六淫和疫疠之气等外邪的侵袭。"虚邪贼风,避之有时""避其毒气"等是"治未病"的预防观和养生观在中医护理中的具体体现。对患者的护理要特别注意气候反常和疫疠之气的流行,"避其毒气",及时采取有效措施,增强机体防御能力,提高适应性,以避免外邪的侵袭。

（六）形神共养

中医学强调"形乃神之宅,神乃形之主"。形神统一是生命存在的重要表现形式。养形,就是要对人的五脏六腑、气血津液、五官九窍、四肢百骸等形体的保养和护理,通过适当的休息和活动,提供良好的医疗护理和物质条件来实现。养神,主要是对人的精神调摄,通过各种方式调节人的精神情志活动,使其保持精神愉快、心情舒畅的最佳精神状态,从而达到邪退正复的目的。

笔记栏

二、生活起居护理的方法

人们生活起居环境的好坏,直接影响着健康的维护和疾病的康复。社区护士应指导社区相关机构和社区民众努力创造一个安静、安全、整洁、舒适、便利的生活起居环境,使人们心情愉悦,安居乐业,真正达到社区健康的目的。

（一）优化环境

1. 自然环境　良好的自然环境,气候适宜,阳光充足,空气清新,水源洁净,景色秀美,有益于人体的新陈代谢活动。因此,应加强社区内环境的绿化、美化,给社区居民创建一个有利于身心健康的自然环境。

2. 居室环境　居室安静,通风整洁,适宜的温湿度,适度的光线。

居室安静、整洁,不但能使人心情愉快,身体舒适,还能使人睡眠充足,食欲旺盛,有利于健康。反之,嘈杂的环境,不利于休息,还可使人产生很多不良症状,如心悸、坐卧不安、烦躁、惊悸等。这些不仅不利于健康,还会影响疾病的康复,甚至诱发疾病的发生,如心脏病患者常可因骤听高声喊叫或突然开门而惊恐万分,甚至引起心痛发作;失眠者稍有声响就难以入睡;高血压也可因噪声而致血压升高等。

居室经常通风换气,能使人神清气爽,肺气宣通,气血通畅,食欲增进。每日通风的次数和每次持续的时间应根据季节和室内的空气状况而定,但每天至少应通风 1~2 次。夏季天气炎热,易感暑热,一般宜在上午 8—10 时通风换气,保持凉爽;冬季气候寒凉,可短时间轮流开窗通风换气。通风时避免对流风,尤其是对身体虚弱或已经感受寒邪者,要在通风时穿好衣服或盖好被子,避免寒邪侵犯。对于刚装修的居室,尤需注意加强通风换气,以防急性或慢性中毒的发生。

适宜的温、湿度,可使人感到轻松、舒适、安宁。室温过高,会使人感到燥热难受,易感热邪;室温过低,又会使人感到寒冷不适,易感寒邪。一般来说,年老、体弱、阳虚或感受风寒者,应安排在向阳的房间,室温宜高;青壮年、阴虚、实热证或感受暑热者,常怕热喜凉,可安排在阴面房间,室温宜低。湿度过高,汗液蒸发受阻,会使人感到胸中满闷,困倦乏力,特别是一些慢性风寒湿痹者,可使病情加重;湿度过低,则口干唇燥,咽喉干痛,特别是阴虚肺热者,会出现呛咳不止。因此,对感受燥邪等而致病的阴虚者,室内湿度宜偏高,可在地面洒水或应用加湿器等;对感受湿邪等而致病的阳虚者,室内湿度宜偏低,可经常开窗通风,降低湿度。

自然的光照使人舒适、欢快、明朗,有利于健康。应根据时间和患者病情不同,对光线进行相应的调节。如休息时光线宜暗;长期卧床者,床的位置应尽量摆放在靠近窗户,以得到更多的阳光,有利于患者早期康复;热证、肝阳亢盛、肝风内动患者,光线宜稍暗;寒证、风寒湿痹证患者,光线则需充足。

（二）安卧有方

睡眠是人的一种生理需要。人在睡眠状态下,身体各组织器官大多处于休整状态,气血主要灌注于心、肝、脾、肺、肾五脏,使其得到补充和修复。安卧有方可以保证人的高质量睡眠,从而消除疲劳,恢复精力,有利于人体健康长寿。若要安卧有方,需注意以下几个方面:①必须保证足够的睡眠,一般说来,中老年人每天睡眠时间以 8~10 小时为宜。②注意卧床宜软硬适宜,过硬,全身肌肉不能松弛从而影响休息;过软,脊柱周围韧带和椎间关节负荷过重,会引起腰痛。③枕头一般离床面 5~9cm 为宜,过低,可使头部血管过分充血,醒后出现头面浮肿;过高,可使脑部血流不畅,易造成脑血栓而引起缺血性脑卒中。④正确的睡眠姿势,一般主张向右侧卧,微屈双腿,全身自然放松,一手屈肘平放,另一手自然放在大腿上。这样,心脏位置较高,有利于心脏排血,并减轻负担,同时,由于肝脏位于右侧较低,右侧卧可使肝脏获得较多供血,有利于促进新陈代谢。⑤养成良好的饮食习惯,晚饭不宜吃得过饱,也不宜吃刺激性和兴奋性食物,中医学认为"胃不和则卧不安"。⑥睡前宜梳头,宜用热水浴足。

（三）衣着宜忌

衣着服饰对人体健康的影响,主要是与衣服的松紧、厚薄、质地、颜色等密切相关。古今养生学家认为,服装宜松不宜紧,并提出:"春穿纱,夏着绸,秋天穿呢绒,冬装是棉毛。"内衣应是质地柔软、吸水性好的棉织品,可根据不同年龄、性别和节气变化认真选择。同时,要特别强调"春不忙减衣,秋不忙增衣"的春捂秋冻的养生措施。

📖 **知识链接**

中医健康教育的方法

1. 开展社区中医健康教育知识讲座。以中医类别全科医师、中医护理人员为骨干,成立健康教育讲师队伍,在各责任社区向群众普及中医药知识。

2. 开展社区中医健康咨询。健康教育讲师队伍在各责任社区进行义诊咨询,包括合理营养,各种慢性病的防治知识,家庭心理教育,以及暴饮暴食、偏食、酗酒对健康的影响等。

3. 开展以家庭为单位的中医健康教育。内容可包括生活起居、食疗药膳、食补与药补、情志调摄与气功导引等。

4. 结合"世界结核病日""全国肿瘤防治宣传周""世界无烟日""高血压日""糖尿病日""世界艾滋病日"等各种主题日活动开展相应的中医药健康教育活动。

5. 健康教育的形式

（1）语言方法:采取口头交谈、健康咨询、专题讲座、医患(或群众)座谈等方法宣传中医院保健知识。

（2）文字方法:标语、宣传单、宣传画、宣传册、医药报刊、墙报、专栏、健康教育处方、运动处方等。

（3）图片与实物:图片、照片、中药标本、模型、示范等。

（4）多媒体方法:广播、幻灯片、互联网、电视、电影等。

（5）趣味活动:如健身表演、知识竞赛、有奖竞赛等。

（6）营造中医院文化环境:在社区卫生服务机构显著位置悬挂古代中医人物画像,树立中医人物塑像,张贴古代健康养生诗词,中医食疗挂图和牌匾等。

第三节　常用情志护理的原则及方法

情志护理是指在社区护理工作中,护理人员要注意观察、了解服务对象的情志变化,掌握其心理状态,设法预防和消除不良情绪的影响,使服务对象处于最佳心理状态,以利于健康的维护和疾病的康复。

中医学非常重视人的精神活动和情绪变化,早在《黄帝内经》中即把人的情志归纳为喜、怒、忧、思、悲、恐、惊七种情感变化。在正常情况下,七情仅是精神活动的外在表现,并不会成为致病因素。然而长期或突然遭受某种精神刺激,则可能使人体阴阳失调、气血紊乱、脏腑经络功能失常而发生疾病,如"怒伤肝,喜伤心,忧伤肺,思伤脾,恐伤肾",这时七情就会成为一种致病因素。同时,人的精神状态好坏,对疾病的发展和治疗也有着很大的影响。因此,应加强对患者的情志护理,设法避免并消除紧张、恐惧、忧虑、烦恼、愤怒等不良情志,使其树立战胜疾病、恢复健康的信心和勇气,以提高社区整体健康水平。

一、情志护理的原则

(一)诚挚体贴,无微不至

人患病后或在健康状态不佳时,以及一些老年人,往往会产生各种心理反应和改变,导致情志状态和行为不同于正常人,如依赖性增强,猜疑心加重,主观感觉异常,情绪容易激动和不稳定,而表现为寂寞、苦闷、忧愁、悲哀、焦虑等不良的精神情绪。护理人员应善于体谅他们的疾苦,动态了解他们细微的情志变化。同时,态度要和蔼,语言要亲切,动作要轻盈,衣着要整洁,室内外环境尽量保持安静、舒适,使他们从思想上产生安全感,以乐观的情绪、良好的精神状态去面对目前的状况。

(二)有的放矢,因人施护

由于人的年龄、体质、性格、性别不同,加之家庭背景、生活阅历、文化程度、所从事的职业和所患疾病等都有差异,即使面对同样的情志刺激,也会有不同的情绪反应。因此,要因人而异,有的放矢地对每位个体进行耐心细致的情志护理,以减轻其心理压力,尽快从不良状态中解脱出来。

1. 年龄差异 儿童脏腑娇嫩,气血未充,大脑发育不完善,易因惊、恐致病;成年人,血气方刚,奋勇向上,又处在各种复杂的环境中,易为恼怒、忧思致病;老年人,常有孤独感,易因忧郁、悲伤、思虑而致病等。

2. 性格差异 一般而言,性格开朗乐观之人,心胸宽广,遇事心气平静而自安,故一般较配合治疗和护理;性格忧郁之人,心胸狭窄,感情脆弱,情绪常波动,缺乏战胜疾病的信心。因此要耐心安慰和开导,使其消除顾虑,积极配合治疗和护理。对情绪激动者,应注意交谈的态度和语气,待其情绪稳定后,再进行劝导和安慰。

3. 体质差异 人的体质有阴阳禀赋之不同,对情志的反应也有很大差异。偏阳体质者,性格多外向,喜动好强,易急躁,爱慕虚荣,自尊心强,自制力较差,可通过培养钓鱼爱好来磨炼自己,以消除心脾燥热;偏阴体质者,性格多内向,喜静少动,或胆小易惊,多忧愁悲伤,郁郁寡欢,可选择弈棋等,以扩大社交领域,促进人际关系的和谐。

4. 性别差异 男性属阳,以气为主,情感粗犷,刚强豪放,易为狂喜大怒而致病;女性属阴,以血为先,情感细腻而脆弱,一般比男性更易于为情志所困,常因忧郁、悲哀而致病。

(三)清静养神,宁心寡欲

七情六欲为人之常情,但七情过激,可使人气血紊乱,导致疾病的发生或加重,患病之人对情志刺激更为敏感。因此,精神调摄非常重要,要采取多种措施,保持其情绪的稳定,避免不良刺激。疾病恢复期的患者,尤其是高血压或脑出血患者,常因过度兴奋,使病情加重,因此保持平和的心态尤为重要。

(四) 怡情畅志,乐观愉快

保持乐观愉快的情绪,能使人体气血调和,脏腑功能正常,有益于健康。对于有病之躯而言,不管其病情如何,乐观的心情均可以促使病情的好转。所以,社区护士要帮助其尽快适应角色转换,患同种疾病的患者间可相互鼓励,同时营造一种轻松的气氛环境,如适时播放音乐、相声等,使他们能保持乐观的情绪和愉悦的心情。

二、情志护理的方法

(一) 说理开导

说理开导是指通过正面的说理,使人们认识到情志对人体健康的影响,从而使人们自觉地调和情绪,增强战胜疾病、促进健康的信心,积极配合治疗护理,使机体早日康复。

首先要不断提高护理人员的自身综合素质,态度要真诚热情,要有同情心和责任感,以取得社区居民的信任,再针对人们不同的症结,做到有的放矢,动之以情,晓之以理,明之以法,从而使人们以良好的精神状态投身于维护和促进健康的活动中。在疾病的初始阶段,对不重视或对疾病认识不足的个体,应告知疾病的原因、性质、危害及病情的程度,使他们对疾病有正确的认识和态度,既不轻视忽略,又不畏惧恐慌;在疾病的发展阶段,针对某些忧心忡忡、对治疗失去信心的患者,及时进行劝告,阐明只要很好地与医护人员配合治疗和护理,可达到恢复健康的目的,以增加患者战胜疾病的信心;在疾病的恢复阶段,应指导他们如何进行调养,并提出具体的方案,督促其实施;对完全丧失生活能力,精神压力较大者,应在生活上全面照顾,在精心护理的同时,多向其介绍身残志坚的残疾人事迹或请获得显著疗效的患者亲自介绍体会,帮助他们坚定生活的信心和勇气。同时,提倡护理人员提出观点,启发患者自我分析,及时化解焦虑、沮丧、恐惧、愤怒等不良情绪,帮助其从各种不正常的心态中解脱出来,以加速康复的进程。另外,在进行说理开导时,护理人员应注意对患者隐私之事保密。

(二) 移情易性

移情,是指排遣情思,把思想焦点转移他处,在护理工作中,主要是指将患者的注意力从疾病转移到其他方面;易性,是指改易心志,包括排除或改变患者的不良习惯或使不良情绪适度宣泄,使其能恢复正常习惯或心态,以有利于疾病的康复。身心疾病患者,其注意力往往在疾病上,怕病情加重,怕不易治愈,怕因疾病影响工作学习和生活,怕家人嫌弃等,整天胡思乱想,陷入忧愁、烦恼之中而不能自拔。护理人员应采用言语诱导的方法转移患者的注意力,使其忘却病痛,克服紧张、烦闷之感,自我解脱,达到心态平衡。移情易性的方法有很多,如听广播、看电视、看书读报、下棋交友等。也可配合群体心理治疗,其目的是通过参加群体活动,互相介绍同疾病作斗争的经验,使患者相互启发,相互鼓舞。通过群体活动,可自然形成一种亲近合作的内部关系,建立相互帮助、支持,产生一种轻松、愉快、超脱的共鸣,以增强治疗效果。护理中应根据个体自身的素质、爱好、环境与条件等决定具体的方法。

(三) 以情胜情

以情胜情以中医五行相克的理论为依据,创立的独特的情志护理方法。即有意识地采用一种情志抑制另一种情志,达到淡化,甚至消除不良情绪,以恢复正常精神状态的一种护理方法。根据五行相克的规律,怒胜思,思胜恐,恐胜喜,喜胜悲,悲胜怒。朱丹溪进一步提出:"怒伤以忧胜之,以恐解之;喜伤以恐胜之,以怒释之;恐伤以思胜之,以忧解之;惊伤以忧胜之,以恐解之;悲伤以喜胜之,以怒解之。"这种五行模式的以情相胜法,正是中医学独特的情志护理方法。所以在护理时,对于过怒所致疾病,可以怆恻苦楚之言感之,如值患者嗔怒之际,晓之以理,尽最大可能宽慰劝解患者,若能令其感动,则气可随之而泄;对于突然或过度喜悦所造成的精神散乱,施恐怖以治之,如对患者骤然施予平素畏惧的事物,则有以水折火之效;对于过度思虑所得疾病,以怒而激之等,如夺其所爱,使患者气结得以尽情宣泄。

以情胜情主要包括采用悲哀、喜乐、惊恐、激怒、思虑等情志刺激,以纠正相应所胜的情志。但应注意,运用时并不能完全按照五行制胜的原理简单机械地生搬硬套,而应具体情况具体分析。

(四)顺情从意

顺情从意是指顺从个体的意志、情绪,特别是精神状态忧郁和感到压抑之人,应尽可能满足其合理的心身需要。患者在患病过程中,情绪多有反常,对此,尽可能顺其情,从其意,以利于身心健康。所以对于患者心理上的欲望,若是合理的,应尽力满足其所求或所恶,如创造条件以改变其环境,或对其想法表示同情、理解和支持等。对那些胡思乱想、淫欲邪念、放纵无稽等错误、不切实际的欲望,自然不能纵容迁就,而应当采用说服教育等方法处理。尤其在患者对所患疾病有思想顾虑时,可以对患者讲述有关医学知识,帮助其消除疑虑,丢掉思想包袱。对重病者,更应耐心地向其解释,尽量解除其心中不安及悲观失望的情志状态。对完全丧失生活能力的患者,应在生活上全面照顾、精心护理,同时更要帮助他们树立克服疾病的信心和勇气。

(五)发泄解郁

发泄可使人的压抑和忧郁得以释放,情释开怀,身心得舒。发泄解郁,要求患者能自我调节,发泄抑情,化郁而畅。患者如能将病情或郁闷的情绪向护士或好友诉说出来,不仅对分析病情大有好处,本身也是一种"心理疏泄",可使心情得以舒畅,为治疗创造条件。

第四节 常用中医护理技术

一、熏洗疗法

熏洗法是将药物煎汤,趁热在患处进行熏蒸、坐浴、冲洗的方法。此法具有宣通表里,活血化瘀,消肿止痛,清热解毒,祛风杀虫止痒,清洁疮面,生肌收口等作用。

(一)适应证

熏洗法适用于疮疡,筋骨疼痛,目赤肿痛,皮肤病,阴痒带下,肛门疾病等。

(二)物品准备

治疗盘、治疗碗、中药液、毛巾、橡皮单、镊子、绷带或胶布、纱布、面盆或坐浴盆、坐浴架、大浴巾等(根据熏洗部位选用以上物品)。

(三)操作方法

1. 四肢熏洗法 先将煎好的药液倒入盆内,加热水至所需容器,然后将橡皮单垫于盆下,将患者的患肢架于盆上,用浴巾围盖患肢及盆,用药液的蒸气熏蒸患部,再待药液不烫时揭去浴巾,将患部浸入药液中泡洗。

2. 眼部熏洗法　将煎好的药液趁热倒入治疗碗中,碗口围一纱布,中间露一小孔。将患眼对准小孔,接受熏蒸,待药液不烫时,用镊子夹纱布蘸药液轻轻擦洗患眼。

3. 坐浴法　先将煎好的药液倒入坐浴盆内,加热水至所需容量,置盆于坐浴架上,盖上有孔木盖,必要时用屏风遮挡患者。让患者暴露臀部坐在木盖上,使患部对准盖孔,进行熏蒸,待药液不烫时,拿掉木盖,臀部坐于盆内泡洗。

（四）注意事项

1. 注意保温。室内应温暖避风,暴露部位尽可能采取保暖措施。

2. 熏洗时药液不可过热,防止烫伤皮肤。

3. 包扎部位熏洗时,应揭去敷料,熏洗完毕,应更换消毒敷料,重新包扎好。

4. 孕妇及月经期禁用坐浴法。

二、拔罐疗法

拔罐法是一种以罐为工具,借助热力排除其空气,造成负压,使之吸附于腧穴或应拔部位的体表而产生刺激,使局部皮肤充血、瘀血,以达到防治疾病目的的方法。此法具有通经活络、行气活血、消肿止痛、祛风散寒等作用。

（一）适应证

本法适应范围广泛,如风湿痹痛、各种神经麻痹、腹痛、背腰痛、痛经、头痛、感冒、咳嗽、哮喘、消化不良、胃脘痛、眩晕、丹毒、红丝疔、毒蛇咬伤、疮疡初起未溃等。

（二）罐具

常用的罐具有竹罐、陶罐、玻璃罐、抽气罐等。

（三）操作方法

1. 拔罐方法　拔罐常用以下几种方法。

（1）火罐法:利用燃烧时火焰的热力,排去空气,使罐内形成负压,借以将罐吸附在皮肤上。具体操作方法有投火法和闪火法两种。闪火法:用镊子或止血钳夹住95%乙醇棉球,点燃后在罐内绕一圈,立即退出,然后迅速将罐扣在施术部位。投火法:将乙醇棉球或纸片点燃后投入罐内,迅速将罐扣在施术部位。此法适用于侧面横位拔罐。

（2）水罐法:此法一般适用于竹罐。先将竹罐倒置在清水或药液中,煮沸1~2分钟。然后用镊子夹住罐底,颠倒提出液面,甩去水液,趁热按在皮肤上,即能吸住。

（3）抽气罐法:先将青、链霉素药瓶磨制成抽气罐,将罐紧扣在穴位上,用注射器从橡皮塞刺入瓶内,抽出空气,使其产生负压即能吸住。或用抽气筒,套在塑料杯罐活塞上,将空气抽出,使之吸附在选定的部位上。

2. 拔罐的应用

（1）留罐:又称坐罐,即拔罐后留置10~15分钟,罐大、吸拔力强的应减少留罐时间。单罐、多罐皆可应用。

（2）走罐:又称推罐,一般用于肌肉丰厚的部位,需选口径较大的玻璃罐,先在罐口或所拔部位的皮肤上,涂一些凡士林等润滑油脂,再将罐拔住。然后用右手握住罐体,上下反复推移,至所拔皮肤潮红充血甚或瘀血时为止。

（3）闪罐:此法是将罐拔住后,又立即取下,再迅速拔住,如此反复多次地拔上取下,取下拔上,直至皮肤潮红为度。

（4）针罐:此法是将针刺与拔罐相结合应用的一种方法。即先针刺待得气后留针,再以针为中心点将火罐拔上,留置10~15分钟,然后起罐起针。

(四)注意事项

1. 拔罐时,要选择适当体位和肌肉丰满的部位。体位不当、移动或骨骼凹凸不平、毛发较多的部位均不适宜。

2. 拔罐时要根据所拔部位的面积大小而选择大小适宜的罐。操作时必须迅速,才能使罐拔紧,吸附有力。

3. 用火罐时应注意勿灼伤或烫伤皮肤。若烫伤或留罐时间太长而皮肤起水疱时,小疱无须处理,仅敷以消毒纱布,防止擦破即可。水疱较大时,用消毒针将水放出,涂以碘伏,或用消毒纱布包裹,以防感染。

4. 皮肤有过敏、溃疡、水肿和大血管分布部位,不宜拔罐。高热抽搐者和孕妇的腹部、腰骶部亦不宜拔罐。

5. 起罐时,手法要轻缓,以一手抵住罐边皮肤,按压一下,使空气进入罐内,即可将罐取下。切不可硬行上提或旋转提拔,以防拉伤皮肤。

三、刮痧疗法

刮痧法是采用边缘光滑的器具如刮痧板(多用水牛角、黄牛角制成)、铜钱、硬币、陶瓷片、小汤匙等物,蘸植物油或清水在患者体表部位从上到下、从内到外进行反复刮动,使局部皮下出现细小的出血斑点,状如砂粒,以促进全身气血流畅,邪气外透于表,从而达到防治疾病的一种治疗方法。

(一)适应证

本法临床应用范围较为广泛。过去主要用于痧证,现已扩展用于呼吸系统和消化系统等疾病。如痧证、中暑、伤暑、湿温初起、感冒、发热、咳嗽、咽喉肿痛、呕吐、腹痛、疳积、伤食、头痛、头晕、小腿痉挛、汗出不畅、风湿痹痛等。

(二)器具

取边缘光滑、没有缺损的铜钱或硬币或瓷汤匙一个。准备小碗或酒盅一只,盛少许植物油或清水。

(三)操作方法

1. 刮痧部位　主要在背部,有时亦可在颈部、前胸、四肢。

2. 刮痧方法　先暴露患者的刮痧部位,施术者用右手持拿刮痧工具,蘸取植物油或清水后,在确定的体表部位,轻轻向下顺刮或从内向外反复刮动,逐渐加重用力,刮时要沿同一方向刮,力量要求柔和均匀,应用腕力,一般刮10~20次,以出现紫色红斑点或斑块为度。一般要求先刮颈项部,再刮脊椎两侧部,然后再刮胸部及四肢。刮背时,应向脊柱两侧,沿肋间隙呈弧线由内向外刮,每次8~10条,每条长6~15cm。

(四)注意事项

1. 室内空气要流通,但应注意保暖,勿使患者感受风寒。

2. 患者体位要根据病情而定,一般有仰卧、俯卧、仰靠、俯靠等,以患者舒适为度。

3. 凡刮治部位的皮肤有溃烂、损伤、炎症等,均不宜采用本法。

4. 掌握好刮痧手法轻重,由上而下顺刮,并时时蘸植物油或清水保持肌肤润滑,不能干刮,以免刮伤皮肤。

5. 刮痧时应注意患者病情的变化,如病情不减,反而更加不适者,应立即送医院诊治。

6. 刮完后,应擦净油渍或水渍,让患者休息片刻,保持情绪平静。并嘱忌食生冷、油腻、刺激食品。

7. 刮痧时间一般 20 分钟左右,或以患者能耐受为度。

四、灸法

灸法是指用某些燃烧材料熏灼或温熨体表的一定部位,借灸火的热力和药物的作用,通过刺激经络腧穴达到温经通络、活血行气、散寒祛湿、消肿散结、回阳救逆及预防保健的作用。《医学入门》说:"凡病,药之不及,针之不到,必须灸之。"施灸的材料很多,但以艾叶制成的艾绒为主。因其味苦,辛温无毒,主灸百病。

(一) 适应证

本法主要适用于慢性虚弱性疾病及风寒湿邪为患的病证。如中焦虚寒性呕吐、腹痛、腹泻;脾肾阳虚、元气暴脱所致久泄、遗尿、遗精、阳痿、虚脱、休克;气虚下陷所致脏器下垂;风寒湿痹而致腰腿痛。

(二) 物品准备

治疗盘、艾条或艾炷、火柴、凡士林、棉签、镊子、弯盘、浴巾、屏风。间接灸时还应备用姜片、蒜片、食盐、附子饼等。

(三) 操作方法

1. 艾炷灸 将艾绒用手搓成圆锥形艾炷,大小可根据病情而定。燃烧一个艾炷称为一壮。

(1) 直接灸:将大小适宜的艾炷直接放在皮肤上施灸的一种方法。根据施灸程度的不同,分为瘢痕灸和无瘢痕灸。施灸时,每壮必须燃尽,然后除去灰烬,继续易炷再灸,一般 7~9 壮,灸后局部起疱化脓,愈后留有瘢痕,称为瘢痕灸。每壮不必燃尽,当燃剩 2/5 左右,患者有灼痛感时,即换炷再灸,连灸 3~7 壮,以局部皮肤充血、红润为度,灸后不化脓、不留瘢痕,称为无瘢痕灸。

(2) 间接灸:又称隔物灸,即在艾炷与皮肤之间隔上某种药物而施灸的方法。根据不同的病证选用不同的隔物。如隔姜灸、隔蒜灸、隔盐灸。

2. 艾条灸 将艾条一头点燃,置于距施灸皮肤 2~3cm 处进行熏灸,或与施灸部位不固定距离,而是一上一下活动地施灸,使患者局部有温热感而无灼痛感。一般灸 3~5 分钟。

3. 温针灸 温针灸是针刺与艾灸相结合的一种方法。将针刺入腧穴得气后,将纯净细软的艾绒捏在针尾上,或用一段 2cm 左右的艾条插在针尾上,点燃施灸。待艾绒或艾条烧完后除去灰烬,将针取出。

(四) 注意事项

1. 灸时应防止艾火脱落,烧伤皮肤和点燃衣服被褥。

2. 施灸顺序:一般先灸上部,后灸下部;先灸腰背部,后灸胸腹部,先灸头身,后灸四肢。壮数先少后多,艾炷先小后大。

3. 黏膜附近、颜面、五官和大血管的部位,不宜采用瘢痕灸。实证、热证、阴虚发热、孕妇腹部和腰骶部也不宜施灸。

4. 灸后局部出现微红灼热属正常现象,无需处理,若烫伤或用灸时间太长而皮肤起水疱时,小疱无需处理,仅敷以消毒纱布,防止擦破即可。水疱较大时,用消毒针将水放出,涂以碘伏,或用消毒纱布包裹,以防感染。

五、药熨法

药熨法是将中药加热用布包好,放在患者身体的一定部位或特定穴位上来回烫熨,利用其热和药物的作用以达到行气活血、散寒定痛、祛瘀消肿等治疗目的的一种治疗方法。

（一）适应证

1. 风湿引起的关节冷痛、酸痛、沉重、麻木。

2. 扭挫伤引起的局部青紫、肿痛、腰背不适。

3. 脾胃虚弱所致的消化不良、便溏、腹部闷胀、寒性呕吐、腹泻等。

（二）操作方法

1. 盐熨法 取粗盐 250~500g,放入铁锅内,用急火烧热至 60~70℃后,用布包好,在患处不停地烫熨。

2. 吴茱萸熨法 用吴茱萸 500g,或加生盐 90g,炒热,方法同前。

3. 姜熨法 取连皮生姜渣炒热,用布包好,烫熨患处,姜冷后加入姜汁炒热再烫。

4. 醋熨法 取粗盐 250g,放入铁锅爆炒,继取陈醋 250ml 慢慢洒入盐中,边炒边洒,洒完后再炒一会,然后用布包好敷患处。用于妇女月经病、小腿转筋。

5. 坎离砂熨法 将坎离砂放入治疗碗内,加 2% 醋酸或食醋适量,以竹片或木棒迅速拌至均匀潮湿,装入布袋,待温度升至 45~50℃后敷患处。

（三）注意事项

1. 凡热证、实证、局部破损或局部无知觉,以及麻醉后知觉尚未恢复者禁用。

2. 严格掌握热熨温度,温度太低效果差,太高患者不能忍受,易烫伤皮肤,应以患者感到舒适为度。热熨前局部可先涂以薄油脂保护皮肤,刚开始烫熨时药包较热、熨速要快,温度低时熨速要慢。注意患者对热感的反应,避免烫伤。

3. 准备两个热熨包交替使用,效果更好。

4. 随时观察皮肤有无潮红、水疱,如有烫伤,立即停止药熨,将受伤局部涂烫伤药物。

六、贴药法

贴药法又称薄贴法,是将药物贴附于患者体表局部或穴位上的一种操作方法,其剂型有膏贴、饼贴、叶贴、皮贴、花贴和药膜贴。

（一）适应证

适用于内、外、妇、儿、骨伤科等多种疾患,如疔肿、疮疡、瘰疬、乳核、风湿痹痛、哮喘、胸痹、偏头痛、口眼㖞斜、癥瘕积聚、腰腿病、腹痛、腹泻等。

（二）物品准备

治疗盘、遵医嘱配制的药物、酒精灯、火柴、剪刀、棉花、纱布、胶布、绷带、保险刀、滑石粉、汽油、棉签。

（三）操作方法

1. 备齐用物,携至床旁,做好解释,核对医嘱。

2. 协助患者取合适体位,暴露贴药部位,注意保暖。

3. 擦洗皮肤上的贴药痕迹,观察疮面情况及贴药效果。暴露患处(揭去原来贴药),清洁皮肤。

4. 遵照医嘱使用已经配制的药物并根据病灶范围,选择大小合适的膏药,剪去膏药周边四角,将膏药背面置酒精灯上加温,使之烊化便于贴于患处。

5. 操作完毕,协助患者着衣,整理床单位,安置舒适的体位。

6. 整理所用物品,做好记录并签字。

(四)注意事项

1. 贴药的时间一般视病情而定,膏药应逐渐加温,以烊化为度,过久烘烤易烫伤皮肤或药膏外溢。

2. 使用膏药后,如出现皮肤发红,起丘疹、水疱、瘙痒、糜烂等,应停止用药,及时报告医师。

3. 膏药不可去之过早,以防创面不慎受伤,再次引起感染。

4. 皮肤过敏者慎用。

5. 除去膏药后,应用汽油或松节油擦拭残留的膏药痕迹。

七、耳穴贴压法

耳穴贴压法是用胶布将药豆或磁珠准确地粘贴于耳穴处,给予适度揉、按、捏、压,使其产生热、麻、胀、痛等刺激感应,以达到治疗目的的一种外治疗法。

(一)适应证

本法适用于多种疾患,如胆石症、胆囊炎、腹痛、痛经、颈椎病、失眠、高血压、眩晕、便秘、哮喘、尿潴留等。

(二)物品准备

治疗盘、药豆(如王不留行籽等)或磁珠、皮肤消毒液、棉签、镊子、探棒、胶布、弯盘等。

(三)操作方法

进行耳穴探查,找出阳性反应点,并结合病情,确定主、辅穴位。皮肤消毒后,左手手指托持耳郭,右手用镊子夹取割好的方块胶布,中心粘上准备好的药豆或磁珠,对准穴位紧贴压其上,并轻轻揉按1~2分钟。每次以贴压5~7穴为宜,每日按压3~5次,隔1~3天换1次,两组穴位交替贴压。两耳交替或同时贴用。

(四)注意事项

1. 贴压耳穴应注意防水,以免脱落。

2. 夏天易出汗,贴压耳穴不宜过多,时间不宜过长,以防胶布潮湿或皮肤感染。

3. 耳郭皮肤有炎症或冻伤者不宜采用。

4. 对过度饥饿、疲劳、精神高度紧张、年老体弱者及孕妇按压宜轻,急性疼痛性病症的患者宜重手法强刺激,习惯性流产者慎用。

5. 根据不同病症采用相应的体位,如胆石症取右侧卧位,冠心病取正坐位,泌尿系结石取病侧在上方的侧卧位等。

八、0~36月龄儿童中医保健技术

(一)6、12月龄

1. 摩腹 摩腹是一种按摩方法,主要对腹部进行有规律的特定按摩,可健脾助运,有效防治脾胃诸疾,使气血生化功能旺盛,起到防治全身疾患的效果。

(1)适应证:本法适用于治疗小儿腹泻、腹痛、厌食、呕吐、腹胀、疳积、便秘等。

(2)操作方法:操作者用双手掌按压在小儿腹部,向腰侧分推50~100次,力度适中,再用手掌掌面或示指、中指、环指指面附着于小儿腹部,以腕关节连同前臂在皮肤表面反复做环形有节律的移动,每次 3~5 分钟。

(3) 注意事项:

1) 顺时针摩为泻(即顺着肠道蠕动的方向),有理气通便功效,逆时针摩为补可达到止泻效果,往返摩腹为平补平泻。

2) 注意保温。室内应温暖避风,暴露部位尽可能采取保暖措施。

3) 掌握好摩腹的力度,轻重适当。

4) 腹部脏器损伤者不宜采用。

2. 捏脊疗法 捏脊疗法又称捏积疗法,通过连续捏拿脊柱部肌肤所产生的良性刺激而起到治疗或预防疾病的一种特殊疗法。脊柱穴为督脉所行之处,督脉督率阳气,统摄真元,用捏脊法自下而上能调阴阳、理气血、和脏腑、通经络、培元气,具有强健身体的功能。

(1) 适应证:本法适用于治疗小儿疳积、消化不良、厌食、腹泻、呕吐、便秘、咳喘、夜啼等症,也可作为保健按摩的方法。

(2) 操作方法:小儿俯卧在床上,脱去上衣,露出背部。操作者半握拳,示指抵于背脊之上,用双手的拇指和示指合力夹住肌肉提起,然后拇指向后捻动,示指向前推动,做翻卷动作。两手同时向前移,自长强穴(尾骨处)起,一直捏到大椎穴(第 7 颈椎棘突下凹陷中)即可,连续 3 遍,沿直线捏,不要歪斜,手法宜轻柔,空腹时进行,饭后不宜捏拿,需休息两小时后再进行。

(3) 注意事项

1) 背部皮肤有外伤或皮肤病者,应禁用捏脊疗法。

2) 极度疲劳、饥饿或饱餐后半小时内,慎用捏脊疗法。

3) 捏脊时要选好体位,注意室内保暖,尤其是在冬季,应避开风口,以免受凉。

4) 操作者双手应保持清洁,指甲修剪圆润,防止操作时划伤小儿皮肤。

(二) 18、24 月龄

1. 按揉迎香穴 迎香穴,别名冲阳穴,是手阳明大肠经和足阳明胃经的交会穴,主要接收阳明胃经的五谷浊气,并向胃经输送大肠经的清阳之气,具有疏散风热,通利鼻窍等作用。

(1) 适应证:本法适用于治疗小儿鼻炎、鼻塞、流鼻水等鼻病,以及牙痛、感冒等。

(2) 操作方法

1) 定穴:在鼻翼外缘中点旁,当鼻唇沟中间,鼻翼外缘中点旁,鼻唇沟处。

2) 按揉:将双手拇指分别按于同侧下颌部,中指分别按于同侧迎香穴,其余三指则向手心方向弯曲,然后使中指在迎香穴处做顺时针方向按揉,每次 1~3 分钟。若伤风感冒、鼻流清涕或鼻塞不通时可多做。

(3) 注意事项

1) 操作者双手应保持清洁,指甲修剪圆润,防止操作时划伤小儿皮肤。

2) 天气寒冷时,要保持双手温暖,可搓热后再操作,避免刺激小儿。

3) 手法轻重适当,切忌用力过急、过猛,按摩至皮肤微微发热或有红晕即可,以取得小儿配合。

4) 哭闹严重的小儿应耐心交流,让其产生信任,配合治疗。

2. 按揉足三里 足三里是"足阳明胃经"的主要穴位之一,是一个能防治多种疾病、强身健体的重要穴位。具有调理脾胃、补中益气、通经活络、疏风化湿、扶正祛邪等作用。"三里"

是指理上(胃)、理中(腹)、理下(小腹)。

(1) 适应证:本法主要适用于治疗小儿各种肠胃病症,如呕吐、腹胀、肠鸣、消化不良、泄泻、便秘、疳积等。

(2) 操作方法

1) 定位:足三里穴位于小腿前外侧,当犊鼻下 3 寸,距胫骨前缘一横指处。

2) 按揉:操作者用拇指螺纹面按揉足三里穴,每次 1~3 分钟,产生酸、麻、胀、痛等感觉,持续数秒后,渐渐放松,如此反复操作数次即可。

(3) 注意事项

1) 操作者双手应保持清洁,指甲修剪圆润,防止操作时划伤小儿皮肤。

2) 天气寒冷时,要保持双手温暖,可搓热后再操作,避免刺激小儿。

3) 手法轻重适当,切忌用力过急、过猛,按摩至皮肤微微发热或有红晕即可,以取得小儿配合。

4) 哭闹严重的小儿应耐心交流,让其产生信任,配合治疗。

(三) 30、36 月龄

1. 按揉四神聪 四神聪,原名神聪,因共有四穴,故又名四神聪,是一组经外奇穴。具有醒脑益智、助眠安神、消除疲劳、强健精神的作用。

(1) 适应证:本法主要适用于治疗头痛、脑血管病、小儿多动症、血管性痴呆、大脑发育不全、精神病等。

(2) 操作方法

1) 定位:于头顶部,当百会(头部正中线与两耳尖连线的交点处)前、后、左、右各旁开 1 寸处,共 4 穴。

2) 按揉:操作者位于小儿身前或身后,用两拇指指端着力,对称地附在百会穴前、后或左、右两个神聪穴上,其余四指分扶穴周头部,稍用力做持续按压,每穴各按半分钟,以腕关节与拇指的掌指关节做轻柔的摆动或小幅度的环旋活动,着力部分带动此处皮下组织反复、持续不断、有节律地回旋揉动,每穴揉动半分钟。

(3) 注意事项

1) 操作者双手应保持清洁,指甲修剪圆润,防止操作时划伤小儿皮肤。

2) 天气寒冷时,要保持双手温暖,可搓热后再操作,避免刺激小儿。

3) 手法轻重适当,切忌用力过急、过猛,以取得小儿配合。

4) 哭闹严重的小儿应耐心交流,让其产生信任,配合治疗。

🔍 **知识链接**

全国中医药特色社区卫生服务示范区建设标准

1. 贯彻落实社区卫生服务和中医药工作的方针政策 政府高度重视社区中医药服务工作,将其纳入社区卫生服务发展规划并组织实施。制定全国中医药特色社区卫生服务示范区创建活动实施方案并纳入相应年度的工作计划,并组织实施。贯彻落实社区卫生服务财政补助的政策;市、区政府在安排相关经费补助时,统筹考虑社区中医药服务,保证对社区卫生服务机构开展中医药服务所需的基本设施设备和人员培训等中医药服务工作的投入。

笔记栏

2. 社区卫生服务网络要适应中医药服务的要求　社区卫生服务中心要注册登记中医科(含民族医科),开设中医诊室,设置中药房,配置中药饮片调剂设备和常用的中医药诊疗设备;社区卫生服务站要配置常用的中医药诊疗设备;实行社区卫生服务机构与公立中医医院多种形式的中医药服务的联合与协作,建立有效的双向转诊制度。

3. 提高社区卫生服务队伍中医药水平　建立鼓励大中型中医医疗机构有关在职及退休中医人员到社区卫生服务机构兼职服务的制度。社区卫生服务中心在医师总编制内配备不低于 25% 的中医类别执业医师,其中至少有 2 名中级以上任职资格的中医类别执业医师。社区卫生服务站至少有 1 名能够提供中医药服务的执业医师。

4. 社区卫生服务功能要体现中医药的特点　充分发挥中医药特色和优势,积极参与传染病的预防工作;开展常见慢性病中西医结合防治一体化的服务,对社区主要危险因素进行行为干预;制订适合社区亚健康人群的中医保健方案,并组织实施;开展具有中医特色的养生保健、食疗药膳、情志调摄、运动功法、体质调养等工作;应用中医药康复手段,结合现代理疗方法,对脑卒中后遗症、伤残等疾病进行康复治疗。

5. 严格社区中医药服务的监督管理　严格中药饮片、中成药的使用管理,严格执行中医药技术操作规范。建立社区卫生服务工作考核机制,将中医药业务开展情况纳入社区卫生服务机构及其管理人员年度工作考核目标。及时了解社区居民对中医药服务需求的内容和方式。

（王红艳）

复习思考题

1. 简述中医饮食与情志护理的原则与方法。

2. 简述社区常用中医护理技术应用程序。

3. 案例分析

杨某,男,68 岁。因腹泻来社区医院就诊,自诉近来常感觉胃部不适,食欲缺乏,稍进食即感心下胀满,午饭后加剧,易打嗝,大便稀薄,间有排气不畅。脉濡而无力,舌苔白而润。医生诊断为肝脾不调。

作为一名社区护士,请为杨某及其家属制订一份饮食指导方案。

扫一扫,
测一测

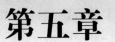

第五章

社区常见慢性病护理

PPT 课件

学习目标

识记:

1. 能准确复述慢性病的概念、危险因素及特点。

2. 能正确概述高血压的诊断标准和分级。

3. 能正确概述糖尿病的诊断标准。

理解:

1. 能正确阐述高血压的危险因素及流行病学特点。

2. 能正确阐述糖尿病的危险因素及流行病学特点。

3. 能举例说明高血压患者的健康指导。

4. 能举例说明糖尿病患者的健康指导。

运用:

能运用所学知识对社区常见慢性病患者进行健康管理。

　　随着社会的发展,人们生活水平的提高,生活模式的改变,人口老龄化,人类的疾病谱也发生了变化。许多过去威胁人类生命的传染病已经得到了有效控制,而慢性病的发病率和死亡率的迅速上升,给人民健康和社会经济发展带来了严重影响,已成为危害人们健康的主要问题,更多地受到医学界的重视。在社区中开展慢性病患者的护理与管理,提高慢性病患者的自我护理能力,对控制慢性病的发病率、致残率和死亡率,改善和提高患者的生活质量具有积极作用。

第一节　概　　述

　　慢性病,又称慢性非传染性疾病,主要包括高血压、糖尿病、冠心病、脑血管疾病、慢性阻塞性肺疾病、恶性肿瘤等一系列非传染性疾病。

一、慢性病的定义及特点

(一) 慢性病的定义

　　慢性病(chronic disease)是对一类起病隐匿、病程长且病情迁延不愈、缺乏明确的传染性生物病因证据、病因复杂或病因未完全确认的疾病概括性总称。美国慢性病学会将慢性病定义为"慢性病具有以下一种或多种特征:是永久性的、会造成残疾、有不可逆转的病理变化,根据病情需要进行不同的康复训练和长期的治疗和照顾"。美国疾病控制中心将其定义为"一种长期的、不能够自然消退、几乎不能完全治愈的疾病"。总之,慢性病是一个长期的、不可逆的患病过程,造成人体多种功能障碍,需要长期治疗、护理和特殊康复训练,但也是可预防、可控制的疾病。

(二) 慢性病的特点

从慢性病的发生过程看,其具有以下几方面特点。

1. 致病因素复杂　慢性病与急性传染病不同,病因复杂,没有明确的病因。现代病因学研究证明,其发生与遗传因素、环境因素、生活行为因素、心理因素和卫生服务因素有关。

2. 发病隐匿,早期症状不明显　大多数慢性病早期症状不明显而容易被忽略,慢性病在多种病因的长期作用下,器官和功能的损伤逐步积累,直至症状较为严重或急性发作时才被发现。

3. 病理改变不可逆而难治愈　慢性病的病理改变是不可逆的,在目前的医疗条件下不能根治。但是通过现代医疗技术控制,如治疗用药、护理、康复等,可以延缓或暂时控制疾病的发展,减少残疾的发生,最大限度地促进疾病康复,提高患者的自我照顾能力,提高生活质量。

4. 病程长,需要长期治疗和护理　慢性病形成后,持续时间较长,可达数年,有的长达几十年,甚至终身。病情反复迁延,最终导致残疾,甚至威胁生命。因此需要特殊康复、训练及长期的自我管理、治疗与护理,最大限度地预防并发症和伤残。

5. 可预防与控制　慢性病是可以预防的,可以通过对环境、生活方式等可改变因素的干预,预防或减缓慢性病发病。

二、慢性病的危险因素与不良影响

(一) 慢性病的危险因素

慢性病的主要危险因素可分为行为因素、环境因素和不可改变因素三大类。其中年龄、性别、遗传等因素是不可改变的,而行为和环境因素是可以改变的。

1. 行为因素　包括吸烟、饮酒、不合理膳食及缺乏体力活动等。

(1) 吸烟:研究表明,吸烟是高血压、糖尿病、冠心病、脑卒中、慢性阻塞性肺疾病、恶性肿瘤等慢性病的重要危险因素。吸烟量越大、吸烟起始年龄越小、吸烟史越长,对身体的损害就越大。世界卫生组织已将烟草流行作为全球最严重的公共卫生问题列入重点控制领域。

(2) 饮酒:饮酒与冠心病、原发性高血压密切相关,中度饮酒即可增加脑卒中和原发性高血压的危险。饮酒可使某些癌症的发病率增加。饮酒和吸烟协同作用可使很多癌症的发病率明显增高。

(3) 不合理膳食:均衡饮食是机体健康的基石,而不合理膳食是慢性病的主要原因之一。不合理膳食主要表现为饮食结构不合理、烹饪方法不当、不良饮食习惯等。饮食结构不合理包括高盐、高胆固醇、高热量饮食、低纤维素饮食;不当的烹饪方法如烟熏和腌制的食物等;不良饮食习惯可表现为进食时间无规律、暴饮暴食等。

(4) 缺乏体力活动:现代社会中,很多体力劳动被工具取代,越来越多的人采取了静息的生活方式,活动范围小,运动量不足。热量摄入增加而消耗减少,使得体重超重和肥胖人数增加。体重超重或肥胖会导致高血压、糖尿病、冠心病、胆囊疾病、社会心理问题和某些类型的恶性肿瘤。世界卫生组织研究显示,每年全世界有200多万人因为缺乏体力活动而死亡。每个国家有65%~85%的成年人由于没有足够的体力活动导致健康受到影响。

2. 环境因素　包括自然环境、社会环境和心理环境。

(1) 自然环境:环境污染破坏了生态平衡和人们正常的生活条件,对人体健康产生直接、间接或潜在的有害影响。汽车尾气、工业废气、废水对外部大环境的污染,以及室内装修、厨房烹调油烟对生活环境的污染,都是导致肺癌、白血病等恶性肿瘤及慢性阻塞性肺疾病的危险因素。

(2) 社会环境:政府的卫生政策,卫生资源的配置,医疗系统的可利用程度,社会风俗习惯,人口的构成与流动状况,个人的受教育程度,社会经济地位等社会因素都会影响人们的健康。

(3) 心理环境:现代社会生活工作节奏加快,竞争激烈,人际关系复杂,使生活中的紧张刺激增加,心理因素和情绪反应已成为一个重要的致病因素。紧张、焦虑、恐惧、愤怒、忧愁、悲伤、痛苦等情绪虽然是适应环境的一种必要反应,但强度过大或时间过久,都会使人的心理活动失去平衡,导致神经系统功能失调,对健康产生不良影响。如果这些消极情绪经常反复出现,引起长期或过度的精神紧张,还可产生如神经功能紊乱、内分泌失调、血压持续升高等病理改变,从而导致某些器官、系统的疾病。

3. 不可改变因素　包括年龄、性别及遗传因素等。慢性病可发生于任何年龄,许多慢性病的发病率与年龄成正比,即年龄越大,发生慢性病的概率越大,如心脑血管疾病、恶性肿瘤等。与女性相比,男性患心脑血管病突发事件的可能性大且早。许多慢性病如高血压、糖尿病、冠心病、乳腺癌等都有家族倾向,这可能与遗传因素或家庭共同的生活习惯有关。

(二) 慢性病的不良影响

慢性病对患者的影响不仅仅局限于身体功能的损害,而且涉及患者生活的方方面面,包括身体、心理、社会、经济,患者的家庭、家属、照顾者也会受到不同程度的影响。

1. 对患者的影响　慢性病的各种症状及后遗症,例如疲劳、疼痛、畸形和残疾等,会使患者身心受到很大的伤害。对身体功能和日常生活的影响:患者容易出现抵抗力下降而发生感染,胃肠消化、排泄功能紊乱等,从而导致营养不良、便秘、尿失禁、尿潴留等;长期缺乏运动锻炼而出现关节挛缩变形、骨质疏松、肌肉失用性萎缩及各系统受损等问题;长期卧床易发生压疮、深静脉血栓等;永久性病理损害影响患者的日常生活和自理能力。对心理的影响:由于疾病带来的痛苦和身体不适、长期用药、身心状况的改变,以及生活方式的改变等,使患者的情绪不稳,出现烦躁、焦虑、忧郁、无助、失落等心理反应。另外,慢性病耗费大量的医疗费用,造成个人、家庭和社会的沉重负担,加重患者的精神压力。

2. 对家庭的影响　慢性病患者的家属演着多种角色,由于患者的痛苦、对患者的照顾及经济方面的原因,使家庭成员的情绪发生变化,出现焦虑、内疚、否认、退缩、愤怒等不良情绪。有一些慢性病是突然发作的,如脑卒中、心肌梗死等,家庭需要在较短的时间内做出必要的调整,包括家庭结构、个人角色和情绪等。慢性病患者在家中疗养,有利于其康复和生活质量的提高。长期照顾患者,会影响照顾者的身体和精神健康状况。他们会感到虚弱、筋疲力尽、孤独甚至绝望。慢性病患者长期医疗、护理、营养保健费用,以及疾病对患者工作的影响使家庭收入减少,给家庭经济造成沉重负担。因此这些都会直接影响家庭的结构,功能的完整性和有效性,甚至导致家庭系统不能正常运转。

3. 对社会的影响　由于慢性病患者工作能力的衰退和生活自理能力的减弱,导致社会工作效率降低,社会、经济负担加重,对整个社会产生了一定的影响。因慢性病而降低社会贡献价值,对患者也是很大的打击,所以,要帮助患者做一些力所能及的、对社会有意义的事,体现患者的价值。对于功能障碍者,提高其自我照顾能力,延缓病情进展或恶化,也是减轻社会负担的一种形式。

三、慢性病的社区管理

慢性病具有"四高"和"三低"的特点,"四高"即发病率高、致残率高、病死率高和医疗费用高,"三低"即知晓率低、治疗率低、控制率低,不仅严重影响我国人民健康水平和生活质量,而且对有限的卫生资源造成了持久消耗。大量研究表明,控制慢性病最有效的方法是开展社区防治。因此,迫切需要运用疾病管理策略开展社区慢性病的综合防治。

(一)慢性病的社区管理原则

1998年世界卫生组织慢性病行动框架指出,强调个人在慢性病防治中的责任,建立伙伴关系等。任何国家和地区在制订慢性病防治策略和选择防治措施时,都至少要考虑以下原则。

1. 强调在社区及家庭水平上降低最常见慢性病的共同危险因素(吸烟、不合理膳食,静坐生活方式),进行生命全程预防。

2. 三级预防并重,采取以健康教育、健康促进为主要手段的综合措施,把慢性病作为一类疾病进行共同防治。

3. 全人群策略和高危人群策略并重。

4. 将传统的卫生服务内容、方式向新型慢性病保健模式发展,主要包括鼓励患者共同参与、促进和支持患者自我管理、加强患者定期随访、加强与社区和家庭合作等内容。

5. 加强社区慢性病防治的行动。

6. 改变行为危险因素。预防慢性病时,应以生态健康促进模式及科学的行为改变理论为指导,建立以政策及环境改变为主要策略的综合性社区行为危险因素干预项目。

(二)慢性病的社区管理策略

1. 世界卫生组织慢性病防治行动计划:世界卫生组织给出的慢性病防治行动计划主要含有3个层次的策略。

(1)环境层次:通过政策和监管干预措施。

(2)共同和中间危险因素的层次:通过人群生活方式干预。

(3)疾病早期和已明确阶段的层次:通过对全人群(筛查)、高危个体(改变危险因素)和患者(临床管理)进行干预,促使在3个层次发生变化。需要采取行动包括宣传、研究、监测和评价、领导多部门合作和社区动员、加强卫生系统等。

2. 我国慢性病管理策略 我国依据《"健康中国2030"规划纲要》,制定《中国防治慢性病中长期规划(2017—2025年)》,指出防治慢性病从以下几个方面进行。

(1)加强健康教育,倡导健康文明的生活方式,提升全民健康素质。

(2)实施早诊早治,降低高危人群发病风险,开展个性化健康干预。

(3)强化规范诊疗,提高治疗效果。

(4)促进医防协同,实现全流程健康管理。

(5)完善保障政策,切实减轻群众就医负担。

(6)控制危险因素,营造健康支持性环境。

(7) 统筹社会资源,创新驱动健康服务业发展。

(8) 增强科技支撑,促进监测评价和研发创新。

(三) 慢性病的社区管理模式

1. 慢性病的群组管理模式　群组管理(group visits)产生于1974年,最早作为一种健康儿童的咨询模式。随着慢性病患者的不断增加,群组管理作为解决现存慢性病管理模式不足的一种方式被引入慢性病管理中。它是指将医疗资源利用率较高的个体或患有相同或不同疾病的个体组织在一起,然后由卫生服务人员对其实施健康教育和个体诊疗的疾病管理模式,是一种集诊疗与管理,集群体健康教育和个体化治疗为一体的新型模式。

(1) 群组管理基本模式:该模式主要有两种,一种是以患者为中心,另一种是以医生为中心。

1) 以患者为中心的群组管理模式:该模式由 Scott 等于1990年在美国科罗拉多州 Permente 医疗合作中心的合作卫生保健门诊部(Cooperative Health Care Clinics, CHCCs)创建。最初 CHCCs 针对的服务对象通常是医疗资源利用较高的老年人,后来该模式逐渐发展为针对所有年龄段具有相似慢性病的患者,如对糖尿病、冠状动脉疾病患者进行群组管理,并以相互交流讨论的形式替代原来正式的教育内容。CHCCs 模式一般每组 20~25 例患者,每次活动持续 2~2.5 小时,其中 1.5 小时群组活动、1 小时个体诊疗。CHCCs 模式中至少需要 1 名医生,其他多专业卫生人员共同参与,如护士、营养师、药剂师等可负责患者的教育部分。此群组管理模式强调医生和患者共同制订行为改变的行动计划,并克服潜在困难、实现目标,从而改变患者不良行为,提高患者生活质量。

2) 以医生为中心的群组管理模式:该模式是由 Noffsinger 于1996年在美国圣何塞医疗中心(San Jose Medical Center)创建,又称自愿参与的群组诊疗(Drop-In Group Medical Appointments, DIGMAs)模式。DIGMAs 模式与 CHCCs 模式的区别在于它不是按照患者的特点进行分组,而是将每名医生服务的人群分为一组。每名医生开展的群组管理活动仅对自己服务的人群开放,患者在接受群组管理的过程中不但能够得到医生的支持,而且可以得到包括心理医生、社会工作者、家庭治疗师、护士、健康教育师和患者家属等在内的支持。DIGMAs 模式一般每周活动 1 次,每次活动持续 90 分钟,每组 10~15 例患者。另外,每周参加的患者可以不是同一批人。活动过程中,患者之间通过交流可以互相帮助、互相支持。活动内容比较自由,可根据患者的需求而定,包括随访、开药、预约化验检查、检查结果的解释、转诊、讨论各种健康相关问题等。

(2) 群组管理方法:群组管理在成立社区全科团队的基础上开展,既能充分利用社区资源、调动社区医务人员的主动性,在专业医务人员管理下又可以保证干预的效果。进行群组管理的具体方法:①对社区慢性病患者的资料进行收集、统计和分析;②对社区慢性病患者病情发展的危险因素进行评估;③为社区慢性病患者制订群体管理的方案;④对导致社区慢性病病情发展的危险因素进行干预,并对其现有的病情进行控制;⑤对社区慢性病患者实施群体管理的效果进行评价。

2. 慢性病患者的自我管理模式　自我管理(self-management)是以患者为主体的、在医疗卫生人员的协助下,患者自己承担起主要的预防性和治疗性的卫生保健任务,通过掌握慢性病防治必要的技能来提高生活质量,延长健康寿命。有效的自我管理是为了更好地控制疾病,减少或延缓并发症的发生,将慢性病患者的健康状况、机体功能维持在一个满意的状态,提高生活质量。慢性病患者自我管理的内容,包括以下 3 个方面。

(1) 医疗管理:包括药物治疗管理和非药物治疗管理。

1) 药物管理:慢性病患者服药种类多,而且服药时间长,容易产生药物的不良反应。因此,患者可能会出现难以坚持服药或不按时服药等问题。同时,不同药名可能含有相同的成分,如果患者自行购药,很有可能造成重复用药,引起毒性反应,严重时会威胁到患者的生命。社区护士需指导患者进行用药的自我管理,指导患者掌握好最佳的用药剂量、用药时间、用药方法及服药的注意事项,以减少药物不良反应的发生。

2) 非药物管理:①运动。慢性病患者参加适宜的体育锻炼,能增进血液循环、增强心肌活力、增加呼吸容量、促进机体新陈代谢,对促进疾病的康复、延缓衰老、改善心理和生理状况都有积极的作用。具体应指导患者根据年龄、病情,选择恰当的运动时间、运动量、运动方式及运动过程中如何避免意外的发生。②病情自我监测。慢性病的治疗是一项系统性较强的医疗"工程",必须在有经验的医生指导下进行。医护人员和患者之间应密切合作,重视复查和随访,了解治疗效果,必要时调整治疗方案。患者应根据自己病情选择社区卫生服务医疗机构继续治疗、检查和复查,在诊疗过程中,向医生汇报自己的健康情况,如服用药物剂量、用药效果、饮食习惯等,使医生加深对病情的了解,从而得到医生及时、正确的指导。

(2) 角色管理:由于疾病对身体的影响,慢性病患者的体力和精力远不如健康人。因此,科学地安排生活、工作和人际交往,有利于促进身心健康。

1) 日常生活调节:慢性病患者应根据自己身体状况减轻工作及生活中的压力,使身心能够愉快地承载工作负荷;调整心态,积极参与休闲娱乐活动;轻松安排、承担一些家务,在享受做家务乐趣的同时注意遵循节省体力、量力而为的原则以减少意外的发生。

2) 人际交往:慢性病患者由于身体原因,社交范围明显缩小,甚至面临病退离岗。随着社会角色的改变,患者在家庭、社会中的地位也随之发生改变,这容易导致患者产生自卑心理和情绪上的变化,出现人际交往的困难和不适应。社区护士应指导患者正确对待疾病,鼓励患者积极参加各种社会公益性活动和自助性病友团体,通过患者间的互助交流经验,共享资源,进一步改善所处的社会环境和人际关系,加强社会支持和感情交流,从而体现社会价值,满足患者自我实现的愿望,全面促进身心健康。

(3) 情绪管理:由于慢性病迁延难愈,给个人、家庭和社会带来一定影响,患者易出现焦虑、内疚、自责,甚至悲观、绝望、厌世心理。有时表现抑郁寡言,有时表现暴躁、怒气冲天,遇到一些琐碎小事就大发雷霆,甚至有自杀行为。对于这类患者,护士及其家庭成员要善于观察患者的心理变化,多与患者交流谈心,帮助他们了解疾病、正视现实,也可以通过其他患者治疗成功的经验来帮助患者树立战胜疾病的信心,主动配合治疗和康复。在病情允许情况下可以适当参与一些文化娱乐和体育活动,有助于克服消极情绪。

(四)慢性病的社区管理流程

慢性病的社区管理流程见图 5-1。

四、三级预防策略

慢性病的预防是要提高知晓率、服药率和控制率,预防和控制慢性病的并发症,降低致残率和病死率为目标。采用的三级预防措施如下。

1. 一级预防 针对健康人群尤其是高危人群,通过以倡导健康生活方式为主要内容的健康教育和健康促进活动,提高人群自我保健意识和防护能力,降低和控制危险因素。在生

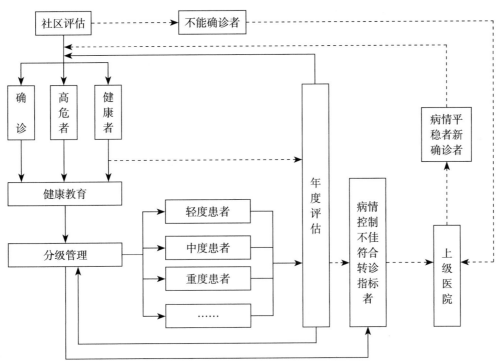

图 5-1　慢性病的社区管理流程

活中避免慢性病的病因和各种诱因,保持健康的生活习惯,戒烟、酒;平衡膳食,均衡营养;提高健康人群对疾病危险因素的认识,增强自我保健意识。

2. 二级预防　通过对危险因素的筛查发现潜在的患者,对这些患者进行管理、监测,做到早发现、早诊断、早治疗。建立健康档案,及时监测各种指标,分析查找危险因素,确定可干预的危险因素,如吸烟、职业接触、环境污染等,并采取有针对性的干预措施。

3. 三级预防　积极治疗,有效预防并发症,进行康复治疗,降低致残率和病死率,延长患者的生存时间,提高生活质量。

知识拓展

家庭医生签约

《关于规范家庭医生签约服务管理的指导意见》(国卫基层发〔2018〕35 号)中指出,各地要结合区域卫生健康信息平台建设,加快签约服务信息系统建设和应用,运用互联网、手机 APP 等,为签约居民提供在线签约、健康咨询、预约就诊、健康管理、慢病随访、报告查询等服务。通过短信、微信等渠道,每季度至少为签约居民推送 1 条个性化健康教育信息,增加签约居民的感受度。推动二级以上医疗机构与基层医疗卫生机构之间的信息整合,推进医联(共)体内签约居民健康数据共建共享。推进利用信息化手段采集家庭医生团队的签约数量、服务质量、签约居民满意度等信息,作为对家庭医生团队进行考核评价的主要依据,逐步实现签约服务管理信息化,提高工作效率。

第二节 常见慢性病的社区护理

一、高血压

高血压（hypertension）是社区常见病、多发病之一，是以体循环动脉血压升高为主要表现，并可造成心、脑、肾、血管等重要脏器结构和功能损伤，最终导致这些脏器功能衰竭的临床综合征，同时也是多种心、脑疾病的重要病因或危险因素。病因不明的血压升高称为原发性高血压（primary hypertension），占高血压患者总数的 95% 左右，也称为高血压病。有明确病因，血压升高仅是某些疾病的一种症状，称为继发性高血压（secondary hypertension），占高血压患者总数的 5% 左右。我国高血压人群的特点是"三高"和"三低"，即患病率高、致残率高、病死率高，知晓率低、治疗率低和控制率低。随着社会经济的发展、生活水平的不断改善，高血压的发病率逐年增长，严重危害人们的健康，给家庭和社会造成沉重负担，因此被列为国家社区慢性病管理和预防的重点疾病。

（一）危险因素

原发性高血压的病因尚未完全清楚，目前认为发病与多种危险因素有关，是遗传因素和环境因素共同作用的结果。

1. 遗传　高血压有明显的家族聚集性，父母有高血压，子女发生高血压的概率高达46%，约 60% 的患者有高血压家族史。但并不是每个子女都会患高血压，环境因素也起着重要作用。

2. 肥胖　肥胖是高血压的重要危险因素。一般采用体重指数（BMI）来衡量肥胖程度，即体重（kg）/［身高（m）］^{2}（20~24 为正常范围）。肥胖的人发生高血压的概率比体重正常者多 2~4 倍，且肥胖的高血压患者比体重正常的高血压患者更容易患冠心病。

3. 钠盐摄入过多　世界卫生组织发布的标准是每人每天盐的摄入量不超过 6g，但目前我国每人每天盐的摄入量达到 15~20g。流行病学和临床观察均显示食盐摄入量与高血压的发生和血压水平呈正相关。

4. 高脂血症　血液中过量的胆固醇和脂肪会引起动脉粥样硬化，广泛的动脉粥样硬化又会导致高血压。

5. 吸烟　吸烟是公认的心脑血管疾病发生的重要危险因素。烟雾中的有害物质可损伤动脉内膜，引发动脉粥样硬化，并刺激交感神经引起小动脉收缩，使血压升高。吸烟者高血压患病率明显高于非吸烟者。

6. 长期大量饮酒　长期大量饮酒是高血压的重要危险因素之一，容易引起顽固性高血压。酒精可使高血压患者对抗高血压药物的敏感性下降。

7. 心理因素　长期劳累、精神紧张、睡眠不足、焦虑、恐惧和抑郁，长期的噪声及视觉刺激都可引起高血压。

（二）流行病学特点

高血压的患病率在全球较高，其患病率与工业化程度有关，同时也存在着地区和种族差别。欧美等发达国家的成人高血压患病率为 10%~20%。我国高血压患病率呈逐年上升趋势，统计资料显示每年新增高血压病例 300 多万，患病率和流行存在地区、城乡和民族差别，北方高于南方,城市高于农村,东部高于西部,高原少数民族地区患病率较高。在性别上男性高于女性。发病率随年龄增长而升高,60 岁以上可达 33%,65 岁以上可达 50%,其中半数以上是收缩期高血压。

（三）诊断与血压水平分级

1. 诊断及血压水平分级 首次发现血压增高的患者,应在不同的时间点多次测量血压,在未服用抗高血压药物的情况下,非同日进行 3 次测量,收缩压(SBP)≥140mmHg 和/或舒张压(DBP)≥90mmHg。患者既往有高血压史,目前正在用抗高血压药,血压虽然低于140/90mmHg,也应诊断为高血压。目前我国采用正常血压、正常高值和高血压进行血压水平分类,根据血压升高水平,进一步将高血压分为 1 级、2 级和 3 级,具体见表 5-1。

表 5-1　血压水平的分类和定义(《中国高血压防治指南》,2018)

分类	收缩压(mmHg)		舒张压(mmHg)
正常血压	<120	和	<80
正常高值	120~139	和/或	80~89
高血压	≥140	和/或	≥90
1 级高血压(轻度)	140~159	和/或	90~99
2 级高血压(中度)	160~179	和/或	100~109
3 级高血压(重度)	≥180	和/或	≥110
单纯收缩期高血压	≥140	和	<90

注:以上标准适用于男、女性任何年龄的成人,当收缩压和舒张压分属于不同分级时,以较高的级别作为标准;单纯收缩期高血压也可以按照收缩压水平分为 1、2、3 级。

2. 心血管风险分层 高血压及血压水平是影响心血管事件发生和预后的独立危险因素,但并非唯一决定因素。因此,高血压患者的诊断和治疗不能只根据血压水平,必须对患者进行心血管风险的评估并分层。心血管风险分层根据血压水平、心血管危险因素、靶器官损害、临床并发症和糖尿病,分为低危、中危、高危和很高危四个层次。具体分层标准见表 5-2。

表 5-2　高血压患者心血管风险水平分层(《中国高血压防治指南》,2018)

其他心血管危险因素和疾病史	血压(mmHg)			
	SBP130~139 和/或 DBP85~89	SBP140~159 和/或 DBP90~99	SBP160~179 和/或 DBP100~109	SBP≥180 和/或 DBP≥110
无		低危	中危	高危
1~2 个其他危险因素	低危	中危	中/高危	很高危
≥3 个其他危险因素,靶器官损害,或 CKD3 期,无并发症的糖尿病	中/高危	高危	高危	很高危
临床并发症,或 CKD≥4 期,有并发症的糖尿病	高/很高危	很高危	很高危	很高危

CKD:慢性肾脏病。

（四）临床表现

高血压的主要危害是持续血压升高所致的重要组织器官损害。95% 的原发性高血压起病隐匿,病情发展缓慢,早期常无任何症状,易在精神紧张、情绪波动或劳累后增高,去除病因或休息后血压能降至正常。随着病情的发展,高血压经休息不能转为正常,需要服抗高血压药物治疗。早期高血压患者可表现出头痛、头晕、耳鸣、心悸、眼花、注意力不集中、记忆力减退、手脚麻木、疲乏无力、易烦躁等症状。后期血压常持续在较高水平,并伴有脑、心、肾等靶器官受损的表现。

1. 脑部损害 头痛、头晕是高血压常见症状,如血压急剧升高可引起脑血管痉挛;短暂的脑血管痉挛可引起一过性脑缺血,可出现头痛、失语、肢体瘫痪等,数分钟或数天恢复;广泛而急剧的脑血管痉挛可引起脑水肿,使颅内压增高,表现为血压急剧升高,剧烈头痛、呕吐、抽搐或昏迷,又称高血压脑病;长期高血压使血管发生病变,当血压急剧升高时可导致脑出血,表现为头痛、失语、偏瘫、呕吐、嗜睡或昏迷。

2. 心脏损害 长期高血压可引起心脏结构和功能的改变,包括心肌肥厚、心脏扩大、冠状动脉硬化等。在心功能代偿期可无明显症状,到失代偿期时常发生左心衰竭;到病变的晚期可出现心律失常,合并冠状动脉硬化的患者可发生心绞痛或心肌梗死。

3. 肾脏损害 长期高血压可引起肾小动脉硬化,导致肾功能减退。表现为夜尿增多、蛋白尿、血尿、管型尿,晚期可出现氮质血症和尿毒症。

4. 眼底改变 血压可引起眼底病变,表现有视网膜动脉痉挛、变细;逐步发展致视网膜动脉狭窄,动静脉交叉压迫,眼底出血或棉絮状渗出、视盘水肿。

(五) 社区高血压的健康管理

1. 社区高血压的健康管理内容 根据《国家基本公共卫生服务规范》(第 3 版)的要求,高血压的社区管理包括以下内容。

(1) 高血压筛查:高血压病筛查的流程见图 5-2。

1) 对辖区内 35 岁及以上常住居民,每年为其免费测量 1 次血压(非同日 3 次测量)。

2) 对第 1 次发现收缩压≥140mmHg 和 / 或舒张压≥90mmHg 的居民在去除可能引起血压升高的因素后预约复查,非同日 3 次血压高于正常,可初步诊断为高血压。如有必要,建议转诊到上级医院确诊,2 周内随访转诊结果,对已确诊的原发性高血压患者纳入高血压患者健康管理。对可疑继发性高血压患者,及时转诊。

3) 如有以下 6 项指标中的任 1 项高危因素,建议每半年至少测量 1 次血压,并接受医务人员的生活方式指导。①血压高值,收缩压 130~139mmHg 和 / 或舒张压 85~89mmHg;②超重或肥胖,和 / 或腹型肥胖。超重:28>BMI≥24;肥胖:BMI≥28。腰围:男≥90cm(2.7 尺),女≥85cm(2.6 尺)为腹型肥胖;③高血压家族史(一、二级亲属);④长期膳食高盐;⑤长期过量饮酒(每日饮白酒≥100ml);⑥年龄≥55 岁。

(2) 随访评估:对原发性高血压患者,每年要提供至少 4 次面对面的随访。高血压患者随访流程见图 5-3。具体随访包括以下内容(随访服务记录表见文末二维码)。

1) 测量血压并评估是否存在危急情况,如出现收缩压≥180mmHg 和 / 或舒张压≥110mmHg;意识改变、剧烈头痛或头晕、恶心呕吐、视物模糊、眼痛、心悸、胸闷、喘憋不能平卧及处于妊娠期或哺乳期同时血压高于正常值等危急情况之一,或存在不能处理的其他疾病时,须在处理后紧急转诊。对于紧急转诊者,乡镇卫生院、村卫生室、社区卫生服务中心(站)应在 2 周内主动随访转诊情况。

2) 若不需紧急转诊,询问上次随访到此次随访期间的症状。

3) 测量体重、心率,计算体重指数(BMI)。

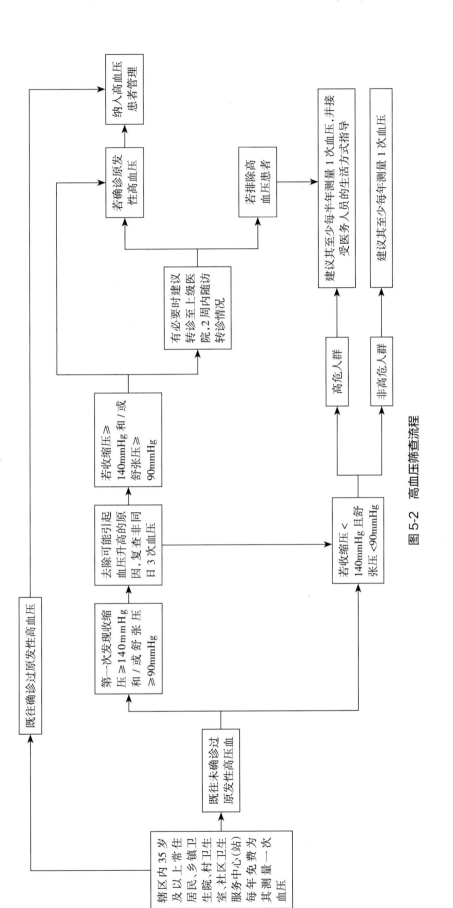

图 5-2 高血压筛查流程

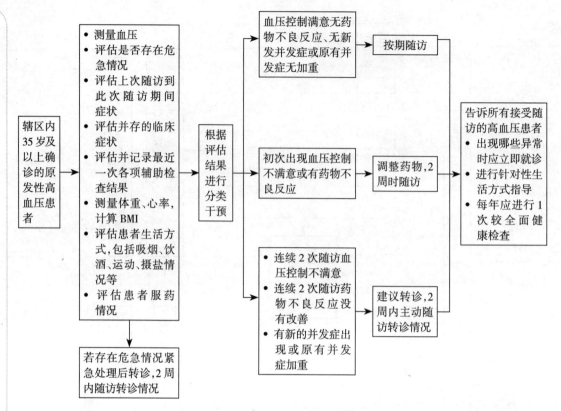

图 5-3 高血压患者随访流程

4）询问患者疾病情况和生活方式,包括心脑血管疾病、糖尿病、吸烟、饮酒、运动、摄盐情况等。

5）了解患者服药情况。

（3）分类干预

1）对血压控制满意（一般高血压患者血压降至 140/90mmHg 以下;≥65 岁老年高血压患者的血压降至 150/90mmHg 以下,如果能耐受,可进一步降至 140/90mmHg 以下;一般糖尿病或慢性肾病患者的血压目标可以在 140/90mmHg 基础上再适当降低）、无药物不良反应、无新发并发症或原有并发症无加重的患者,预约下一次随访时间。

2）对第 1 次出现血压控制不满意,或出现药物不良反应的患者,结合服药依从性,必要时增加现用药物剂量、更换或增加不同类的降压药物,2 周内随访。

3）对连续 2 次出现血压控制不满意或药物不良反应难以控制以及出现新的并发症或原有并发症加重的患者,建议转诊到上级医院,2 周内主动随访转诊情况。

4）对所有的患者进行针对性的健康教育,与患者一起制订生活方式改进目标并在下一次随访时评估进展。告诉患者出现哪些异常时应立即就诊。

（4）健康体检:对原发性高血压患者,每年进行一次较全面的健康检查,可与随访相结合。内容包括体温、脉搏、呼吸、血压、身高、体重、腰围、皮肤、浅表淋巴结、心脏、肺部、腹部等常规体格检查,并对口腔、视力、听力和运动功能等进行判断。

2. 社区高血压患者健康管理的服务要求

（1）高血压患者的健康管理由医生负责,应与门诊服务相结合,对未能按照管理要求接受随访的患者,乡镇卫生院、村卫生室、社区卫生服务中心(站)医务人员应主动与患者联系,保证管理的连续性。

(2) 随访方式包括预约患者到门诊就诊、电话追踪和家庭访视等方式。

(3) 乡镇卫生院、村卫生室、社区卫生服务中心(站)可通过本地区社区卫生诊断和门诊服务等途径筛查和发现高血压患者。有条件的地区,对人员进行规范培训后,可参考《中国高血压防治指南》对高血压患者进行健康管理。

(4) 发挥中医药在改善临床症状、提高生活质量、防治并发症中的特色和作用,积极应用中医药方法开展高血压患者健康管理服务。

(5) 加强宣传,告知服务内容,使更多的患者和居民愿意接受服务。

(6) 每次提供服务后及时将相关信息记入患者的健康档案。

3. 高血压患者社区管理的工作指标

(1) 高血压患者规范管理率 = 按照规范要求进行高血压患者健康管理的人数 / 年内已管理的高血压患者人数 ×100%。

(2) 管理人群血压控制率 = 年内最近一次随访血压达标人数 / 年内已管理的高血压患者人数 ×100%。

注:最近一次随访血压指的是按照规范要求最近一次随访的血压,若失访则判断为未达标,血压控制是指收缩压 <140mmHg 和舒张压 <90mmHg(65 岁及以上患者收缩压 <150mmHg 和舒张压 <90mmHg),即收缩压和舒张压同时达标。

(六) 高血压患者的健康指导

对高血压的治疗,主要是通过健康教育,提高患者及家属的遵医行为,提高药物治疗的依从性,保证药物的作用,将血压控制在理想水平,防止血压大范围的波动。

1. 用药指导　高血压的治疗原则是选用中、西降压药物治疗。轻、中度高血压一般只选用一种抗高血压药物,先从小剂量开始,逐渐增加剂量,达到降压目的后,改用维持剂量,保持血压稳定。指导患者遵医嘱按时、按量服药,不能根据自身感觉擅自停药、减少药物剂量或更换药物等,并注意观察药物的不良反应。密切观察病情变化,如遇血压突然升高、视物模糊、胸闷气短等特殊情况应及时就医。

2. 生活方式的指导　对正常人群、高危人群、处于血压正常高值者以及所有高血压患者,不论是否接受药物治疗,均需针对危险因素进行改变不良行为和生活方式的指导,改变不利于心理和身体健康的行为和习惯,达到减少高血压以及其他心血管疾病发病危险的目标,具体内容如下。

(1) 饮食指导:①合理饮食,限制钠盐摄入,每人每天食盐的摄入量以低于 6g 为宜。指导患者避免食入过多盐腌食品,尽量不吃腌菜、腐乳、腌熏食物,因味精、小苏打、饮料中的防腐剂含有钠盐,也应少用。②限制能量的摄入,减少脂肪的摄入,以不超过总热量的 10% 为宜,控制体重。指导患者可补充适量的蛋白,如瘦肉、牛奶、家禽、鱼类等。适当增加降脂食物的摄入,如洋葱、大蒜、香菇、木耳等,避免刺激性食品。③保证足够钾和钙的摄入,指导患者多食用香蕉、橙、多叶蔬菜等含钾的食物。注意补充钙质,多食入含钙丰富的绿色蔬菜、萝卜、海带及鱼虾、奶等。④多吃蔬菜和水果,增加维生素和纤维素的摄入,富含维生素 C 的食品对高血压患者十分有益,纤维素能预防便秘。⑤因酗酒、吸烟是高血压的发病危险因素,故需指导患者适量饮酒、逐渐戒烟。

(2) 减轻体重:建议 BMI 应控制在 24 以下。减重对健康的利益是巨大的,如在人群中平均体重下降 5~10kg,收缩压可下降 5~20mmHg。高血压患者体重减少 10%,则可减缓胰岛素抵抗、糖尿病、高脂血症和左心室肥厚等并发症的发生。减重的方法一方面是减少总热量的摄入,强调减少脂肪并限制过多碳水化合物的摄入,另一方面则需增加体育锻炼。

（3）增加活动:要劳逸结合,坚持有规律生活,保证充足的睡眠,避免疲劳。高血压患者宜进行有氧运动,指导患者依据自己的身体状况,选择运动的种类、强度、频度和持续运动的时间。对中老年患者,可选择步行、慢跑、打太极拳、打门球、练气功等。运动强度要因人而异,按科学锻炼的要求,运动中心率(次/min)=170－年龄。运动频度一般每周 3~5 次,每次持续30 分钟左右。避免参加举重、俯卧撑等强度大的运动及竞争性质的运动。

（4）减轻精神压力:长期精神压力和心情抑郁是引起高血压和其他一些慢性病的重要原因之一,指导患者注意劳逸结合,保证有充足睡眠,减轻精神压力和改变心态,保持积极向上的生活态度,正确对待自己、他人和社会,积极参加社会和集体活动。

3. 预防和处理直立性低血压　告知高血压患者直立性低血压的表现有乏力、头晕眼花、心悸、恶心、呕吐等,尤其在联合用药、首次服用或加量时要特别注意,指导患者预防和处理直立性低血压,方法包括:①变换姿势宜缓慢,特别是从卧位、坐位起立时动作宜缓慢;服药时间可选在平静休息时,服药后继续休息一段时间再下床活动;如在睡前服药,夜间起床排尿时应注意。②避免过久站立,特别是服药后的最初几小时。③避免用过热的水洗澡,以保持在 40℃为宜,洗澡时间不要过长,不要洗蒸汽桑拿浴。不宜大量饮酒。④下床活动时应穿上弹性袜,促进下肢静脉回流,减少腿部的血液淤积。⑤指导患者在发生直立性低血压时,应立即采取仰卧位,可将下肢抬高超过头部,促进下肢血液回流,增加脑血流量。

4. 血压监测指导　教会患者及家属测量血压的正确方法,以监测服药与血压的关系,并记录。具体指导内容:①告知患者及家属测血压应做到"四定",即定时间、定部位、定体位、定血压计。②测量高峰期血压。每日上午 6—8 时和下午 4—8 时这两个时间段为全天血压最高的,指导患者测量这两个时间段血压以了解血压的高峰。③监测药物治疗效果。短效制剂一般在服药后 2 小时测量,中效药物一般在服药后 2~4 小时测量,长效药物一般在服药后 3~6 小时测量。④血压不稳定或方案调整时进行监测:一般要连续监测 2~4 周,掌握自身血压规律,以了解新方案的疗效。

5. 高血压急症处理　指导患者家属一旦患者出现意识改变、剧烈头痛或头晕、恶心、呕吐、视物模糊等高血压急症表现,应迅速让患者绝对卧床休息,抬高床头,避免一切不良刺激,放松心情,保持呼吸道通畅,并拨打"120"及时送往医院治疗。

病案分析

病案:张先生,55 岁,体重超重,发现高血压已 1 年,降压治疗时断时续,血压时高时低,近月来头痛、头晕、乏力,检查:血压 180/118mmHg,心电图及心脏 B 超检查正常,诊断为高血压。

分析:作为社区护士根据张先生目前的情况,应该从以下几方面进行健康指导:

（1）首先指导正确的血压测量:测量血压要求、部位、时间、血压计,相对固定测量人员与准确记录。

（2）指导患者家属血压升高后的处理方法:高血压患者如果血压比平时突然升高20mmHg,身体只感不适,没有其他症状出现,可按时吃药。增加休息,消除引起血压升高的诱因,如过度紧张、疲劳、激动等;如果血压突然升高,较平时高 40~50mmHg,收缩压 >180mmHg,出现头痛、心悸、恶心、呕吐等症状,应保持镇静,患者平卧,舌下含服硝苯地平 10mg,半小时后,血压仍未下降,立即拨打"120"或医院急救电话,去医院就诊。如果血压下降,缓解后也应去医院就诊检查。

二、糖尿病

糖尿病(diabetes mellitus,DM)是一组由多种原因引起的胰岛素分泌缺陷和 / 或利用缺陷引起糖、蛋白质、脂肪代谢紊乱而导致的慢性高血糖疾病。临床上出现多饮、多食、多尿、消瘦等,即典型的"三多一少"表现,久病可导致眼、肾、神经、心脏、血管等组织的慢性进行性损害,以致失明、下肢坏疽、尿毒症、脑卒中或心肌梗死等,甚至危及生命。重症或应激时可发生糖尿病酮症酸中毒、高渗性昏迷等急性代谢紊乱。糖尿病是继心脑血管疾病、肿瘤之后第三位"健康杀手"。

1997 年,以美国糖尿病协会(American Diabetes Association,ADA)为代表,对 1980 年世界卫生组织提出的分类标准进行修改并建议将糖尿病分为四大类型:1 型糖尿病、2 型糖尿病、其他特殊类型和妊娠糖尿病。其中 1 型糖尿病占 5%~10%;临床上最常见的是 2 型糖尿病,占 90%~95%;其他类型糖尿病仅占不足 1%。妊娠糖尿病患者分娩后可恢复,但大部分患者以后可发展为 2 型糖尿病。

(一) 危险因素

糖尿病的病因和发病机制尚未完全清楚,目前公认与遗传、自身免疫和环境因素有关,临床上以 2 型糖尿病最多见,2 型糖尿病的发病尤其与以下危险因素有关。

1. 遗传因素　在糖尿病的病因中占重要地位。糖尿病属于多基因显性遗传性疾病,常呈现出家族聚集性,特别是 2 型糖尿病的遗传倾向更为明显。

2. 肥胖　是 2 型糖尿病的一个重要危险因素。肥胖者胰岛素受体减少,对胰岛素的敏感性减弱。患病与肥胖的程度和肥胖的类型有密切的关系。特别是中心性肥胖或称腹型、内脏型、苹果型肥胖与糖尿病的发生关系尤其密切。

3. 总热量摄入过多和 / 或体力活动减少　由于经济的快速发展,人民生活水平的不断提高,营养过剩,体力活动明显减少,超重和肥胖者越来越多,也是 2 型糖尿病患病的重要危险因素。

4. 人口老龄化　约 50% 的 2 型糖尿病患者 55 岁以后发病,年龄越大,患糖尿病的概率越高。由于经济的发展、生活水平的提高、医疗条件的改善,人均寿命延长,许多国家已进入老龄化社会,这也是糖尿病患病率增高的因素。

5. 其他　临床流行病学调查表明,糖耐量异常(IGT)、空腹血糖调节受损(IFG)、原发性高血压、高脂血症、吸烟、妊娠妇女和宫内营养不良出生低体重的人群都是 2 型糖尿病的高危人群。

(二) 流行病学特点

随着社会经济的发展和居民生活水平的提高,糖尿病的发病率和患病率正逐渐上升,已成为严重威胁人类健康的世界性公共卫生问题。根据国际糖尿病联盟(International Diabetes Federation,IDF)统计,2019 年全球约有 4.63 亿人患有糖尿病,有 420 万人死于糖尿病,预计到 2045 年全球患病人数将会增加到 7.002 亿。我国糖尿病患病率也呈迅速上升趋势：2010 年我国成年人糖尿病患病率为 9.7%，2013 年的调查结果显示，成年人糖尿病患病率增长到 10.4%，2015—2017 年的流行病调查结果显示患病率已达到 11.2%。预计到 2025 年，我国糖尿病患病总人数将接近 1 亿。因此，加强糖尿病防治，降低发病率、减少并发症，是目前卫生保健工作的一项迫切任务。

（三）诊断

大多数糖尿病患者，尤其是早期 2 型糖尿病患者并无明显症状，在临床工作中要尽可能早诊断、早治疗。典型病例根据"三多一少"症状，结合实验室检查结果可诊断。轻症及无症状者主要依据静脉血葡萄糖检测结果追溯及本病。目前国际上通用的是 1999 年由世界卫生组织提出的糖尿病诊断标准：典型糖尿病症状 + 任意时间静脉血浆葡萄糖水平 ≥11.1mmol/L，或空腹静脉血浆葡萄糖水平 ≥7.0mmol/L，或口服葡萄糖耐量试验中，2 小时静脉血浆葡萄糖水平 ≥11.1mmol/L。儿童的糖尿病诊断标准与成人一致。

（四）临床表现

糖尿病多起病缓慢，逐渐进展。临床表现归纳为两大方面：一是糖、脂肪和蛋白质代谢紊乱症候群；二是器官并发症和功能障碍的表现。初诊时患者可有以下表现。

1. 慢性代谢紊乱的表现　典型的"三多一少"症状（即多饮、多食、多尿、体重减轻），仅见于部分患者。2 型糖尿病患者症状多不明显，若出现典型的"三多一少"症状常提示发病已达 5~10 年，并可能合并有不同程度的并发症。患者可出现皮肤瘙痒，女性患者常见外阴瘙痒。其他症状包括四肢酸痛、麻木、性欲减退、月经失调、便秘等。部分患者可无任何症状，往往在常规体检、手术前及妊娠等常规化验中被发现。另外，糖尿病流行病学调查表明至少约一半糖尿病患者无任何症状，仅在检测血糖后确诊。

2. 急性代谢紊乱的表现　酮症酸中毒最常见。1 型糖尿病有自发酮症酸中毒的倾向，2 型糖尿病患者常在一些应激情况下发生，常见的有感染、手术、外伤等。其临床表现：早期酮症阶段常仅有多尿、多饮、疲倦等；当酸中毒出现病情恶化，出现食欲减退、恶心、呕吐、尿量增多，此外伴有头痛、嗜睡、呼吸加深加快（Kussmaul 呼吸）、呼吸中有丙酮味（烂苹果味）；患者后期脱水明显，尿少、皮肤干燥、弹性差、眼窝下陷、脉细速、血压下降以至昏迷、死亡。高渗性非酮症糖尿病昏迷，虽然较少见，但病死率高，多见于 50~70 岁的老年人，约 2/3 患者于发病前无糖尿病史或仅有轻症。常见诱因有感染、急性胃肠炎、胰腺炎、脑血管意外、严重肾脏疾患、血液或腹膜透析治疗及使用某些药物如糖皮质激素、免疫抑制剂、噻嗪类利尿药等。起病时先有多尿、多饮，但多食不明显，或食欲减退，失水随病程进展逐渐加重，出现嗜睡、幻觉、定向障碍、偏盲、偏瘫等，最后陷入昏迷。血糖一般达到或超过 33.3mmol/L。

3. 慢性器官功能障碍表现　糖尿病的慢性并发症有大血管病变、微血管病变、神经病变、糖尿病足。患者可有眼、肾、神经、血管并发症及器官功能障碍的表现。大血管病变主要累及大、中动脉，引起冠心病、脑血管病、肾动脉硬化、下肢动脉硬化等。微血管病变主要引起糖尿病肾病、视网膜病变。慢性并发症是糖尿病的主要致残和致死原因。另外继发于神经病变、下肢血管病变和感染等因素的糖尿病足可致残，严重影响糖尿病患者的生活质量。

4. 感染　糖尿病患者容易发生感染，如皮肤疖、痈等化脓性感染很常见，有时可引起败血症或脓毒血症。泌尿系统感染以肾盂肾炎、膀胱炎为多见。肺结核发病率亦高，病变以渗出性为主，其进展快且易形成空洞。

（五）社区糖尿病的健康管理

1. 社区糖尿病的健康管理内容 根据《国家基本公共卫生服务规范》（第3版）的要求，糖尿病患者的社区管理内容如下。

（1）筛查：对工作中发现的2型糖尿病高危人群进行有针对性的健康教育，建议其每年至少测量1次空腹血糖，并接受医务人员的健康指导。对辖区内35岁及以上常住居民中2型糖尿病患者进行规范社区管理。

（2）随访评估：对确诊的2型糖尿病患者，每年提供4次免费空腹血糖检测，至少进行4次面对面随访（随访服务记录表见文末二维码）。

1）测量空腹血糖和血压，并评估是否存在危急情况，如出现血糖≥16.7mmol/L或血糖≤3.9mmol/L；收缩压≥180mmHg和/或舒张压≥110mmHg；意识或行为改变、呼气有烂苹果样丙酮味、心悸、出汗、食欲减退、恶心、呕吐、多饮、多尿、腹痛、有深大呼吸、皮肤潮红；持续性心动过速（心率超过100次/min）；体温超过39℃或有其他的突发异常情况，如视力突然骤降、妊娠期及哺乳期血糖高于正常值等危险情况之一，或存在不能处理的其他疾病时，须在处理后紧急转诊。对于紧急转诊者，乡镇卫生院、村卫生室、社区卫生服务中心（站）应在2周内主动随访转诊情况。

2）若不需紧急转诊，询问上次随访到此次随访期间的症状。

3）测量体重，计算体重指数（BMI），检查足背动脉搏动。

4）询问患者疾病情况和生活方式，包括心脑血管疾病、吸烟、饮酒、运动、主食摄入情况等。

5）了解患者服药情况。

（3）分类干预：根据评估结果进行分类干预。

1）对血糖控制满意（空腹血糖值<7.0mmol/L），无药物不良反应、无新发并发症或原有并发症无加重的患者，预约下一次随访。

2）对第1次出现空腹血糖控制不满意（空腹血糖值≥7.0mmol/L）或药物不良反应的患者，结合其服药依从情况进行指导，必要时增加现有药物剂量、更换或增加不同类的降血糖药物，2周时随访。

3）对连续两次出现空腹血糖控制不满意或药物不良反应难以控制以及出现新的并发症或原有并发症加重的患者，建议其转诊到上级医院，2周内主动随访转诊情况。

4）对所有患者进行针对性的健康教育，与患者一起制订生活方式改进目标并在下一次随访时评估进展。告诉患者出现哪些异常时应立即就诊。

（4）健康体检：对确诊的2型糖尿病患者，每年进行一次较全面的健康体检，体检可与随访相结合。内容包括体温、脉搏、呼吸、血压、空腹血糖、身高、体重、腰围、皮肤、浅表淋巴结、心脏、肺部、腹部等常规体格检查，并对口腔、视力、听力和运动功能等进行判断。糖尿病社区服务流程见图5-4。

2. 社区糖尿病患者健康管理的服务要求

（1）2型糖尿病患者的健康管理由医生负责，应与门诊服务相结合，对未能按照健康管理要求接受随访的患者，乡镇卫生院、村卫生室、社区卫生服务中心（站）应主动与患者联系，保证管理的连续性。

（2）随访包括预约患者到门诊就诊、电话追踪和家庭访视等方式。

（3）乡镇卫生院、村卫生室、社区卫生服务中心（站）要通过本地区社区卫生诊断和门诊

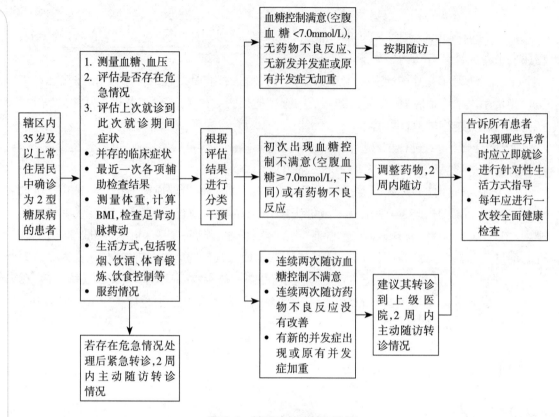

图 5-4　糖尿病社区管理流程

服务等途径筛查和发现 2 型糖尿病患者,掌握辖区内居民 2 型糖尿病的患病情况。

(4) 发挥中医药在改善临床症状、提高生活质量、防治并发症中的特色和作用,积极应用中医药方法开展 2 型糖尿病患者健康管理服务。

(5) 加强宣传,告知服务内容,使更多的患者愿意接受服务。

(6) 每次提供服务后及时将相关信息记入患者的健康档案。

3. 糖尿病患者社区管理的工作指标

(1) 2 型糖尿病患者规范管理率 = 按照规范要求进行 2 型糖尿病患者健康管理的人数 / 年内已管理的 2 型糖尿病患者人数 ×100%。

(2) 管理人群血糖控制率 = 年内最近一次随访空腹血糖达标人数 / 年内已管理的 2 型糖尿病患者人数 ×100%。

注:最近一次随访血糖指的是按照规范要求最近一次随访的血糖,若失访则判断为未达标,空腹血糖达标是指空腹血糖 <7mmol/L。

(六) 糖尿病患者的健康指导

1. 糖尿病教育　糖尿病教育可以使患者充分认识糖尿病并提高糖尿病的自我管理能力。糖尿病教育的主要形式有集体教育、个体教育、集体教育结合个体教育。控制糖尿病的发展,需要患者、家属和医务人员之间的密切合作,应为每一位患者制订一份有针对性的教育计划。

2. 饮食指导　医学营养治疗是糖尿病治疗的一项基础措施,也是糖尿病自然病程中任何阶段都必不可少的措施。

（1）饮食指导的目的：提供营养均衡的膳食、维持健康体重、维持理想的血糖水平、减少心血管疾病的危险因素。

（2）饮食指导的原则：平衡膳食,保证营养需要；避免高糖食物、油腻食物,多吃富含膳食纤维的食品；烹调以清淡为主；定时定量,少量多餐。忌烟酒,食盐 <6g/d。

3. 运动指导　运动治疗是糖尿病治疗的另一项基础措施。

（1）运动治疗的作用：运动可促进葡萄糖进入肌肉细胞,增加肌肉和组织利用葡萄糖,使血糖下降；促使肌肉利用脂肪酸,降低血清三酰甘油、极低密度脂蛋白,提高高密度脂蛋白,从而减少胆固醇,降低血压,有利于预防冠心病、动脉硬化及血栓形成等并发症的发生；改善血液循环与肌肉张力,防止骨质疏松；还可减轻患者的压力和紧张,使心情舒畅。

（2）运动治疗的原则：糖尿病患者运动应循序渐进,持之以恒；不宜参加比赛和剧烈活动；运动场地应空气新鲜,地面平整,最好与他人一起运动,发生意外时可得到及时救助；选择自己喜爱的运动项目；运动时间每周至少 150 分钟（如每周运动 5 日,每次 30 分钟）；运动强度以中等强度（50%~70% 最大心率,运动时有点用力,心跳和呼吸加快但不急促）的有氧运动为主,如慢跑、太极拳、游泳等；如无禁忌证,每周可进行 2~3 次抗阻运动（两次锻炼间隔≥48 小时）,锻炼部位应包括上肢、下肢、躯干等主要肌肉群,训练强度以中等为宜。

（3）运动中的注意事项：运动时间相对固定；运动前后应测血糖；做好准备活动；运动中出现胸痛、胸闷症状,应立即停止运动,原地休息,含服硝酸甘油,如不缓解应立即就医；发生低血糖时应立即停止运动,口服含糖饮料或食品,若不能缓解,应立即就医；空腹血糖 >16.7mmol/L 的患者、反复发生低血糖或血糖波动较大的患者、有急性并发症的患者、慢性并发症在进展期的患者不宜参加运动；运动时随身携带糖尿病急救卡,注明姓名、地址、电话号码,以便得到救助。

4. 用药指导　社区护士应向患者强调坚持长期按时服药及饮食配合的重要性,必要时家属参与提醒和督促患者。对于使用胰岛素的患者,应教会患者或家属辨认不同类型胰岛素、准确抽吸和注射,注意轮换注射部位,并定期评估注射部位,预防脂肪萎缩和硬结形成。同时要防止发生低血糖,教会患者及家属掌握低血糖的表现及处理措施。

5. 自我监测指导　患者可根据自己的治疗方案有计划有针对性地监测血糖。服用口服降血糖药的患者每周可监测空腹或餐后血糖 2~4 次；注射胰岛素的患者可根据胰岛素种类选择合适的监测方案,如使用基础胰岛素的患者应监测空腹血糖,使用预混胰岛素的患者应监测空腹和晚餐后血糖。

6. 并发症护理

（1）低血糖：是糖尿病治疗过程中常见的并发症。轻度低血糖时可出现心慌、手抖、饥饿、出冷汗等表现。严重时可昏迷、甚至死亡。预防低血糖应注意以下几点：药物治疗逐渐加量,谨慎进行调整；定时、定量进食；在体力活动前吃一些糖类食物；不要饮酒过多。如出现上述低血糖症状,意识清醒的患者应尽快口服含糖饮料,如橙汁、糖水、可乐等,或吃一些糖果、点心。意识不清的患者应立即送医院治疗。要注意检查低血糖的原因,予以纠正。

（2）糖尿病足：糖尿病患者因血管病变和神经病变造成足部供血不足,感觉缺失并伴有感染。糖尿病足的主要表现有下肢疼痛、皮肤溃疡,间歇跛行和足部坏疽。创口久不愈合,严重者不得不截肢致残。预防糖尿病足要做到：经常检查双脚；鞋袜要舒适；正确修剪脚趾甲；每天坚持小腿和足部运动 30~60 分钟；小心处理伤口。对于小伤口应先用消毒剂（如乙醇）彻底清洁,然后用无菌纱布覆盖。避免使用强烈刺激性的消毒剂。不要使用深色消毒剂,以免药品的颜色遮盖伤口感染的征兆。不要使用鸡眼膏等腐蚀性药物,以免发生皮肤溃疡。若伤口在2~3天仍未愈合,应尽早就医。同时要每日做足部检查,及时发现微小损伤和感染,以便采取处理措施。

知识链接

糖尿病足病的 Wagner 分级

分级	临床表现
0 级	有发生足溃疡的危险因素,但目前无溃疡
1 级	足部表浅溃疡,无感染征象,突出表现为神经性溃疡
2 级	较深溃疡,常合并软组织感染,无骨髓炎或深部脓肿
3 级	深部溃疡,有脓肿或骨髓炎
4 级	局限性坏疽(趾、足跟或前足背),其特征为缺血性坏疽,通常合并神经病变
5 级	全足坏疽

（3）感染的预防护理:要注意保持皮肤清洁,做到勤洗澡,勤换衣服,衣服要柔软、透气,避免皮肤感染;做好口腔护理,保持口腔清洁,做到勤漱口、刷牙,防止口腔感染;保持会阴部清洁,特别是女性患者要勤清洗会阴,防止发生会阴及泌尿系感染;同时要做好足部护理,防止足部感染或损伤导致糖尿病足;避免与结核患者接触,防止发生肺结核。

三、冠心病

冠状动脉粥样硬化性心脏病(coronary atherosclerotic heart disease)简称冠心病,又称缺血性心脏病,是指冠状动脉粥样硬化,使血管腔狭窄或阻塞,和/或冠状动脉功能改变(痉挛)导致心肌缺血、缺氧,甚至坏死而引起的心脏病。1979 年 WHO 将冠心病分为无症状性冠心病、心绞痛、心肌梗死、缺血性心肌病和猝死五种类型。近几年趋向于根据发病特点和治疗原则将本病分为两大类:慢性冠脉疾病和急性冠脉综合征。前者包括稳定型心绞痛、缺血性心肌病、隐匿性冠心病等;后者包括不稳定型心绞痛、非 ST 段抬高心肌梗死、ST 段抬高心肌梗死和冠心病猝死。

(一) 危险因素

冠心病的主要病因是冠状动脉粥样硬化。促使动脉粥样硬化的因素很多,主要的危险因素包括以下两大方面。

1. 不可改变的危险因素

（1）年龄:任何年龄均可发生,但40岁以上的中老年人多见,50岁以后进展较快。致死性心肌梗死患者中约4/5是65岁以上的老年人。

（2）性别:男性多于女性,男性冠心病的死亡率为女性的2倍,但女性绝经后发病率与男性相同。

（3）遗传:动脉粥样硬化有家族聚集倾向,具有早发冠心病家族史(男60岁前,女50岁前)的子女易患冠心病。

2. 可改变的危险因素

（1）血脂异常：目前认为与冠状动脉粥样硬化形成关系密切的血脂异常包括高胆固醇血症、高三酰甘油血症、低密度和极低密度脂蛋白增高、高密度脂蛋白降低。

（2）高血压：高血压与冠心病的发病密切相关，冠状动脉粥样硬化患者中 60%~70% 有高血压，高血压患者患冠心病较血压正常者高 3~4 倍，收缩压和舒张压增高都与本病关系密切。

（3）糖尿病：由于糖尿病患者多伴有血脂代谢紊乱，同时高血糖对动脉血管内膜的损伤、凝血因子Ⅷ增高、血小板黏附增加，使动脉硬化发病率明显增加。冠心病是糖尿病的重要并发症，糖尿病患者中粥样硬化发生较早并更为常见。

（4）吸烟：本病的发病率和病死率吸烟者比不吸烟者高 2~6 倍，且与每日吸烟的支数成正比。主要由于吸烟可造成动脉壁氧含量不足，促进动脉硬化的形成；烟草中的尼古丁可使心率加快，心肌耗氧量增加，外围血管和冠状动脉收缩，并使血压升高；另外，还可以使血液中一氧化碳浓度增高，导致血液携氧能力下降，诱发和加重动脉粥样硬化。被动吸烟也是冠心病的危险因素。

（5）体力活动减少：缺乏运动常与肥胖、血中高密度脂蛋白减少有关。不同职业的发病率回顾性研究表明，久坐的职业人员与体力活动较多的职业相比，冠心病的危险增加 1.9 倍。从事中等度的体力活动的人冠心病的病死率比活动少的人降低 1/3。

（6）肥胖：肥胖多并发血脂异常、高血压等。体重超过标准体重的 20% 者易患冠心病，尤其是短期内体重明显增加者。

（7）饮食习惯：胆固醇、动物脂肪、饱和脂肪酸及热量摄入过多而体力活动较少的人易发生营养过剩，导致肥胖，使冠心病发病率增高。

（8）性格和社会心理因素：研究表明 A 型性格与冠心病发生有直接关系，并与长期焦虑、性情急躁、争胜心和竞争性强不善于劳逸结合等社会心理因素有关。

（二）流行病学特点

近年来，中国冠心病的发病率和死亡率迅速上升，严重威胁人们的健康。2017 年城市居民冠心病死亡率为 115.32/10 万，农村居民冠心病死亡率为 122.04/10 万。《中国心血管健康与疾病报告 2019》中推算冠心病现患病人数达到 1 100 万。冠心病多发生在 40 岁以后，男性多于女性，脑力劳动者多于体力劳动者，城市多于农村，北方高于南方。随着生活方式的改变，冠心病发病率还呈现出年轻化趋势。

（三）诊断

主要通过临床表现、心肌酶学检查和心电图诊断心绞痛或心肌梗死。近年来，发展了许多新的检查方法和技术，如放射性核素检查、超声心动图、冠状动脉造影、血管内超声等。其中冠状动脉造影是诊断冠心病的"金标准"。

（四）临床表现

1. 疼痛　主要表现为发作性胸痛或胸部不适。疼痛多位于胸骨中、上段，可波及心前区或放射至左肩部，疼痛可表现为压榨性紧缩、发闷感，有时可呈窒息样且伴有濒死感。心绞痛持续时间多为 3~5 分钟，一般不超过 15 分钟，休息或服硝酸甘油可缓解；心肌梗死表现为胸痛症状持久而严重，休息和服硝酸甘油不能缓解。

2. 心律失常　见于 75%~95% 的患者，多发生在起病 1~2 天，尤以 24 小时内最多见，可伴乏力、头晕、晕厥等症状。以室性心律失常最多，尤其是室性期前收缩。前壁心肌梗死易发生室性心律失常,下壁心肌梗死易发生房室传导阻滞。这些都是导致急性心肌梗死患者死亡的主要原因。

3. 心力衰竭 发生率为32%~48%。主要是急性左心衰竭,可发生于最初几天内,或在疼痛、休克好转阶段出现。患者突然出现呼吸困难、咳嗽、发绀、烦躁等,严重者可发生肺水肿,随后可发生右心衰竭表现。

4. 低血压和休克 心肌梗死多在起病后数小时至1周内可出现因疼痛引起的血压下降,休克的发生率约20%,主要为心源性休克,为心肌广泛(40%以上)坏死,心排血量急剧下降所致。若疼痛缓解而收缩压仍低于80mmHg,有烦躁不安,面色苍白,皮肤湿冷,脉搏细速,大汗淋漓,尿量减少(少于20ml/h),神志迟钝,甚至昏厥者,则为休克表现。

（五）冠心病患者的健康指导

1. 疼痛发作时的护理 当心绞痛发作时,指导患者及家属立即采取有效的控制方法,首先稳定患者的情绪,让患者卧床休息,保持环境安静,并迅速舌下含服硝酸甘油0.3~0.6mg,每5分钟含服1次直至症状缓解,15分钟内含服最大剂量不超过1.2mg,有条件的给予氧气吸入。心绞痛反复或持续发作者,或有心肌梗死的及时送医院治疗。

2. 家庭用药指导 指导冠心病患者及家属提高服药的依从性,督促患者按时服药,不要自行增减药量。提醒患者外出时随身携带硝酸甘油、速效救心丸等药物。硝酸甘油见光易分解,应装在棕色避光瓶内放置于干燥处。

3. 建立良好的生活方式 要帮助患者改变不良生活方式,建立良好的生活方式。

（1）合理膳食:宜摄入低热量、低盐、低脂、低胆固醇富含维生素和纤维素的食物,多吃新鲜蔬菜、水果及粗纤维食物,如芹菜、粗粮等,避免暴饮暴食,少食多餐,忌食兴奋及刺激性食物或饮料。

（2）控制体重:超重者要改变饮食结构,适当控制饮食量,增加体力活动,减轻体重。减重治疗的首次目标为体重较基线下降5%~10%,最终将体重指数控制在18.5~24.9kg/m²。

（3）适当运动:建议患者每周至少5天进行30~60分钟中等强度的有氧训练,例如骑自行车、散步、做广播操、游泳等。应根据患者的具体情况决定活动量和时间,要循序渐进,持之以恒。

（4）戒烟、限酒:积极劝导患者戒烟,并监督实施戒烟计划,同时也要防止患者被动吸烟,限制饮酒。

（5）心理指导:指导患者保持乐观、平和、舒畅的心情,正确对待疾病。指导家属要积极支持和配合患者,为患者创造一个良好的身心修养环境,如患者出现紧张、焦虑或烦躁等不良情绪时,应予以理解,并设法给予疏导,减轻患者的压力。

（6）日常生活指导:指导患者洗澡时水温要适中,不宜过高或过低,洗澡的时间要适当,一般不超过半小时,以免加重心脏负担。平时要预防和治疗便秘,最好使用坐式马桶,不要用力排便,以免诱发心绞痛。要注意休息,避免劳累。

四、脑血管疾病

脑血管疾病(cerebral vascular diseases,CVD)是由各种病因使脑血管发生病变而导致脑部神经功能受损的一组疾病,亦称中风、脑卒中或脑血管意外。脑血管疾病是神经系统的常见病和多发病,也是导致人类死亡的三大主要疾病之一。按病变性质将脑血管疾病分为出血性脑血管病和缺血性脑血管病,前者包括脑出血和蛛网膜下腔出血;后者包括短暂性脑缺血发作、脑梗死(脑血栓形成、脑栓塞、腔隙性脑梗死)。临床上以脑血栓形成最常见,以脑出血病情最严重。脑血管疾病是社区常见病、多发病,病死率和致残率均高,严重危害人们的健康。本病与心脏病、恶性肿瘤构成人类的三大致死疾病。

（一）病因与危险因素

1. 病因　依据解剖结构和发病机制,可将脑血管疾病的病因归为以下几类。

(1) 血管壁病变:动脉粥样硬化及高血压性动脉硬化最常见,其次为动脉炎(钩端螺旋体、风湿、结核、梅毒)、发育异常(先天性脑动脉瘤、脑动脉畸形)、外伤所致的动脉损害等。

(2) 血液流变学异常及血液成分改变:血液黏滞度增高,如高脂血症、高血糖症、高蛋白血症、白血病、严重贫血、红细胞增多症等;凝血机制异常,如血小板减少性紫癜、血友病、使用抗凝剂、DIC 等。此外妊娠、产后及术后也可出现高凝状态。

(3) 血流动力学改变和心脏病:如高血压、低血压或血压急骤波动、心功能障碍、心律失常等。

(4) 其他:如各种栓子(如空气、脂肪、肿瘤和寄生虫等)引起的脑栓塞、脑血管痉挛,颈椎病、肿瘤等压迫大血管影响供血等。

2. 危险因素　我国近年来在城市和农村广泛进行神经流行病学调查和病例对照分析,对脑血管疾病的危险因素获得了进一步的了解。共有以下两类危险因素。

(1) 一类是无法干预的因素,如高龄、性别、卒中家族史等。

(2) 另一类是可以干预的因素,具体如下。

1) 高血压:是最重要的、独立的危险因素,无论是收缩压或舒张压,升高都与脑血管疾病的发生率成正比。高血压对于出血性和缺血性脑血管疾病都是重要的发病原因。

2) 心脏病:是世界公认的脑血管疾病危险因素,如心脏瓣膜病、冠心病、高血压心脏病、心律失常、心力衰竭等。心脏病诱发脑血管疾病的原因有心源性栓子脱落发生脑栓塞;在动脉硬化及心脏病的基础上,由血流动力学及血液黏稠度的改变易诱发脑血栓形成。

3) 糖尿病:是缺血性脑血管疾病的主要危险因素。糖尿病可引起人体大血管发生动脉粥样硬化及微血管病变,又可使血液凝固性和血液黏稠度增加因而易形成脑血栓。

4) 高胆固醇血症和高脂血症:高脂血症可增加血液黏稠度,加速脑动脉硬化的发生。高胆固醇血症,特别是低密度脂蛋白(LDL)水平增加与缺血性脑血管疾病发生有关。

5) 短暂性脑缺血发作(TIA):TIA 是各种脑血管疾病特别是缺血性脑血管疾病的危险因素。约 20% 脑梗死患者有 TIA 病史;TIA 患者脑血管疾病的年发病率为 1%~5%;TIA 发生越频繁,发生脑血管疾病的风险越高。

6) 吸烟与饮酒:吸烟可提高血浆纤维蛋白原的含量,增加血液黏稠度及血管壁的损伤;尼古丁刺激交感神经使血管收缩,血压升高;脑血管疾病的危险性与吸烟量及持续时间有关。酗酒可引起血压升高,酗酒者脑血管疾病的发病率是一般人的 4~5 倍,特别是可增加出血性脑血管疾病的危险。

7) 其他因素:包括体力活动减少,饮食(高盐、高脂、高胆固醇)、肥胖、药物滥用及社会心理因素等。

（二）流行病学特点

2018 年,中国脑血管病的死亡率为 149.49/10 万,造成 157 万人死亡。脑血管疾病已成为继恶性肿瘤和心脏病之后我国居民的第三位死亡原因。2017 年中国卒中流行病学调查结果显示,我国年龄标化患病率、发病率和死亡率分别为 1 114.8/(10 万人·年)、246.8/(10 万

笔记栏

人·年)、114.8/(10万人·年)。农村居民的卒中发病率[298.2/(10万人·年)]显著高于城市居民[203.6/(10万人·年)]。

脑卒中也是重要的严重致残疾病。据统计,在存活的脑血管疾病患者中,约3/4的患者有不同程度地丧失劳动力,其中重度致残约占40%,给社会和家庭带来极大负担。我国脑卒中发病率北方高于南方、西部高于东部,且寒冷季节发病率高,尤其是出血性脑卒中的季节性更为明显。男性脑卒中的发病率和死亡率明显高于女性,男女之比为(1.3~1.7):1。脑卒中的发病率、死亡率和患病率与年龄呈正相关。

（三）诊断

根据病史、临床表现怀疑为脑卒中的患者应尽快进行头颅CT检查;对蛛网膜下腔出血的患者应争取进行数字减影全脑血管造影或磁共振成像检查,以明确出血原因及病变性质。对条件不具备又需要尽快明确诊断者,可行腰穿。

（四）临床表现

1. 脑卒中的先兆症状　大约60%以上患者在发病之前数小时至1个月内可能出现先兆症状,如面部、手臂或腿部麻木,尤其是身体单侧;说话困难或理解困难;单眼或双眼视力出现问题,视物不清;行走困难,头晕眼花,失去平衡或协调能力;不明原因的剧烈头痛等。

2. 出血性脑卒中的临床表现　脑出血多突然发病,症状在数分钟至数小时内达高峰,多有血压明显升高,常有头痛、呕吐、肢体瘫痪、失语和意识障碍。临床表现轻重主要取决于出血量和出血部位。蛛网膜下腔出血时突发头部剧烈胀痛或炸裂样痛,位于前额、枕部或全头部,常伴恶心、喷射状呕吐。50%的患者发病时有短暂的意识障碍或烦躁、谵妄等精神症状,脑膜刺激征。

3. 缺血性脑卒中的临床表现　脑血栓形成的患者多在安静状态下发病,发病较缓,有先兆症状,意识清楚,偏瘫,失语,症状和体征因受累血管不同而不同。脑梗死的患者有心肌梗死等病史,发病急、偏瘫、短暂意识丧失、肢体抽搐。

（五）脑血管疾病患者的健康指导

1. 家庭日常生活护理　指导患者及家属进行生活护理,长期卧床患者要定时翻身,按摩,对突出的易受压部位使用气圈、气垫等,床铺要保持清洁干燥,防止压疮发生。保持口腔清洁,饭后及时漱口,及时清除呼吸道分泌物,并定时翻身、拍背,促进排痰,预防呼吸道感染及肺炎的发生。指导患者使用方便的生活用具,如拐杖、轮椅,吃饭时可选用汤勺等。

2. 饮食护理　脑卒中的患者要摄入足够的营养和水分。评估患者的呕吐反射与吞咽情况,对口腔、咽喉部有部分瘫痪的患者,要耐心地喂饭,让患者取半卧位,将食物放入患者口中的健侧,慢慢咽下,不要催促患者,避免发生呛咳或吸入。患者常常害怕呛入或因进食困难,感到窘迫或挫折,拒绝进食或进食减少,无法获得足够的营养。鼓励患者尽量自己进食、适量多进食,对无法吞咽,不能进食的患者,应协助及鼓励患者进行鼻饲。

3. 康复护理　康复治疗是脑血管疾病治疗的重要组成部分,通过康复治疗可促使神经功能恢复和代偿,最大限度地减少其损害,减轻残疾程度。社区护理人员应到患者家中进行康复护理。与患者、照顾者一起制订康复护理计划,身体条件允许的患者可以到社区医院的康复训练室,在专业康复师的指导下,进行康复训练,并与康复治疗人员积极配合,协同工作,做好患者的康复护理,达到回归家庭、回归社会的目标。

（1）肢体功能锻炼:保持卧床患者身体各关节功能位,注意瘫痪肢体的位置摆放,防止关节变形而失去功能。系统进行患侧肢体运动,在瘫痪期间可早期进行被动运动,原则是:先上肢后下肢,先大关节后小关节,运动幅度由弱到强,运动时间由短到长,逐渐增加活动量,鼓励患者多使用患肢,以加强患肢的肌力。具体有床上与床边活动、坐位活动、站立活动、减重步行训练、平行杠内行走等。使患者主动活动和被动活动相结合,床上锻炼和下地锻炼相结合,全身锻炼和局部锻炼相结合。鼓励患者完成力所能及的日常生活活动,如床上移动、翻身、坐起、吃饭、梳头等,循序渐进,坚持锻炼,以逐渐恢复生活自理。

(2) 语言功能锻炼:指导家属与失语患者说话时要有耐心,不要催促患者,给患者充分的思考和反应时间。与患者讲话时,语言尽量简练、易懂,不要过于复杂。要与患者交谈其最感兴趣的话题,鼓励患者讲话。在交流过程中,要维持双目接触,也可利用手势等身体语言进行沟通,患者在回答问题时可以用最简单的词语回答,如"是"或"否",并多鼓励患者,减轻其挫折感,增加患者的自信心。对失语患者可采用发音训练,可从字、词开始,然后句子,强化刺激,反复矫正直至患者理解。

(3) 排便功能训练:保证患者有充足的入量,使排尿次数增加,以防泌尿系统感染,晚间适当减少饮水,以免影响患者夜间睡眠。保持会阴部清洁,指导患者按时排尿。尿失禁的患者要勤换衣裤和床单,女患者要及时清洗外阴。也可间歇导尿,以增强膀胱括约肌的功能。防止便秘,应增加患者饮水量及粗纤维食物的摄入量,并养成定时排便的习惯,利用胃结肠反射,于每日早餐后 30 分钟排便可增强训练效果。

4. 心理护理　脑血管疾病患者,不仅存在着不同程度的语言、肢体功能障碍,同样也存在着不同程度的心理功能障碍,并引起患者社会适应能力障碍。社区护士应指导家属关心患者,不要嫌弃,为患者创造良好的生活环境,有利于患者的康复,提高患者的自我适应能力和社会适应能力。

五、慢性阻塞性肺疾病

慢性阻塞性肺疾病(chronic obstructive pulmonary disease,COPD)是由慢性支气管炎或肺气肿所导致的以气流受限为特征的一组疾病。气流受限一般呈进行性发展,可伴有气道高反应性。COPD 是一种反复发作、病情不断恶化的慢性疾病,每次发作之后,临床症状有所缓解,但往往肺功能继续恶化,最终导致肺源性心脏病。COPD 是呼吸系统的常见病和多发病,严重影响患者的生活质量。

(一)危险因素

COPD 的确切发病原因至今尚不清楚,可能是多种环境因素与机体自身因素长期相互作用的结果。

1. 吸烟　是重要的危险因素,同时也是发病最主要的原因之一。根据流行病学调查,吸烟者死于肺气肿的概率较不吸烟者大 10 倍,吸烟时间越长、量越大死亡率越高。

2. 大气污染　职业粉尘和化学物质,如烟雾、过敏原、工业废气及室内空气污染等,浓度过高或接触时间过长时,均可导致 COPD 的发生。

3. 感染　感染是 COPD 发生发展的重要因素之一,长期、反复感染,尤其是病毒、细菌和支原体感染是本病急性加重的主要因素。

4. 其他因素　如机体防御和免疫功能减低、自主神经功能失调、营养、气温变化也可诱发 COPD 的发生和加重。

(二)流行病学特点

COPD 目前居世界死亡原因的第四位,在我国居死亡原因的第三位,居农村死因的首位。

全世界的 COPD 发病率和死亡率呈现逐年增加趋势,2018 年我国 40 岁以上人群 COPD 患病率已达到 13.7%,且有上升趋势,发病率随年龄的增长而增加,给社会生产和经济带来了巨大损失。COPD 的患病率和病死率男性高于女性;我国北方高于南方,农村较城市高,山区较平原高。现阶段我国 COPD 病死率仍有逐年上升趋势,预计到 2033 年我国将有 6 500 万人死于 COPD。

（三）临床表现

1. 咳嗽、咳痰　慢性咳嗽随病情的发展可终身不愈,常晨间咳嗽明显,夜间有阵咳或排痰。一般为白色黏液或浆液性泡沫痰,偶可带血丝,清晨排痰较多。急性发作期痰量增多,可有脓性痰。

2. 气短或呼吸困难　早期在较剧烈活动时出现,后逐渐加重,以致在日常活动甚至休息时也感到气短,是 COPD 的标志性症状。

3. 肺气肿的体征　早期可无异常,随着疾病进展出现以下体征:桶状胸,呼吸浅快;触觉语颤减弱或消失;叩诊过清音,心浊音界缩小,肺下界和肝浊音界下降;两肺呼吸音减弱,呼气延长,可闻及干啰音和 / 或湿啰音。

4. 其他表现　晚期有疲劳、体重下降,食欲减退等。

（四）诊断

主要根据存在吸烟等高危因素、临床症状、体征及肺功能检查等综合分析确定。不完全可逆的气流受限是 COPD 诊断的必备条件。吸入支气管舒张药 $FEV_1/FVC<70\%$ 及 $FEV_1<80\%$ 预计值可确定为不完全可逆的气流受限。有少数患者无咳嗽、咳痰症状,仅在肺功能检查时 $FEV_1/FVC<70\%$,除外其他疾病后,也可诊断 COPD。

（五）COPD 患者的健康指导

1. 家庭护理指导　①保持室内空气清新,每天定时通风 2 次,每次 15~30 分钟,避免刺激性气体、烟尘等,保持室内温度 18~20℃,湿度 50%~60%。②指导患者采取舒适体位,保证充足睡眠;视患者具体情况适当安排活动量,以不感到疲劳为宜,可针对不同的季节进行循序渐进的耐寒锻炼,根据患者病情选择适宜的锻炼方式,如行走、慢跑、骑自行车、做操、打太极拳等,逐渐提高患者呼吸肌耐力,改善肺功能。③注意合理饮食,保证充足的营养以利于身体的恢复,给予高蛋白、高热量、富含维生素、易消化的食物;少食多餐,以免过饱引起不适;避免食物过冷、过热、生硬;避免食用汽水、啤酒、豆类、马铃薯等易产气的食品,以防腹胀影响膈肌运动。忌烟、酒、油炸等刺激性食物。④注重患者个人卫生,加强口腔护理及皮肤护理,预防感染。⑤提高患者的抗病能力,可在初春、秋末及发病前用药,如注射疫苗等,提高机体免疫力和预防感冒。⑥鼓励患者坚持治疗,按时服药,定期体检,加强康复训练,最大限度地改善患者的预后。

2. 肺呼吸功能健康指导

（1）教会患者有效咳嗽及排痰:指导患者尽可能取坐位,先缓慢深呼吸(腹式呼吸),然后屏气片刻,躯干前倾,将两臂屈曲用肘部轻轻向两下肋部加压,突然咳嗽时腹壁内陷,连续咳嗽 2~3 声,张口咳出痰液。

（2）呼吸肌训练:加强胸、膈呼吸肌肌力和耐力,改善呼吸功能。

1）腹式呼吸训练:训练时让患者取立位、坐位或半卧位。指导患者用鼻吸气,经口呼气,呼吸要缓慢、均匀,切勿用力呼气。一手放于腹部,另一手放于胸前,吸气时尽力挺腹,胸部不动。呼气时腹部内陷,尽量将气呼出,吸与呼时间之比为 1:2 或 1:3。每分钟呼吸速度保持在 7~8 次,可减少能量消耗。每日 2 次,每次 10~20 分钟,随后可增加训练次数和时间。

2) 缩唇呼气法:在呼气时将口唇缩成吹笛状,使气体经缩窄的口唇缓慢呼出,其作用是提高呼气时支气管内压,防止小气道过早陷闭,利于肺泡气的排出,改善肺泡有效通气量。吸气和呼气时间比 1∶2 或 1∶3,尽量深吸慢呼,每分钟 7~8 次,每次 10~20 分钟,每天 2 次。

3. 家庭氧疗的指导 长期家庭氧疗可提高患者的生活质量,延长寿命。指导患者进行家庭氧疗,告知患者长期家庭氧疗的目的、作用和注意事项。采用鼻导管持续低流量、低浓度吸氧,氧流量 1~2L/min,浓度在 25%~29%,每天持续 15 小时以上,保持流量和浓度恒定。用氧要注意安全,严格做到防火、防热、防油和防震,防止发生意外。鼻导管要每天更换,防止阻塞。氧气装置定期更换、清洗和消毒,防止感染。

4. 心理指导 COPD 患者由于长期缺氧,患者感到生命受到威胁,甚至对治疗失去信心和勇气。病情较轻处于疾病代偿期的患者,往往抱有侥幸心理,对疾病的预防和康复不重视,而不能有效控制疾病的发展。因此,要做好患者的心理指导,使患者在短时间内接受现实,稳定情绪,积极主动预防疾病发作,坚持治疗和康复训练,最大限度地改变疾病的预后和身心状况。

六、肿瘤

肿瘤(tumour)是机体在各种致瘤因素的作用下,局部组织细胞在基因水平上失去了对其生长的正常调控,导致细胞异常增生而形成的新生物。肿瘤可分为良性肿瘤和恶性肿瘤。良性肿瘤的生长能力有一定限度,通常为局部膨胀性生长,生长速度比较缓慢,它可以压迫邻近组织器官,但通常不致侵蚀破坏邻近组织,也不向远处转移,因此危害性比较小。恶性肿瘤(也称癌症)则往往增长迅速,并且有侵略性(向周围组织浸润)及转移性,如未经有效治疗,通常导致死亡。本节主要讨论恶性肿瘤,即癌症。

(一)危险因素

肿瘤的致病因素十分复杂,一个肿瘤的形成可能涉及几种因素。同一类型的肿瘤,在不同的个体、不同器官可以由不同的因素引起。相反,同一致癌因素也可引起不同类型的肿瘤。概括起来有两大因素:外界致癌因素和机体内在因素。

1. 外界致癌因素

(1) 化学致癌物:化学致癌因素在人类恶性肿瘤的病因中占有重要地位。目前发现的致癌物质达 1 000 多种,分布非常广泛。常见的化学致癌物有以下几类:芳香烃类化合物、芳香胺类化合物、亚硝基化合物等。

(2) 物理因素:①电离辐射。长期接触 X 线及镭、铀、钴等放射性同位素可引起癌症。②纤维性物质。长期大量吸入石棉、玻璃纤维、氧化铝等可诱发肺癌。③日光和紫外线。长期暴露增加皮肤癌的发病。

(3) 生物因素:①病毒。一些病毒含有癌基因,这些癌基因整合到人体细胞的遗传物质上,可使细胞发生癌变。②真菌。黄霉菌产生的黄霉菌素是肝癌肯定的致癌物质。其他如交链孢霉、杂色曲霉等产生的毒素都有诱癌作用。

(4) 生活中有致癌作用的行为或物质:①吸烟。许多研究已经证实吸烟是致癌因素。焦油中含有多种致癌物质,当烟草燃烧的烟雾被吸入时,焦油颗粒便附着在支气管黏膜上,经长期刺激,可诱发癌变。吸烟年龄越早,量越大,时间越长,越易诱发恶性肿瘤。②膳食不合理。膳食不合理是仅次于吸烟的第二个重要的、可避免的癌症危险因素。人类癌症中约有 1/3 与膳食不当有关。近年来,随着经济发展和人民生活的改善,居民的膳食结构及生活方式发生了明显的"西方化"趋势,城市和富裕农村中超重和肥胖已成为重要的公共卫生问题,同时也是结直肠癌及乳腺癌发病率上升的重要原因。而在贫困地区,一些营养素的缺乏与某些癌症的高发密切相关(如硒的缺乏与食管癌)。另外,过多食用酸菜或剩菜、霉变的花生等粮食作物;食用或饮用带染料的食品和饮料;偏食烤制和熏制的肉类等也是重要的致癌因素。

2. 机体内在因素 引起癌症的因素很多,环境因素很重要,但人群生活在同一种环境,只有少数人患癌症,这说明癌症的发生与机体的内在因素有一定的关系;外界致癌因素作用于人群中易感者才能引发癌症的发生。与癌症发生的内在因素有以下几种。

(1) 遗传因素:流行病学调查发现,有些恶性肿瘤有明显的家族聚集性,有些存在着明显的种族差异,这说明恶性肿瘤有一定的遗传性。

(2) 激素紊乱:性激素与人类常见恶性肿瘤的发生和发展密切相关。如女性的乳腺癌、子宫内膜癌,以及男性的前列腺癌等。

(3) 免疫功能低下:研究发现,先天免疫缺陷、艾滋病或因器官移植等使用免疫抑制剂的患者,恶性肿瘤的发病率比一般人显著增加。

(4) 心理因素:长期焦虑、悲伤、抑郁、绝望、愤怒等不良情绪与恶性肿瘤的发生有关。

(二) 流行病学特点

1. 癌症的发病及分布规律 癌症作为全球第 2 大死亡原因,其死亡例数和发病例数逐年上升。据世界卫生组织估计,在未来 20 年中,全球癌症例数可能会增加 60%,防控形势不可松懈。全世界每年约有 700 万人新患癌症,500 多万人死于癌症。全球最常见癌症依次为肺癌、乳腺癌、结直肠癌、前列腺癌、胃癌和宫颈癌。与全球癌症谱不同,根据 2015 年中国恶性肿瘤报告,中国最常见的癌症依次为肺癌、胃癌、结直肠癌、肝癌、乳腺癌和食管癌,消化道癌症多见,这可能与文化、饮食模式、摄入食物营养素低及食品污染相关。并且肿瘤的分布具有地理独特性,华东以肝癌为主;华南以鼻咽癌为主;华北以食管癌为主;东北以胃癌为首,其次是肺癌、宫颈癌;西北以消化道肿瘤为主。

2. 人群分布特点 任何年龄均可患病,但大多数肿瘤的发病危险性随年龄增长而增大。一般恶性肿瘤,男性比女性高发。在各部位肿瘤中,以上消化道和呼吸道肿瘤男性发病率显著高于女性;女性的多发肿瘤有乳腺、生殖器官、胆囊和甲状腺肿瘤。

(三) 临床表现

大多数癌症早期无特殊症状,晚期癌症患者根据癌症原发及转移部位不同会出现各种局部症状,同时伴随有一些全身症状,如疼痛、疲乏、恶病质等。几种常见恶性肿瘤的发病特点及早期症状如下。

1. 肺癌 是最常见的恶性肿瘤之一,40 岁以上多发,男性多于女性。发病与吸烟和大气污染有直接关系。早期症状有顽固性咳嗽、咯血或痰中带血、发热、固定胸痛、胸闷等。

2. 食管癌 在我国太行山周围地区是高发区,发病在 30 岁以下少见,随年龄增长发病率迅速增高,以男性多见。其早期症状有吞咽食物有哽噎感,进食时在食管某一部位有异物停留感或在胸骨后、心窝部有刺痛、烧灼或摩擦样疼痛,食管内有异物感,咽部干燥与颈部紧缩感。

3. 胃癌 我国是胃癌的高发国家。其主要发生在 45 岁以上,男性多于女性,早期常无明显症状,如有新近出现上腹部不适和疼痛、消瘦、食欲减退,应建议患者做进一步检查。

4. 原发性肝癌　我国肝癌的发病沿海高于内地,东南和东北高于西北、华北和西南,男性发病高于女性。临床上若出现不易治愈的消化不良或有进行性肝大、黄疸、持续性肝区疼痛,特别是 30 岁以上的患者,应考虑肝癌的可能。

5. 乳腺癌　乳腺癌主要发生于女性,是妇女中最常见的恶性肿瘤。妇女月经初潮前很少,在 20 岁以后发病率逐年上升。20 岁以后妇女如果发现乳房上(特别是外上象限)出现单发小肿块,触之较硬且不易活动,表面皮肤凹陷有橘皮样改变,乳头糜烂、回缩及溢液等,应疑诊为乳腺癌。

6. 宫颈癌　是妇女中仅次于乳腺癌的第二个恶性肿瘤。20~50 岁已婚妇女多发。早期一般无特殊表现,能引起患者注意的有不规则阴道出血、性交后出血、阴道排液增多等,尤其发生在绝经后,应怀疑宫颈癌。妇女应定期做宫颈检查,是发现早期宫颈癌的有效方法。

7. 白血病　在我国白血病的发病率为(2.6~2.9)/10 万,男性高于女性,白血病的发病也有随年龄增长而增加的特征。不同类型的白血病年龄分布不同,如急性淋巴细胞白血病在我国主要见于儿童及青少年。白血病的主要表现有先后出现不明原因的出血(鼻腔、牙龈、妇女月经过多、损伤后出血不止等)、贫血、发热和肝脾及淋巴结肿大。

(四)诊断

癌症的诊断方法包括影像学检查、病理检查、内镜检查、放射免疫学检查等。相当一部分肿瘤可以通过详细询问病史、全面的体格检查而被发现。另外,通过开展区域性防癌普查,能够发现早期癌症患者,使患者得到早期治疗,对提高癌症患者的生存率非常重要。

(五)癌症的健康指导

1. 日常生活指导　生活环境应整洁舒适;饮食给予清淡易消化的高热量、高蛋白、高维生素可口的食物,少食多餐,并鼓励患者主动进食,不能进食或呕吐严重者可静脉补充营养;每天应根据身体情况适当运动,行动不便的患者也应经常到户外晒太阳和呼吸新鲜空气。乐观、良好的心态对于癌症患者的康复和提高生活质量是非常有益的。社区护士可以把社区内的癌症患者组织起来,开展各种活动,让他们互相交流抗癌经验及康复体会。

2. 手术后患者的护理　社区护士要了解患者所接受的手术的方式、范围,评估患者伤口愈合情况,制订护理计划。如果患者有造口,指导患者和家属正确的护理方法。

3. 放疗与化疗患者的护理　告知患者放疗和化疗方案及常见副作用及其出现时间并掌握应对措施。当副作用严重时,指导患者及时就医。指导患者保持口腔清洁,防止并发感染。

4. 带有管道患者的护理　部分处于化疗间歇期的患者可能带有深静脉插管或静脉高营养管道回家休养。教会患者及照顾者观察感染征象,注意保持局部干燥。

5. 癌症患者的康复护理　一些术后患者需要进行康复,如乳腺癌患者需要进行上肢功能的锻炼;喉癌术后患者需要接受人工喉发音的训练。社区护士要了解患者的需要,制订个体化康复护理计划,协助患者恢复功能,必要时为患者联系专业康复师。

6. 临终患者的护理

(1)满足患者的需要:对于临终患者生理上、精神上、心理上的要求,社区护士应与家属配合,尽量满足,让患者在生命的最后时刻保持做人的尊严,没有遗憾地离去。

(2)缓解症状:主要是疼痛及其他一些癌症常见症状的控制。世界卫生组织建议采用"三阶梯镇痛法"提高镇痛效果。社区护士应及时准确地评估患者的疼痛程度,和医生一起制订个体化用药方案,正确选择给药时间与途径,注意观察患者用药后的反应。某些非药物方法也有一定的镇痛效果,例如放松疗法、音乐疗法、生物反馈、针刺疗法等。另外,通过有效交流,用同情、安慰、鼓励和分散注意力等方法也可消除患者对疼痛的恐惧感,提高其痛阈。呼吸困难是临终患者的另一个常见症状,呼吸困难得不到缓解的患者会有濒死感。可给予患者低流量低浓度吸氧。雾化吸入、人工辅助呼吸及必要时气管切开均有助于缓解呼吸困难。患者的居住环境要整洁、室内保持适宜的温湿度,空气新鲜。

(3) 精神安慰:临终患者更需要精神安慰,护士应了解患者面对死亡时的各种心理反应,鼓励患者说出他们内心的忧虑和痛苦,帮助他们从对死亡的恐惧与不安中解脱出来,使他们能够平静、安详地离去。

(4) 安慰家属:临终患者家属也需要护士的安慰与帮助。他们长时间照顾亲人,目睹亲人的病痛,又面临失去亲人的悲痛,同样会出现心理反应。护士可以通过语言交流、指导他们照顾临终亲人等方法,减轻他们的痛苦,同时也应关注他们的身体状况。

知识链接

慢性病患者社区护理网络的建立

慢性病患者的治疗及康复是一个长期过程。患者一般在社区或家庭接受相应的治疗及护理。慢性病患者的治疗会涉及社会政治、医疗计划、社会福利计划等各个方面。社区护理服务机构应有一定的物质及其他资源,使慢性病患者获得长期的、良好的社区支持。为保证护理服务质量和服务的有效性,建立有关慢性疾病的管理体制及服务标准,并制订长期的治疗及规范是十分必要的。建立慢性病患者社区服务中心,中心由医生、护士、营养师、职业治疗师、理疗师、心理学家及社会工作者等共同保证满足患者的需要。完善社区及居家护理医疗体制,使家庭护理从整个医疗保健体制上得到保证。明确各种组织及专业的职责,使他们密切配合,在指导内容及方法上协调一致,使患者在社区或家庭发生紧急情况时能及时得到抢救及处理。

(姚志翠　朱元媛)

扫一扫,
测一测

复习思考题

1. 简述慢性病的特点。

2. 简述三级预防的主要内容。

3. 简述糖尿病患者社区随访的内容。

◆◆◆ 第六章 ◆◆◆

社区传染病护理

PPT 课件

随着经济的发展,物质生活水平的不断提高,很多传染病得到有效控制,不再是人类死亡的首要原因。但是,又产生了很多新的问题,如人口的频繁流动使得传染病更加易于传播,抗生素的滥用使人群耐药性增加等,人类健康依然受到威胁。社区护士不仅要掌握肺结核、病毒性肝炎、艾滋病、人感染高致病性禽流感等原有传染病的防治,而且还需要预防和控制近年来显著增加或是新发现的传染病,如新型冠状病毒肺炎等。因此,社区护理工作将面临更多挑战。

社区护士作为居民健康的"守门人",对社区状况最为熟悉,在传染病预防、监控和管理上具有时间、空间、组织、人文等方面不可替代的优势。因此,社区护士掌握传染病的相关知识和预防控制的基本方法具有极其重要的意义。

第一节 概 述

一、传染病概念及流行过程

感染性疾病(infectious disease)是由病原微生物和寄生虫引起的所有人类疾病的统称,包括传染病和非传染性感染病。传染病(communicable disease)是指由病原微生物(如病毒、立克次体、细菌、螺旋体、衣原体、支原体、真菌、朊病毒)和寄生虫(原虫、蠕虫或医学昆虫)感染人体后产生的具有传染性,在一定条件下可流行的疾病。

传染病的流行必须具备传染源、传播途径和易感人群三个基本环节,亦称传染病流行的环节,是构成传染病流行的生物学基础,缺乏任何一个环节,传染病的流行就不可能发生。但是,流行过程常常会受到社会因素及自然因素的影响。若能正确认识各种传染病流行过程的规律性,及时采取有效措施,阻断其中任一环节的链接,即可阻止传染病的流行,从而达到控制、消灭传染病的目的。

(一) 传染源

传染源(source of infection)是指体内有病原体生长、繁殖并且能排出病原体的人和动物。包括患者、病原携带者和受感染的动物。

1. 患者 患者作为传染源的意义取决于各阶段排出的病原体数量和频度。

(1) 潜伏期:自病原体侵入机体到最早临床症状出现这一段时间称为潜伏期。受到病原体数量、毒力、侵入途径和机体状态的影响。流行病学意义在于:可以根据潜伏期判断患者受感染时间,用于追踪传染源,查找传播途径;根据潜伏期确定接触者的留验、检疫和医学观察期限;根据潜伏期确定免疫接种时间;根据潜伏期评价预防措施效果;潜伏期长短还可影响疾病的流行特征。

(2) 临床症状期:出现疾病特异性症状和体征的时期。患者的传染性在临床症状期最强,严格的隔离措施有助于限制病原体的播散。

(3) 恢复期:此时疾病的传染性逐步消失,有些传染病患者已不再作为传染源,如水痘;但也有些疾病如痢疾、伤寒等患者仍有恢复期排菌。患者排出病原体的整个时期,称为传染期(communicable period)。传染期的流行病学意义在于它是决定传染病患者隔离期限的重要依据,传染期的长短也可影响疾病的流行特征。

2. 病原携带者(carrier) 病原携带者是指没有任何临床症状而能排出病原体的人。按其携带状态和临床分期的关系,分为三类。

(1) 潜伏期病原携带者:即在潜伏期内携带病原体者。可在潜伏期内携带病原体的疾病较少,如霍乱、痢疾等。

(2) 恢复期病原携带者:指临床症状消失后继续排出病原体者。相关的疾病包括痢疾、伤寒、白喉、流行性脑脊髓膜炎和乙型肝炎等。凡临床症状消失后病原携带时间在3个月以内者,称为暂时性病原携带者;超过3个月者,称为慢性病原携带者。少数人甚至可终身携带。慢性病原携带者因其携带病原时间长,具有重要的流行病学意义。

(3) 健康病原携带者:指整个感染过程中均无明显临床症状与体征而排出病原体者。如白喉、脊髓灰质炎等。健康病原携带者作为传染源的意义取决于其排出的病原体量、携带病原体的时间长短、携带者的职业、社会活动范围、个人卫生习惯、环境卫生条件及防疫措施等。

3. 受感染的动物 某些传染病的病原体在动物间传播,在一定条件下可以传给人,所致疾病称为自然疫源性疾病。如鼠疫、森林脑炎等。也有些疾病是在动物和人之间传播的,并由共同的病原体引起,称为人畜共患疾病(zoonosis),如血吸虫病、狂犬病等。动物作为传染源的意义主要取决于人与受感染的动物接触的机会和密切程度,动物传染源的种类和密度,以及环境中是否有适宜该疾病传播的条件等。

(二) 传播途径

传播途径(route of transmission)指病原体从传染源排出后,侵入新的易感宿主前,在外环境中所经历的全部过程。传染病可通过一种或多种途径传播。

1. 经空气传播　其传播方式包括经飞沫、飞沫核和尘埃。流行特征为：传播广泛，传播途径易实现；发病率高；冬春季高发；少年儿童多见；在未免疫预防人群周期性升高；受居住条件和人口密度的影响。经空气传播是呼吸系统传染病的主要传播方式，如流行性感冒、肺结核、人禽流感、麻疹、白喉、严重急性呼吸综合征等传染病。

2. 经水或食物传播

(1) 经水传播：包括饮用水污染和疫水接触。经饮用水传播的流行特征为：病例分布与供水范围一致，有饮用同一水源史；在水源经常受到污染处病例终年不断；除哺乳婴儿外，发病无年龄、性别、职业差别；停用污染水源或采取消毒、净化措施后，暴发或流行即可平息。经疫水传播的流行特征为：患者有疫水接触史；发病有季节性、职业性和地区性；大量易感者进入疫区接触疫水时可致暴发或流行；加强疫水处理和个人防护，可控制病例发生。多见于肠道传染病和某些寄生虫病，如伤寒、霍乱、痢疾等。

(2) 经食物传播：当食物本身含有病原体或受到病原体的污染时，引起传染病的传播。受感染的食物未经煮熟或消毒即食用便可引起感染。1988 年上海市发生甲肝流行就是因为吃受甲肝病毒污染的半生毛蚶所引起的。流行特征为：患者有进食某一食物史，不食者不发病；一次大量污染可致暴发；停止供应污染食物后，暴发可平息。所有肠道传染病、某些寄生虫病及个别呼吸道病（如结核病、白喉等）可经食物传播。

3. 经接触传播

(1) 直接接触传播：指在没有外界因素参与下，传染源直接与易感者接触的传播途径，如性病、狂犬病、鼠咬热等。

(2) 间接接触传播：又称日常接触传播，是指易感者接触了被传染源的排出物或分泌物污染的日常生活用品所造成的传播。流行特征：一般呈散发，很少造成流行；无明显季节性；个人卫生习惯不良和卫生条件较差地区发病较多。例如，接触被肠道传染病患者的手污染的食品经口可传播痢疾、伤寒、霍乱等；被污染的衣服、被褥、帽子可传播疥疮、癣等；儿童玩具、食具、文具可传播白喉、猩红热；用被污染的毛巾洗脸可传播沙眼、急性出血性结膜炎；便器可传播痢疾、滴虫病；动物的皮毛可传播炭疽、布鲁菌病等。

4. 经媒介节肢动物传播

(1) 机械性传播：医学节肢动物对病原体仅起携带、运输的作用，机械地从一个宿主传给另一个宿主，病原体可以附在节肢动物的体表、口器或通过消化道传播，但其形态特征不发生变化。如苍蝇、蟑螂等节肢动物携带肠道传染病病原体后，在觅食时接触食物或随其粪便将病原体排出体外，使食物污染，造成人群感染。常见于伤寒、细菌性痢疾等肠道传染病。

(2) 生物性传播：又称经吸血节肢动物传播，指吸血节肢动物叮咬处于菌血症、立克次体血症、病毒血症、原虫血症的宿主，使病原体随宿主的血液进入节肢动物肠腔或体腔内经过发育和 / 或繁殖后感染易感者。经吸血节肢动物传播的疾病为数极多，其中包括鼠疫、疟疾、丝虫病、流行性乙型脑炎、登革热等疾病外，还包括 200 多种虫媒病毒传染病。

5. 经土壤传播　传染源的排泄物、分泌物或传染病患者及病畜的尸体处理不当，可使病原体污染土壤，易感者接触污染的土壤可感染某些传染病，常见于蛔虫、钩虫、鞭虫等肠道寄生虫和以芽孢形式存在的病原体，如炭疽、破伤风、气性坏疽杆菌引起的疾病。这些能形成芽孢的病原体污染土壤后可保持传染性达数十年之久，经土壤传播的疾病意义大小与病原体在土壤中的存活时间、个体与土壤接触的机会和个人卫生条件有关。

6. 医源性传播　指在医疗工作中，由于未能严格执行规章制度和操作规程，人为地造成某些传染病的传播。常常由于器械消毒不严格,药品、生物制品污染,血制品污染引起传播。

7. 围产期传播:在围产期病原体通过母体传给子代,也称为垂直传播或母婴传播。

(1) 胎盘传播:指受感染的孕妇经胎盘血液使胎儿受感染。如风疹、乙型肝炎、腮腺炎、麻疹、水痘、梅毒、巨细胞病毒感染及虫媒病毒感染等。如孕妇在孕早期患风疹往往使胎儿遭受危害,使胎儿发生畸形、先天性白内障等。

(2) 上行性传播:病原体经孕妇阴道通过子宫颈口到达绒毛膜或胎盘,引起胎儿感染,称为上行性传播。如葡萄球菌、链球菌、大肠埃希氏菌、肺炎球菌及白念珠菌等。

(3) 分娩引起的传播:胎儿从无菌的羊膜腔穿出而暴露于母亲严重污染的产道内,胎儿的皮肤、呼吸道、肠道均存在受病原体感染的机会。如孕妇产道存在淋球菌、结膜炎包涵体及疱疹病毒等病原体时,则有可能导致相应的感染。

（三）人群易感性

人群作为一个整体对传染病的易感程度称为人群易感性。其高低取决于该人群中易感个体所占的比例。与之相对应的是群体免疫力(herd immunity),即人群对于传染病的侵入和传播的抵抗力,可以从群体中有免疫力的人口占全人口的比例来反映。

1. 影响人群易感性升高的主要因素　①新生儿增加;②易感人口迁入;③免疫人口免疫力自然消退;④免疫人口死亡。

2. 影响人群易感性降低的主要因素　①计划免疫;②传染病流行:一次传染病流行后,总有相当部分人因发病或隐性感染而获得免疫。

二、传染病分类

最新修订的《中华人民共和国传染病防治法》将传染病分为甲、乙、丙三类40种。

1. 甲类　鼠疫、霍乱,共两种。

2. 乙类　严重急性呼吸综合征、新型冠状病毒肺炎、艾滋病、病毒性肝炎、脊髓灰质炎、人感染高致病性禽流感、麻疹、流行性出血热、狂犬病、流行性乙型脑炎、登革热、炭疽、细菌性和阿米巴痢疾、肺结核、伤寒和副伤寒、流行性脑脊髓膜炎、百日咳、白喉、新生儿破伤风、猩红热、布鲁菌病、淋病、梅毒、钩端螺旋体病、血吸虫病、疟疾,共28种。

3. 丙类　流行性感冒、流行性腮腺炎、风疹、急性出血性结膜炎、麻风病、流行性和地方性斑疹伤寒、黑热病、包虫病、丝虫病、除霍乱、细菌性和阿米巴痢疾、伤寒和副伤寒以外的感染性腹泻病,共10种。

对乙类传染病中严重急性呼吸综合征、新型冠状病毒肺炎、炭疽中的肺炭疽和人感染高致病性禽流感,采取甲类传染病的预防、控制措施。

上述规定以外的其他传染病,根据其暴发、流行情况和危害程度,需要列入乙类、丙类传染病的,由国务院卫生行政部门决定并予以公布。2008年5月2日原卫生部宣布手足口病为丙类传染病。其他乙类传染病和突发原因不明的传染病需要采取甲类传染病的预防、控制措施的,由国务院卫生行政部门及时报经国务院批准后予以公布、实施。2009年4月30日,原卫生部报经国务院批准,将甲型H1N1流感纳入乙类传染病,并采取甲类传染病的预防、控制措施。2020年1月20日,国家卫生健康委员会发布2020年第1号公告:"经国务院批准,现公告如下:一、将新型冠状病毒感染的肺炎纳入《中华人民共和国传染病防治法》规定的乙类传染病,并采取甲类传染病的预防、控制措施。二、将新型冠状病毒感染的肺炎纳入

《中华人民共和国国境卫生检疫法》规定的检疫传染病管理。"。

三、社区传染病管理

（一）传染病的预防和控制策略

> **思政元素**
>
> 同舟共济　共克时艰
>
> 　　2020 年伊始，新型冠状病毒引发的疫情肆虐蔓延。疫情发生后，在党中央的领导下，全国人民团结一致，上下齐心共抗疫情，始终把坚持和维护人民根本利益放在第一位，把对人民和祖国的热爱放在心底，14 亿中国人民全员参战，让全世界见证了中国人民的智慧与力量，最终打赢了防疫攻坚战，使得我们在这场没有硝烟的战争中取得了让世界刮目相看的胜利，再一次彰显中国共产党的正确领导和中国特色社会主义制度的显著优势。

　　1. 预防为主　预防为主是我国的基本卫生工作方针。我国的传染病预防策略可概括为：以预防为主，群策群力，因地制宜，发展三级保健网，采取综合性防治措施。

　　（1）加强健康教育：改变不良卫生习惯和行为，切断传播途径。

　　（2）加强人群免疫：控制具有有效疫苗免疫的传染病发生的重要策略。

　　（3）改善卫生条件：提供安全的饮用水，粪便无害化处理，食品卫生监管等。

　　2. 加强传染病监测　传染病监测是疾病监测的一种，其监测内容包括传染病发病、死亡；病原体型别、特性；媒介昆虫和动物宿主种类、分布和病原体携带状况；人群免疫水平及人口资料等。必要时还开展对流行因素和流行规律的研究，并评价防疫措施效果。我国的传染病监测包括常规报告和哨点监测。常规报告覆盖了甲、乙、丙三类共 40 种法定报告传染病。

（二）传染病预防和控制措施

　　包括传染病报告和针对传染源、传播途径和易感人群的多种措施。

　　1. 传染病报告　凡执行职务的医疗保健人员、卫生防疫人员，包括个体开业医生皆为疫情责任报告人。责任报告人发现传染病患者、病原携带者、疑似传染病患者，应依法填写疫情报告卡，向卫生防疫机构报告疫情。甲类传染病和乙类传染病中的艾滋病、肺炭疽的报告时限为城镇 6 小时以内、农村 12 小时以内，应以最快的通信方式向发病地区的卫生防疫机构报告，并及时报出传染病报告卡。乙类传染病的报告时限为城镇 12 小时以内、农村 24 小时以内向发病地区的卫生防疫机构报出传染病报告卡。在监测区内发现丙类传染病的报告时限为 24 小时内向发病地区的卫生防疫机构报出传染病报告卡。发现传染病暴发、流行，应以最快的通信方式向发病地区的卫生防疫机构报告疫情。省级政府卫生行政部门接到发现甲类传染病和发生传染病暴发、流行的报告后，应于 6 小时内报告国务院卫生行政部门。

　　2. 社区护士的职责　社区护士对辖区内的幼托机构、学校、机关团体、餐饮服务业、娱乐场所等较为熟悉，有利于通过日常护理干预措施帮助居民提高对传染病防治的认识，并对传染病患者进行有效管理。

(1) 开展健康教育:利用宣传海报、知识讲座等,有计划地组织和开展预防传染病的宣传活动,让居民了解并掌握传染病相应防治措施,提高自我防范意识与能力。督促社区内公共场所从业人员、餐饮服务人员和传染病痊愈者等,定期到相应卫生机构接受体检。在家庭访视或执行各种护理活动时,随时注意是否有引起传染病发生的危险因素,及时予以去除,如发现居民的不良卫生习惯,提出改进建议,预防消化道传染病的发生和传播。

(2) 督促疫苗的预防接种:社区护士需熟知社区内传染病的易感人群,督促家长及时为需要实施计划免疫的适龄儿童接种疫苗,建议年老体弱等重点人群在传染病流行期间接种疫苗,进行人工免疫,有效降低人群易感性,利于预防和消灭传染病。

(3) 加强传染病病情监测:社区护士配合卫生防疫工作者开展针对传染病的护理评估,及时发现疫情并进行连续监控,掌握社区传染病动态,分析历年社区传染病的发生、发展情况;掌握本社区传染病发病率、死亡率和计划免疫率及患者群和携带者的情况,并从社区整体的角度与相关部门合作,制订传染病管理方案。利用社区各种筛查机会发现病例,当发现呈阳性反应时应尽早采取措施,以预防疾病的流行。

3. 传染病疫情的预防与控制

(1) 疫病出现前的预防

1) 经常性预防措施:此类预防措施是预防传染病的根本措施。社区护士应积极对居民进行相关传染病知识的宣教,提高民众对传染病的防治意识和应对能力。

通过积极开展教育,对不同病种有计划、有目的地宣传传染病的症状及防治方法,达到普及卫生常识、预防疾病的目的。在某些疾病流行季节,对易感者可采取一定防护措施,以防止受感染,如应用蚊帐或驱避剂防止蚊虫叮咬,以预防疟疾、丝虫病、乙型脑炎等感染。社区护士应从点滴小事做起,如帮助居民建立良好的卫生习惯,如洗手、不随地吐痰等。

建立健全社区卫生机构的规章制度,杜绝传染病的医源性传播。加强饮水和食品安全的监督管理,采取切实有效的措施,不断改善社区居民的居住环境卫生、饮水卫生、食品卫生和公共场所的卫生条件。加强对食品、饮用水、公共场所和设施的卫生监督检查,并对生活垃圾、生活污水和粪便采取无害化处理,定期开展灭鼠、杀虫等工作。

2) 预防接种和计划免疫:是预防、控制和消灭传染病十分有效的方法。预防接种通过使机体产生对传染病的特异性免疫力,提高人群免疫水平,降低易感性。计划免疫是指国家根据传染病的疫情监测及人群免疫水平的分析,有计划地为易感人群进行常规预防接种。

(2) 疾病出现后的防疫:对传染病三个基本环节进行预防和控制。

1) 管理传染源:

患者:应做到早发现、早诊断、早报告、早隔离、早治疗。患者一经诊断为传染病或可疑传染病,就应按传染病防治法实行分级管理。甲类传染病患者和乙类传染病中的艾滋病、肺炭疽患者必须实施隔离治疗。必须在指定场所进行隔离观察、治疗。必要时可请公安部门协助。乙类传染病患者,根据病情可在医院或家中隔离。对传染源作用不大的可不必隔离。丙类传染病中的瘤型麻风患者必须经临床和微生物学检查证实痊愈才可恢复工作、学习。

病原携带者:对病原携带者应做好登记、管理和随访至其病原体检查 3 次阴性后。

接触者:凡与传染源有过接触并有受感染的可能者都应接受检疫。检疫期为最后接触日至该病的最长潜伏期。

动物传染源:对危害大且经济价值不大的动物传染源应予彻底消灭。对危害大的病畜或野生动物应予捕杀、焚烧或深埋。对危害不大且有经济价值的病畜可予以隔离治疗。此

笔记栏

外还要做好家畜和宠物的预防接种和检疫。

2）针对传播途径的措施：是指对传染源污染的环境采取的措施。若呼吸道传染病流行时，重点是空气消毒；肠道传染病发生后，对患者的排泄物消毒非常必要；而虫媒传染病流行时应注意杀虫。

3）针对易感者的措施：①免疫预防。可采用被动免疫以保护易感者。如注射胎盘球蛋白或人体丙种球蛋白，对麻疹、流行性腮腺炎、甲型肝炎有一定的预防效果。麻疹、白喉局部流行时，在一定范围人群中采取应急疫苗接种，提高人群免疫力，可制止大面积流行。②药物预防。如用磺胺类药物预防流行性脑脊髓膜炎；金刚烷胺预防流行性感冒；抗病毒冲剂、板蓝根等预防病毒性传染病等，可降低发病率或减轻症状。③个人防护。如戴口罩、手套、鞋套，用蚊帐、安全套等都能对病原体起到一定的阻隔作用。

4. 传染病暴发、流行的紧急措施

（1）限制或停止集市、集会、影剧院演出或者其他人群聚集活动。

（2）停工、停业、停课。

（3）临时征用房屋、交通工具。

知识链接

新型冠状病毒肺炎社会健康管理与服务
（第七版）

新型冠状病毒肺炎简称"新冠肺炎，COVID-19"，是由β属冠状病毒引起的急性呼吸道传染病，属于法定乙类传染病。以发热、乏力、干咳为主要表现，鼻塞、流涕等上呼吸道症状少见，会出现缺氧低氧状态。约半数患者多在1周后出现呼吸困难，严重者快速进展为急性呼吸窘迫综合征、脓毒血症、休克、难以纠正的代谢性酸中毒和出凝血功能障碍。其社会健康管理与服务如下。

1. 社区防控与服务　基层医疗卫生机构和疾控机构主动参与落实社区防控，充分发挥社区干部、社区医务人员、社区民警等在社区防控中的作用。指导社区做好防病知识宣传、居民科学个人防护、环境卫生整治、出租房屋和集体宿舍、外来人员的管理，以及来自高风险地区人员、入境人员、新冠肺炎治愈患者和解除医学观察人员等的健康监测。会同社区做好主动排查、密切接触者追踪、环境消毒等相关工作，落实限制人员聚集、封闭管理等防控措施。

2. 爱国卫生运动　坚持预防为主，创新方式方法，以重点场所、薄弱环节为重点，推进城乡环境整治，完善公共卫生设施，建立健全环境卫生管理长效机制。大力开展健康知识普及，倡导文明健康、绿色环保的生活方式，推动爱国卫生运动进社区、进村镇、进家庭、进学校、进企业、进机关，发动群众广泛参与爱国卫生运动。

3. 宣传教育与风险沟通　普及新冠肺炎防控知识，提升每个人是自己健康第一责任人的意识。通过多种途径做好公众个人防护指导，减少人群接触或暴露风险。根据新冠肺炎疫情防控进展，及时调整健康教育策略。积极开展舆情监测，及时向公众解疑释惑，回应社会关切。

4. 个人卫生与防护　引导公众养成良好卫生习惯，勤洗手、避免用手接触口鼻眼，咳嗽、打喷嚏时注意遮挡，科学佩戴口罩、垃圾分类投放、保持社交距离、推广分餐公筷、看病网上预约。加强工作生活场所通风和卫生清洁,尽量避免前往人群密集场所,尤其是密闭式场所,与人接触时,保持"一米线"安全社交距离。医疗机构工作人员,在密闭场所工作的营业员、保安员、保洁员、司乘人员、客运场站服务人员、警察及就医人员等要佩戴口罩。

5. 心理健康服务　相关部门联合组建心理疏导和社会工作服务队伍,通过心理援助热线服务、网络心理服务平台和在出入境口岸、隔离点、医院、社区、学校、企事业单位等场所提供现场咨询服务等方式,为患者、隔离人员及家属、病亡者家属、一线工作人员、特殊困难老年人、困境儿童等开展心理疏导和关爱帮扶等工作,促进身体与心理同步康复,回归正常生活和工作,营造相互关爱的社会环境,促进社会稳定。

(三)社区传染病患者的访视管理

1. 访视时间　社区护士在接到疫情报告后的 24 小时内应对所辖区域进行首次家庭访视,其后还需要定期进行复访。复访的时间根据疾病的传播途径、潜伏期长短、预后情况等来决定。第 1 次复访时间一般为发病后 3~10 天,第 2 次复访一般在发病后 40 天左右。对一些病程不可能转为慢性的传染病患者可不做第 2 次复访,对于已转为慢性的患者,每年至少再访视 1 次。

2. 访视内容

(1) 初访时,首先应调查传染来源,判断疫情的性质及蔓延情况;按照传染病的传播途径及特性,采取切实可行的防疫措施,并对患者及家属进行健康教育,使之真正掌握传染病的预防及控制方法,从而达到治愈患者,控制传播的目的;在初访过程中,还应认真填写"传染病调查表"或其他相关表格,做好疫情调查处理记录,以备分析、总结之用。

(2) 复访时,全面了解患者的病程,如有继发患者应及时立案管理;同时了解社区的防疫措施,督促其是否具体落实;认真填写"传染病调查表"或其他相关表格,做好疫情调查处理记录;患者痊愈或死亡停止本案管理。

(四)社区护士在传染病预防和控制中的职责

作为基层卫生机构的重要成员,社区护士在传染病的预防和控制中具有不可替代的作用。

1. 加强病情监测　社区护士配合卫生防疫部门开展传染病的资料收集,发现疫情后及时上报并持续监测,掌握传染病动态,并分析传染病的发生、发展情况,以期掌握本社区传染病发病率、死亡率和计划免疫率及携带情况,并从社区整体角度和相关部门合作,制订社区传染病管理方案。利用社区各种筛查机会发现病例,并尽早采取措施,以预防流行。

2. 开展健康宣教　利用多种途径和形式(微信公众号推送、直播视频、宣传海报、讲座等),有计划地组织和开展预防传染病的宣传活动,使居民掌握传染病的防治措施,提高自我防范意识与能力。督促社区内公共场所从业人员、服务人员和传染病痊愈者等,定期到相应卫生机构接受体检。在社区各项护理活动中,随时筛查是否有引起传染病发生的危险因素,及时予以指导和去除。

3. 保护易感人群　社区护士督促家长或易感人群及时实施计划免疫,年老体弱等重点人群在传染病流行期间及时接种疫苗,进行人工免疫,预防传染病的发生。

4. 有效管理传染病患者　发现疫情应按法律程序进行上报疫情,并及时家庭访视调查传染病的源头,何时、何地发生及传播情况,由此判断病情的性质,并了解患者病情的发展、痊愈情况和继发情况,密切接触者的健康状况,并对继发患者立案管理。指导患者正确用药,观察药物作用及不良反应,并了解疾病的传播途径、预防方法,教会患者及家属做好防治措施。社区护士须做好疫情记录工作,认真填写传染病调查表,以备分析,患者痊愈或死亡才结束管理。

第二节　社区常见传染病护理

一、病毒性肝炎

病毒性肝炎(viral hepatitis)是由多种肝炎病毒引起的,以肝功能损害为主的一组全身性传染病。病毒性肝炎依照其感染的病毒种类不同可分为甲型肝炎(hepatitis A)、乙型肝炎(hepatitis B)、丙型肝炎(hepatitis C)、丁型肝炎(hepatitis D)和戊型肝炎(hepatitis E)。其中甲型、戊型肝炎的主要传播途径是粪-口传播,丙型、丁型肝炎主要经体液和血液传播,乙型肝炎的传播途径较多,主要是通过输血和血制品的应用、使用消毒不严格的医疗器械、血液透析、器官移植以及母婴传播等。另外,密切接触患者的唾液、乳汁、泪液、汗液、精液和阴道的分泌物也是传播途径。

(一)病原体

甲型肝炎是由甲型肝炎病毒(hepatitis A virus,HAV)引起的传染病。HAV 属于微小RNA 病毒科中的嗜肝 RNA 病毒属。HAV 对外界抵抗力较强,耐酸碱、热和有机溶剂。室温下可存活 1 周,干粪中 25℃能存活 30 天,在污水、淡水、海水、贝壳类动物、泥土中能存活数月;加热60℃ 30分钟仍具有传染性,80℃ 5分钟或100℃ 1分钟才能完全灭活。在 -70~-20℃数年后仍有感染力。在 -80℃的甘油内可长期保存。对含氯消毒剂、醛类、紫外线和环氧乙烷等敏感。

乙型肝炎是乙型肝炎病毒(hepatitis B virus,HBV)感染引起的常见传染病。乙肝的发病机制为乙肝病毒感染人体后,病毒本身并不直接引起肝细胞的病变,只是在肝细胞内生存、复制,其所复制的抗原表达在肝细胞膜上,激发人体的免疫系统来辨认,从而对已感染灶发生攻击和清除反应。HBV 是嗜肝 DNA 病毒科正嗜肝 DNA 病毒属的一员。在电镜下观察,HBV 感染者血清中存在着三种形式的颗粒。①大球型颗粒:又名 Dane 颗粒,为完整的 HBV 颗粒,直径为42nm,由包膜与核心两部分组成。包膜内含 HBsAg;核心内含环状双股 DNA,是病毒复制的主体。②小球型颗粒:直径 22nm。③丝状或核状颗粒(管型颗粒):直径 22nm。后两种颗粒由 HBsAg 组成,为空心包膜,不含核酸,没有感染性。HBV 抵抗力很强,对热、低温、干燥、紫外线及一般浓度的消毒剂均能耐受。在 37℃下能存活 7 天,56℃下6 小时,血清中 30~32℃可保存 6 个月,-20℃可保存 15~20 年,100℃ 10 分钟或 65℃ 10 小时可使 HBV 传染性消失。对 2% 戊二醛及 0.5% 过氧乙酸敏感。压力蒸汽灭菌可将其灭活。我国属 HBV 感染高流行区,大约有 1.2 亿人长期携带乙肝病毒。一般人群的 HBsAg 阳性率为9.09%,现有慢性病毒性肝炎患者 2 000 万人,每年死于乙型肝炎相关肝病人数约 28 万例。

丙型肝炎是由丙型肝炎病毒(hepatitis C virus,HCV)引起的传染病。HCV 归为黄病毒科丙型肝炎病毒属。HCV 是一种直径 30~60nm 的球型颗粒,基因组为单股正链 RNA。HCV

对有机溶剂敏感,如 10% 的氯仿可杀灭 HCV,煮沸和紫外线可使 HCV 灭活,经 1:1 000 甲醛(福尔马林)37℃96 小时处理,加热 100℃ 5 分钟或 60℃ 10 小时可使 HCV 传染性丧失。血制品中的 HCV 可用干热 80℃ 72 小时或加入变性剂使之灭活。

丁型肝炎是由丁型肝炎病毒(hepatitis D virus,HDV)引起的传染病。HDV 是一种缺损病毒,必须有 HBV 或其他嗜肝 DNA 病毒辅助才能复制、表达。HDV 为直径 35~37nm 的球形颗粒,内部含 HDAg 和基因组 HDV RNA,外壳为 HBsAg。

戊型肝炎是由戊型肝炎病毒(hepatitis E virus,HEV)引起的传染病。HEV 属萼状病毒科。免疫电镜下为球形颗粒,直径 27~38nm,无包膜。基因组为单股正链 RNA。HEV 主要在肝细胞内复制,通过胆道排出。HEV 对高热、氯仿、氯化铯敏感。

(二)临床表现

不同类型病毒引起的肝炎在临床上具有共同性,按临床表现将病毒性肝炎分为急性肝炎(又分为急性黄疸型肝炎和急性无黄疸型肝炎)、慢性肝炎、重型肝炎、淤胆型肝炎。甲型和戊型肝炎主要表现为急性肝炎。乙、丙、丁型肝炎除了表现急性肝炎外,慢性肝炎更常见。5 种肝炎病毒之间可出现重叠感染或协同感染,而使病情加重。甲型肝炎的潜伏期为 2~6 周,平均 1 个月左右;乙型肝炎的潜伏期为 1~6 个月,平均 3 个月;丙型肝炎的潜伏期为 2 周~6 个月,平均 40 天;丁型肝炎的潜伏期为 4~20 周;戊型肝炎的潜伏期为 2~9 周,平均 6 周。

1. 急性黄疸型肝炎

(1)黄疸前期:甲肝、戊肝起病较急,乙、丙、丁肝起病多较缓。出现发热、全身不适、乏力等症状,类似感冒。急性乙肝患者早期可有皮疹、关节痛,伴有食欲减退、恶心、厌油、腹胀、肝区痛、尿色加深等。肝功能主要是谷丙转氨酶(ALT)升高。此期可持续 5~7 天。

(2)黄疸期:自觉症状好转,发热消退,尿黄加深,巩膜及皮肤出现黄染,逐渐加重,2 周左右达高峰。同时各项肝功能出现明显的异常。肝、脾可轻度肿大及触叩痛。本期可持续 2~6 周。

(3)恢复期:黄疸逐渐消退,各项肝功能逐渐恢复正常,症状和体征也随之消失。本期持续 1~2 个月。

2. 急性无黄疸型肝炎 其他临床表现与黄疸型相似,但起病较缓,症状较轻,病程多在 3 个月内,临床症状不明显者易被忽视。急性丙型肝炎无黄疸型占 2/3 以上。

3. 慢性肝炎 急性肝炎病程超过半年不愈者称为慢性肝炎。病原只限乙肝、丙肝和丁肝病毒。

(1)轻度慢性肝炎:过去称为慢性迁延性肝炎,急性肝炎患者迁延不愈,病程超过半年,有乏力、食欲缺乏、肝区隐痛、腹胀等症状,肝功能轻度异常或反复波动。病程可持续 1 年至数年不等。

(2)中度慢性肝炎:病程超过半年,除有乏力、食欲缺乏、腹胀、肝区痛等常见症状外,还可出现肝外多脏器损害的症状,如关节炎、肾炎等。肝、脾多肿大,常有压痛和质地改变。部分患者有皮肤黝黑、进行性脾大、蜘蛛痣、肝掌等表现。肝功能持续异常。

(3)重度慢性肝炎:除上述临床表现外,还具有早期肝硬化的肝活检病理改变与临床上代偿期肝硬化的表现。

4. 重型肝炎(肝衰竭)

(1)急性重型肝炎:又称急性肝衰竭,以急性黄疸型肝炎起病,多有劳累、精神刺激、妊娠等诱因。病情发展迅猛,黄疸急剧加深、消化道症状明显加重、肝脏迅速缩小、出血倾向严重,并出现精神神经症状,如嗜睡、性格改变、烦躁不安、昏迷,即肝性脑病的临床表现。

(2) 亚急性重型肝炎:又称亚急性肝衰竭,发生于急性黄疸型肝炎病期2周~6个月,表现为极度乏力、食欲缺乏、频繁呕吐、腹胀明显、黄疸进行性加重等重型肝炎的表现。肝细胞坏死明显,但同时伴有增生,故肝脏无明显缩小。可并发脑水肿、消化道大出血、严重感染、电解质紊乱等。如出现肝肾综合征,预后极差。

(3) 慢性重型肝炎:按新标准又分为慢加急性(亚急性)肝衰竭和慢性肝衰竭,前者是在慢性肝病基础上出现的急性肝功能失代偿,后者是在肝硬化基础上,肝功能进行性减退导致的以腹水或门静脉高压、凝血功能障碍和肝性脑病等为主要表现的慢性肝功能失代偿。

5. 淤胆型肝炎　主要表现为急性黄疸型肝炎较长期(2~4个月或更长)肝内梗阻性黄疸,黄疸具有"三分离"特征,即消化道症状轻,ALT上升幅度低,凝血酶原时间延长或凝血酶原活动度下降不明显与黄疸重呈分离现象。临床有全身皮肤瘙痒及大便颜色变浅或灰白,肝大及梗阻性黄疸的化验结果。

（三）传播途径与预防措施

1. 控制传染源

(1) 预防甲型或戊型肝炎,重点在搞好卫生,加强粪便管理,保护水源,饮水消毒,注意食品卫生和餐具消毒。乙、丙、丁型肝炎重点则在于防止通过血液和体液传播。阳性血液不得使用。推广一次性注射用具,重复使用的医疗器械要严格消毒,生活用具应专用。接触患者后用肥皂和流动水洗手。

(2) 各型急性肝炎患者,均应实施早期隔离治疗。

(3) 对患者要早期治疗,合理用药,防止转为慢性和出现耐药性。性伴侣进行检查并服从治疗。给予心理、行为治疗,防止重复感染和减少传播。

(4) 注意检查、供血员体检、国境检疫等,接触者追踪。如发现患者按照疾病特点采取有效的隔离方法。

2. 切断传播途径

(1) 推进健康教育,普及疾病知识,如传播途径、症状体征、危害、预防方法。

(2) 避免性乱,不与有高度感染可能性的人进行性交,减少对疾病的暴露。

(3) 提倡在危险情况下使用安全套或其他预防方法。

(4) 公共浴池加强检测和消毒。

(5) 提倡淋浴,浴盆、毛巾等用品一人一用。

(6) 公共厕所以蹲坑为好,注意对坐便器的清洁消毒。

3. 保护易感人群

(1) 正确对待疾病,保持乐观豁达的心情,建立战胜疾病的信心,不良情绪。

(2) 规律的生活,劳逸结合,有症状者,以静养为主,待症状消失,可逐渐恢复正常工作和学习,如肝功能恢复需静养3个月以上。

(3) 加强营养,适当增加蛋白质摄入,但要避免长期高热量、高脂肪饮食,不吸烟,不饮酒,忌滥用药物,如吗啡、苯巴比妥类、磺胺类等药物,以免加重肝损害。

(4) 实施适当的家庭隔离。

(5) 定期复查,一旦发病,应合理治疗,规律用药。

(6) 因接受输血,大手术,应用血制品的患者,出院后应定期检测肝功能及肝炎病毒标志物,以便早期发现由血液和血制品为传播途径所致的各型肝炎。

（四）社区护理

1. **饮食护理指导** 高糖、高蛋白、高维生素、低脂肪、易消化的饮食。急性期患者宜进食易消化、低脂、低盐、高糖、高维生素、热量足够的清淡饮食，少量多餐。恶心、呕吐者给予止吐药。不能进食者给予静脉补液。慢性肝炎应适当增加蛋白质的摄入，避免过高热量饮食，以防止肝脂肪变性。慢性肝炎合并肝硬化、血氨偏高者，应限制或禁食蛋白质，每日蛋白质摄入量小于 0.5g/kg。合并腹水、少尿者，应低盐或无盐饮食，每日钠盐限制在 500mg，进水量每日不超过 1 000ml。

2. **休息及活动指导** 鼓励患者充分休息。急性肝炎早期应卧床休息，避免劳累、并发感染等，以免加重肝损害。待症状好转、黄疸消退、肝功能恢复正常后，可循序渐进增加活动量，以不感疲劳为度。肝功能正常 1~3 个月后可恢复正常活动及工作，避免过劳及重体力劳动。慢性肝炎症状明显时应以静养为主，重型肝炎应绝对卧床休息。

3. **心理护理指导** 急性肝炎患者由于起病急、病情重，慢性肝炎患者因久治不愈，均易产生紧张、焦虑、悲观等不良情绪，故应多与患者沟通，给予心理护理，指导患者正确对待疾病，保持豁达、乐观情绪，树立战胜疾病的信心。切忌乱投医，以免延误治疗。

4. **密切观察病情** 注意患者发热、食欲缺乏、恶心、呕吐、黄疸的情况，注意患者发生肝性脑病、出血、继发感染、肝肾综合征等潜在并发症。针对患者病情的变化及时采取有效对症治疗措施，必要时送医院救治。

5. **用药管理** 按照医嘱服药，切忌滥用药物，防止进一步损伤肝脏。督促患者按时到正规的医疗机构复诊，在医生指导下用药，以免损害肝功能。

6. **皮肤护理指导** 对卧床的患者应定时洗擦身体、更换衣服，勤翻身，防止压疮形成。穿着布质、柔软、宽松内衣裤，并保持床单清洁、干燥；不用有刺激性的肥皂与化妆品；皮肤瘙痒者给予温水擦拭身体，炉甘石洗剂擦拭瘙痒部位，也可口服抗组胺药物；及时修剪指甲，避免搔抓，以防止皮肤破损，如已有破损应注意保持局部清洁、干燥，预防感染。

7. **健康宣教** 向患者及家属做好有关病毒性肝炎的预防、护理、治疗等方面的教育，提高患者及家属对病毒性肝炎的认知程度。解释隔离的必要性，使患者消除因隔离产生的焦虑情绪，并能配合隔离消毒的要求，做好个人卫生。指导患者家庭消毒隔离。肝炎病毒对含氯消毒液敏感，可用于患者餐具、排泄物等的消毒。家庭成员之间不要混用餐具、牙刷、剃须刀等物品。不可口对口给婴儿喂食。

二、肺结核

肺结核（pulmonary tuberculosis）是由结核分枝杆菌引起，经呼吸道传播的肺部慢性感染性疾病。主要病变为结核结节、浸润、干酪样坏死和空洞形成，以长期低热、咳痰、咯血为主要临床表现。结核病严重威胁人类的健康，成为全球重大的公共卫生问题。近 10 年来结核病流行具有高感染率、高患病率、高病死率和高耐药率的特点。

（一）病原体

结核分枝杆菌属于放线菌目、分枝杆菌科、分枝杆菌属。是一类细长略弯曲的杆菌，因有分枝生长的趋势而得名。可分为人型、牛型、鸟型和鼠型，对人致病的主要是人型，牛型少见。结核分枝杆菌需氧、无鞭毛、无芽孢、无运动力，生长慢，培养 4~6 周繁殖成菌落，对苯胺染料不易着色，且着色能抵抗强脱色剂（盐酸酒精）的脱色，故又称抗酸杆菌。结核分枝杆菌对外界抵抗力强，能在潮湿的环境生存 20 周以上，干痰中可活 6~8 个月。对湿热敏感，60℃

半小时,100℃ 1 分钟可将其灭活。烈日暴晒 21 小时、5% 甲酚皂消毒液(来苏水)作用 2~12 小时、70% 乙醇作用 2 分钟可将结核分枝杆菌杀灭。

（二）临床表现

因结核的类型、病灶性质、病变范围、机体反应性和肺储备功能等不同而临床表现多样。

1. 全身表现　缓慢起病,午后或傍晚低热,次晨降至正常,可伴有倦怠、乏力、夜间盗汗。病变扩展可出现高热、咳嗽和胸痛等。通常伴有食欲减退、体重减轻、女性月经不调,还可出现易激惹、心悸、面颊潮红等神经功能紊乱症状。

2. 呼吸系统症状　浸润性肺结核咳嗽轻微,干咳或仅有少量黏痰;粟粒型肺结核,有时可并发呼吸窘迫综合征,表现为严重呼吸困难、顽固性低氧血症。肺出现空洞时痰量增加,继发细菌感染痰呈脓性;合并支气管结核时,出现刺激性呛咳,伴局限性哮鸣音;病变损伤肺小血管可引起咯血或痰中带血;病变侵及胸膜,患者可出现胸痛或胸腔积液。肺内病变严重时可出现胸闷、气短、少数还可并发肺心病、心肺功能不全等。

3. 体征　依病变性质、部位、范围、程度而异。患者肺部有较大范围渗出性病变时,在其相应部位叩诊呈浊音,可闻及支气管呼吸音和细湿啰音。如空洞型病变位置表浅、支气管引流通畅时,可闻支气管呼吸音或伴湿啰音,巨大空洞时可闻及带金属调的空嗡音。慢性空洞性肺结核患者可出现患侧胸廓塌陷、肋间变窄,气管和纵隔移位。

（三）治疗方案

抗结核治疗应遵循"早期、联合、适量、规律、全程"的原则。联合用药是正规、合理化疗的基础,其目的是发挥药物的协同作用,提高疗效,同时可延缓或避免产生耐药性。临床常用的抗结核药物有 10 多种,理想的抗结核药物应具有杀菌或有较强抑菌作用,毒性低,不良反应少;价廉、使用方便;口服或注射后血中有效浓度高,并能渗入细胞内及浆膜腔。一般首选的一线药物有异烟肼(isoniazid,INH,H)、利福平(rifampin,RFP,R)、吡嗪酰胺(pyrazinamide,PZA,Z)、乙胺丁醇(ethambutol,EMB,E)及链霉素(streptomycin,SM,S)等。

（四）传播途径与预防措施

肺结核患者,尤其长期排菌的开放性肺结核患者是主要传染源。肺结核主要通过空气传播,患者咳嗽、打喷嚏、大声说话或咳痰,将结核菌随飞沫、痰液播散,飞沫、痰液干燥,结核菌附着在尘埃和污染的气溶胶中,人吸入可致感染。肺结核预防包括以下几种。

1. 管理传染源　早期痰菌检查、早诊断、早期隔离治疗患者,对所有肺结核患者实行在医护人员面视下服药为主的全程直接督导下的短程化疗是控制本病的关键。

2. 健康教育　采取多种形式,对患者及家属进行结核病防治知识的宣传,提高患者的治疗依从性及家属的责任心。

3. 切断传播途径　大力开展卫生运动及防病宣传,禁止随地吐痰,患者痰液严格消毒或焚烧,用品和食具消毒,污染物日光暴晒。

4. 提高人群免疫力　坚持日常体育锻炼,新生儿出生后进行疫苗接种以获得免疫力。

（五）社区护理

1. 用药管理

(1)用药应持之以恒,不可随意间断、减量或加大剂量。必须提供足够的药物并将每日服药纳入日常生活中,同时宜将药物固定放置于容易看到的地方,以免漏服。如未能按时服药,应在 24 小时内采取补救措施及时补上,但不能一次双份剂量,以免影响血药浓度。

(2)长期服用抗结核药需注意不良反应。如利福平宜早晨空腹服用。抗结核药物大多对肝脏有损害,故可同时加服护肝药,并定期复查肝功能、肾功能、测听力、视力等。

(3) 在服药期间,避免进食酒精及含酒精饮料、奶酪等,且戒烟戒酒。

2. 饮食护理指导 肺结核是慢性消耗性疾病,进展期患者往往十分虚弱,故饮食护理对此病相当重要。在普通饮食的基础上,再给以高热量、高维生素、高蛋白饮食如牛奶、豆浆、蛋类、肉类、蔬菜和水果等,增强体质,提高机体免疫力,增强各脏器功能。在家庭访视中,给予饮食营养指导,指导患者饮食宜清淡、易消化,忌食肥甘、厚腻及生冷、煎炸食物。饮食要有规律,不能偏食,以保证各种营养成分的均衡摄入。多晒太阳,增加维生素 D 合成,促进钙的吸收。

3. 休息及活动指导 肺结核患者进展期应卧床休息,尤其是有发热、咯血和肺代偿功能不全者;没有明显中毒症状的可进行一般活动,但需限制活动量,保证充分休息时间;好转期过渡到稳定期,应循序渐进,增加活动量,可参与一定的劳务,但不宜过度劳累,减少复发。患者可进行适宜的户外活动,如散步、打太极、练体操等,呼吸新鲜空气,在饮食、药物治疗的同时,积极配合体育锻炼,根据年龄、性别、病情爱好选择自己合适的运动方式,可增强体质和抗病能力。

4. 心理护理指导 结核病是慢性传染病,治疗时间长,恢复慢,在工作、生活等方面都会对患者乃至整个家庭产生不良影响,指导患者家属正确对待这些问题,对患者不能嫌弃,要给患者以心理上支持,创造良好的环境,使其树立战胜疾病的信心,安心休息,积极配合治疗,最后达到真正治愈。

5. 消毒与隔离指导 肺结核主要是通过呼吸道传染的,其次是通过被结核菌污染的食物或食具而引起肠道感染,因此要做好肺结核患者的消毒与隔离。

(1) 患者咳嗽、打喷嚏和高声讲话时不能直向旁人,同时要用手或手帕掩住口鼻,手帕应煮沸消毒。

(2) 不随地吐痰,做好患者痰液的消毒处理,将痰吐在纸上用火焚烧是最彻底的灭菌方法,或将痰吐在痰杯内用等量的 1% 萘普生溶液混合加盖 1 小时,或等量的 2% 煤酚皂,或1%的甲醛溶液,均能达到灭菌效果。

(3) 患者单独使用碗筷就餐,餐具应先煮沸 5 分钟后再清洗,剩余的饭菜煮沸 5 分钟后弃去。

(4) 有条件者对室内空气每天消毒 1~2 次。协助结核病患者及家属做好日常消毒隔离工作,如患者的被褥、衣物、书籍等应经常在烈日下暴晒 2 小时;可用水洗的衣物、被单、毛巾等煮沸后再清洗。

(5) 密切接触者应做卡介苗接种。与患者密切接触者要戴口罩,对免疫力较低的健康小儿要进行保护性隔离,防止造成传染。

6. 预防感冒 肺结核患者,机体抵抗力下降,容易感冒,因此,在卧室注意通风,保持空气新鲜的同时,应避免吹对流风以防感冒。居室可定期用醋或中药艾叶、苍术、青蒿、贯众等熏蒸消毒。在天气变化较为明显时,还要注意增减衣服;患者常伴有盗汗,应经常更换衣服被褥。

三、艾滋病

艾滋病又称获得性免疫缺陷综合征(acquired immune deficiency syndrome,AIDS),是由人免疫缺陷病毒(human immunodeficiency virus,HIV)引起的一种慢性传染病。病毒主要侵犯和破坏人体的辅助性 T 淋巴细胞,导致机体细胞免疫功能严重缺损,最终并发各种严重机会性感染和肿瘤。

（一）病原体

HIV 是单链 RNA 病毒,属于逆转录病毒科、慢病毒亚科。HIV 分为 HIV-1 型和 HIV-2 型,世界各地的 AIDS 主要由 HIV-1 型引起,HIV-2 型在西非呈地方性流行。HIV 在室温下较稳定,经 4~7 天后病毒部分灭活但仍可能复制。对外界抵抗力弱,尤其对热敏感,56℃ 30 分钟或巴氏消毒均可使其灭活;常用消毒剂均可杀灭 HIV,能被 0.2% 的次氯酸钠、2% 的戊二醛、75% 乙醇及漂白粉灭活。但对 0.1% 的福尔马林、紫外线和电离辐射不敏感。

（二）临床表现

艾滋病的潜伏期平均 9 年,有的可短至数月或长达 15 年,根据临床表现可分为 4 期。

1. 急性感染期（Ⅰ期） 人体感染 HIV 病毒后,部分患者出现一过性传染性单核细胞增多样症状,此症状数天到 2 周后消失,患者转入无症状感染期。

2. 无症状感染期（Ⅱ期） 感染者无任何临床症状,血液中能检测到 HIV 病毒,血清 HIV 抗体检查呈阳性反应,此期可持续 2~10 年或更长,平均 5 年左右,被称为 HIV 病毒感染者或艾滋病病毒携带者。

3. 艾滋病前期（Ⅲ期） 又称持续性全身淋巴结肿大期。本期浅表淋巴结肿大,至少持续 3 个月以上,除腹股沟淋巴结外,其他部位两处或两处以上淋巴结肿大,其直径大于 1cm,一般能自由活动、无压痛、无粘连,部分淋巴结肿大 1 年后可缩小、消失或重新出现。活检多为反应性增生。

4. 艾滋病期（Ⅳ期） 本期可有 5 种临床表现:①出现非特异性的全身症状,如持续 1 个月以上的发热、腹泻、体重减轻 10% 以上,而找不到其他原因;②神经系统症状,如进行性痴呆、癫痫、脊髓病、末梢神经病变,找不到其他原因;③严重机会性感染,如单纯疱疹病毒、结核分枝杆菌感染、卡氏肺囊虫肺炎、慢性隐孢子虫病、弓形虫病、念珠菌病、隐球菌病、巨细胞病毒感染等;④继发性肿瘤,如卡波西肉瘤、非霍奇金淋巴瘤等;⑤免疫缺陷继发的其他感染,如慢性淋巴性间质性肺炎等。

（三）传播途径与预防措施

1. 传播途径 HIV 存在于患者的血液、精液和阴道分泌物中,唾液、眼泪和乳汁等体液也含有病毒。HIV 携带者和患者是主要的传染源。艾滋病目前公认的传播途径主要是性接触、血液传播和母婴传播。

(1) 性接触传播:是本病的主要传播途径。同性恋和异性恋,尤其是多个性伙伴者可互相传播。

(2) 血液传播:静脉滥用毒品是我国 HIV 传播的重要原因,主要是因为多次反复共用污染的注射器导致的感染。其次还包括输入被 HIV 污染的血液、血制品,通过污染的医疗器械及器官移植、人工授精等医源性传播途径引起的感染。

(3) 母婴传播:感染 HIV 的母亲所生新生儿约 1/2 出生时被感染。多在分娩过程中感染,也可通过胎盘或产后哺乳感染。

2. 社区预防 社区艾滋病的防治是关系到国计民生的大事,社区护士应切实做好此方面的工作。

(1) 控制传染源:对艾滋病患者应做到早发现、早诊断、早报告、早隔离、早治疗。患者及 HIV 携带者的血液、排泄物和分泌物应进行消毒。被血液或体液污染的物品或器械可用

1∶10~1∶100浓度的次氯酸钠液,或者用1∶10稀释的含氯石灰液擦拭或浸泡,高温消毒也是杀灭HIV的有效办法。

(2)切断传播途径:禁止注射毒品,特别是静脉毒瘾者,不共用针头、注射器,使用一次性注射器;加强血制品管理,严格执行献血的规定及要求,血液抗HIV阳性者应禁止捐献血、血浆、器官、组织和精液;加强血站、血库的建设和管理;接触患者的血液或体液时,应戴手套、穿隔离衣,不共用牙具、餐具、剃须刀片等;取缔娼妓,严禁性乱,开展正确的性道德教育,洁身自好,防止与HIV感染者发生性接触;切断母婴传播,HIV感染的妇女应尽量避免妊娠,哺乳期感染HIV的妇女应人工喂养婴儿。

(3)保护易感人群:由于HIV人群普遍易感,且缺乏有效的疫苗,因此对易感人群的保护主要是对社区人群进行艾滋病防治知识的宣传教育。同时建立有效的监测组织,定期对高危人群,如吸毒、卖淫、嫖娼等人群进行HIV抗体检测。

(四)社区护理

1.家庭及社区护理　家庭及社区护理对艾滋病患者及其家庭具有重要的意义,社区护士需要以极大的耐心和热情,从身心两方面加强护理。

(1)确诊为艾滋病的患者应坚持治疗,做到正规、全程、足量用药。

(2)加强营养,补充B族维生素和叶酸。

(3)HIV感染者每半年左右到指定医院检查健康状况;不能让HIV抗体阳性者提供血液或用该类人群血液制备血制品;为防止胎儿和新生儿的感染,HIV抗体阳性的孕妇应终止妊娠。

(4)对密切接触艾滋病者的家属或怀疑接触者要做病毒感染检查,定期(3个月、6个月及1年)进行血液检测。

(5)加强心理护理,对有感染者或患者的家庭要营造一个友善、理解、健康的生活氛围,不要歧视艾滋病患者,应关心、鼓励患者采取积极的生活态度。

2.家庭护理指导　护士应对患者及其家庭成员在家庭生活中的角色进行评估,指导他们根据家庭环境来护理患者及预防疾病的自我保护方法,护士应向家庭成员介绍疾病的发展情况,患者的一般状况,观察病情变化的技巧和方法,家属应知道如何保护患者。

(1)艾滋病患者免疫力很低,应谢绝患有感冒等传染病的亲友探访。

(2)进行各种注射射时,应采取无菌技术和一次性注射器。

(3)接触患者前后要用肥皂洗手,必要时戴手套。

(4)各种食物要洗净,肉类要新鲜、煮透。

(5)注意患者的营养状况,给予合理、平衡的膳食。患者和感染者的饮食应以高蛋白质及较高热量的食物为主,并遵循"多样、少量、均衡"的饮食原则。有益的高蛋白质食物有鱼虾类,如海水鱼、虾、墨鱼、贝、蟹等;家禽类,如鸡肉、鸽肉、兔肉;牛奶及乳制品,如优质奶酪;蛋类,如鸡蛋、鸭蛋;豆类,如豆腐、豆浆或其他豆制品;其他肉类。高蛋白质饮食会增加肾脏的负担,如果身体不适,请与医生和营养师取得联系,以便对饮食做适当调整。注意补充维生素和矿物质:多吃新鲜的水果和蔬菜,特别是富含胡萝卜素(如菠菜、芥蓝、番薯、南瓜、胡萝卜)、维生素C(如青椒、橘子、绿菜花、菠菜)、维生素E(如榛子、松子、开心果、大杏仁)及含锌(如牡蛎、贝类、谷类)的食物。应尽量少吃高脂肪的食物,少吃甜食。目前还没有确切的证据表明食物能预防或降低HIV的感染,但有些食物可以增强患者的免疫力,减少并发症。

(6)活动受限及卧床的患者要注意保护肌肉及关节的功能,注意被动锻炼,勤翻身,按摩受压部位,保持皮肤卫生等。

3. 自我保护指导 社区护士应指导患者家庭成员掌握自身防护的知识及方式,尤其是直接参与患者护理的人应注意以下事项。

(1) 保护自己皮肤完整,在皮肤有破损或接触患者血液、体液、大小便时应戴手套或用不透水的胶布包好。

(2) 不共用尖锐工具,不共用牙刷、剃须刀、理发工具等生活用品。

(3) 患者的血液、体液、大小便污染过的衣物、被服等应用热水加消毒剂浸泡后再清洗。

(4) 被患者污染的用物不要随便丢弃,应按指导分别消毒或销毁。

🔍 **知识链接**

人感染高致病性禽流感

人感染高致病性禽流感简称人禽流感,是由甲型流感病毒某些亚型中的毒株引起的急性呼吸道传染病,属于法定乙类传染病。可出现脓毒血症、感染性休克、多脏器功能衰竭等多种并发症而致人死亡。

1. 了解患者病情 传染源主要为患禽流感或携带禽流感病毒的鸡、鸭、鹅等家禽,特别要了解患者与禽类的接触史。

2. 对患者日常生活进行指导 发现禽流感疫情必须立即销毁家中饲养的受感染家禽,防止疫情扩大。

3. 对患者疾病治疗和复查的管理 与流感相似,但部分病例出现严重并发症。

4. 对其家庭成员的健康管理 加强对家庭成员的检测,是否还有接触过受感染禽类的其他人发病,特别是从事饲养、捕杀、屠宰和销售禽类的人员。接触患者时必须要戴口罩、手套、接触后必须洗手。

● (王珍珍)

复习思考题

1. 传染病流行的基本环节有哪些?

2. 艾滋病患者的社区护理工作如何开展?

3. 传染病可以分为哪几类?

4. 社区护士在传染病预防和控制中的职责主要是什么?

扫一扫,
测一测

笔记栏

◇◇◇ 第七章 ◇◇◇

社区重点人群保健与护理

学习目标

识记：

1. 能正确描述儿童各年龄段生长发育特点。

2. 能正确说出预防接种程序及禁忌证。

3. 能正确阐述妇女保健的意义和目的。

4. 能正确陈述老年人的健康需求。

理解：

1. 能概括儿童各年龄段保健指导要点、儿童意外伤害的预防和处理。

2. 能比较孕产期各期的特点及健康管理内容。

3. 能总结不同时期妇女保健指导内容。

运用：

1. 能结合儿童各年龄段生长发育特点，对其开展社区保健指导。

2. 能结合老年人社区保健知识，开展老年人社区健康管理。

    社区卫生保健主要包括个体和群体保健，其中群体中重点人群为儿童、妇女、亚健康人群、老年人等。儿童是构成一个国家未来人口的主要人群，其健康状态决定一个国家未来人口的素质；妇女的身心健康决定着下一代的健康及人口素质的提高，从而影响家庭健康和社会健康；亚健康状态具有不稳定性，易于转化，常因疏于调理或处理不当而发展成为各种疾病；老龄化已成为 21 世纪不可逆转的世界性趋势，势必对老年人本身、家庭、社会和国家带来一系列新问题，实现健康老龄化是解决这一问题的最好选择。以上因素促使社会必须加强社区重点人群保健与护理。

第一节　儿童社区保健与护理

    儿童社区保健是指社区卫生服务人员根据儿童不同时期的生长发育特点，以满足社区内儿童健康需求为目的，解决儿童的健康问题为核心，所提供的系统化服务。在我国现阶段，儿童保健的主要对象是 0~6 岁的学龄前儿童，尤以 3 岁以内婴幼儿为重点对象。

一、概述

(一)社区儿童保健的意义

儿童和青少年的健康状况是决定未来人口素质的重要环节。对儿童和青少年实施健康管理是社区卫生服务的重要组成部分,其意义主要体现在以下几个方面。

1. 促进儿童和青少年生长发育,降低其患病率和死亡率 以新生儿为例,世界卫生组织指出,绝大多数新生儿死亡发生在卫生保健服务获取率低下的发展中国家,这些新生儿中多数因得不到熟练照护而死在家中。如果能在分娩时以及生命第一周提供已知有效的卫生措施,可避免近 2/3 的新生儿死亡。因此,社区护士对各阶段儿童和青少年进行系统的健康管理,可及时发现生长发育方面存在的问题。通过新生儿家庭访视、预防接种、定期健康检查、生长发育监测等系统化服务,早期采取有效的干预措施,促进其生长发育,降低其患病率和死亡率。

2. 增强儿童和青少年体质 根据儿童和青少年不同的生长特点和保健重点,对儿童及家长开展体格锻炼、合理膳食及早期教育等方面的保健指导,可达到增强儿童身体素质和心理健康的目的。

3. 保障儿童和青少年合法权益 国家相继颁布实施的《中华人民共和国母婴保健法》《中华人民共和国未成年人保护法》《中华人民共和国义务教育法》《中华人民共和国收养法》《中华人民共和国预防未成年人犯罪法》等法律法规,从不同层面依法保障了儿童和青少年的生存权、受教育权、平等权和参与权等相关权益。

(二)我国儿童保健事业发展的成效

1. 儿童健康水平显著提高

(1)儿童死亡率明显下降:新生儿死亡率、婴儿死亡率和 5 岁以下儿童死亡率分别从 1991 年的 33.1‰、50.2‰ 和 61.0‰,下降至 2018 年的 3.9‰、6.1‰ 和 8.4‰,分别下降了 88.2%、87.8% 和 86.2%。

(2)儿童生长发育状况不断改善:中国 5 岁以下儿童生长迟缓率持续下降。2013 年中国 5 岁以下儿童生长迟缓率为 8.1%,与 1990 年的 33.1% 相比下降了 75.5%。

2. 儿童健康管理水平持续提升

(1)加强新生儿访视:指导家长做好新生儿喂养、护理和疾病预防,早期发现异常和疾病,及时处理和就诊,新生儿访视率稳步提高,从 1996 年的 81.4% 提高到 2018 年的 93.7%。

(2)加强儿童疾病防治:规范开展免疫接种服务。在全国范围实施儿童免疫规划,不断扩大国家免疫规划疫苗种类,从最初预防 6 种疾病扩大到预防 15 种疾病。由基层医疗卫生机构免费向辖区儿童提供预防接种服务,2018 年以乡镇为单位国家免疫规划疫苗接种率维持在 95% 以上。

(3)改善儿童营养:加强婴幼儿科学喂养指导,强化医疗保健人员和儿童养护人婴幼儿科学喂养知识和技能。完善儿童食品安全标准,制定发布了《婴儿配方食品》《较大婴儿和幼儿配方食品》《特殊医学用途婴儿配方食品通则》《婴幼儿谷类辅助食品》《婴幼儿罐装辅助食品》《辅食营养补充品》等国家标准,全力保障婴幼儿食品安全。

二、儿童健康管理

根据国家基本公共卫生服务规范要求,应为辖区内常住的 0~6 岁提供儿童健康管理服务(服务记录表见文末二维码),并为建立儿童预防接种档案进行预防接种管理,根据国家免疫规划疫苗免疫程序(见表 7-1),对适龄儿童进行常规接种。

(一) 0~6 岁儿童健康管理

1. 新生儿家庭访视　　家庭访视是新生儿保健的重要措施。新生儿出院后 1 周内,医务人员到新生儿家中进行家庭访视,同时进行产后访视。

访视内容:①新生儿出生情况。②新生儿居室环境。③体重测量和体格检查(重点查看有无产伤、黄疸、畸形、皮肤与脐部感染),建立《母子健康手册》。④预防接种情况。如果发现新生儿未接种卡介苗和第 1 剂乙肝疫苗,提醒家长尽快补种。⑤新生儿疾病筛查情况。如果发现新生儿未接受新生儿疾病筛查,告知家长到具备筛查条件的医疗保健机构补筛。⑥喂养与护理。⑦咨询与指导。根据新生儿的具体情况,对家长进行喂养、发育、预防疾病和伤害及口腔保健指导。对于低出生体重、早产、双多胎或有出生缺陷等具有高危因素的新生儿根据实际情况增加家庭访视次数。

2. 新生儿满月健康管理　　新生儿出生后 28~30 天,结合接种乙肝疫苗第二针,在乡镇卫生院、社区卫生服务中心进行随访。重点询问和观察新生儿的喂养、睡眠、大、小便、黄疸等情况,对其进行体重、身长、头围测量、体格检查,对家长进行喂养、发育、防病指导。

3. 婴幼儿健康管理　　对 0~3 岁的婴幼儿,随访服务均应在乡镇卫生院、社区卫生服务中心进行,时间分别在 3、6、8、12、18、24、30、36 月龄时,共 8 次,也可结合儿童预防接种时间增加随访次数。

定期健康检查的内容包括:①询问上次随访到本次随访之间的婴幼儿喂养、患病等情况;②进行体格检查,做生长发育和心理行为发育评估;③进行科学喂养(合理膳食)、生长发育、疾病预防、预防伤害、口腔保健等健康指导;④常见病的定期实验室检查,如缺铁性贫血、听力缺陷、寄生虫病等,对临床可疑佝偻病、发育迟缓等疾病应做进一步检查。在婴幼儿 6、8、18、30 月龄时分别进行一次血常规(或血红蛋白)检测。在 6、12、24、36 月龄时,使用行为测听法分别进行一次听力筛查。

4. 学龄前儿童健康管理　　对 4~6 岁儿童每年提供一次健康管理服务。散居儿童的健康管理服务应在乡镇卫生院、社区卫生服务中心进行,集居儿童可在托幼机构进行。服务内容包括询问上次随访到本次随访之间的膳食、患病等情况,进行体格检查和心理行为发育评估,血常规(或血红蛋白)检测和视力筛查,进行合理膳食、生长发育、疾病预防、预防伤害、口腔保健等健康指导。每次定期健康检查,均需将体格测量和检查结果详细记录于儿童保健卡(册),同时进行健康状况评估。对健康管理中发现的有营养不良、贫血、单纯性肥胖等情况的儿童应当分析其原因,给出指导或转诊的建议。对心理行为发育偏异、口腔发育异常(唇腭裂、诞生牙)、龋齿、视力低常或听力异常儿童等情况应及时转诊并追踪随访转诊后结果。

5. 服务要求

(1) 开展儿童健康管理的乡镇卫生院、村卫生室和社区卫生服务中心(站)应当具备所需的基本设备和条件。

(2) 按照国家儿童保健有关规范的要求进行儿童健康管理,从事儿童健康管理工作的人员(含乡村医生)应取得相应的执业资格,并接受过儿童保健专业技术培训。

(3) 乡镇卫生院、村卫生室和社区卫生服务中心(站)应通过妇幼卫生网络、预防接种系统以及日常医疗卫生服务等多种途径掌握辖区中的适龄儿童数,并加强与托幼机构的联系,取得配合,做好儿童的健康管理。

笔记栏

表 7-1　国家免疫规划疫苗儿童免疫程序表

疫苗种类		接种年（月）龄														
名称	缩写	出生时	1月	2月	3月	4月	5月	6月	8月	9月	18月	2岁	3岁	4岁	5岁	6岁
乙肝疫苗	HepB	1	2					3								
卡介苗	BCG	1														
脊髓灰质炎灭活疫苗	IPV			1												
脊髓灰质炎减毒活疫苗	OPV				1	2								3		
百白破混合疫苗	DTaP				1	2	3				4					
白破疫苗	DT															1
麻风疫苗	MR								1							
麻腮风疫苗	MMR										1					
乙脑减毒活疫苗或乙脑灭活疫苗	JE-L								1			2				
	JE-I								1,2			3				4
A群流脑多糖疫苗	MPSV-A							1		2						
A群C群流脑多糖疫苗	MPSV-AC												1			2
甲肝减毒活疫苗	HepA-L										1					
甲肝灭活疫苗	HepA-I										1	2				

（4）加强宣传，向儿童监护人告知服务内容，使更多的儿童家长愿意接受服务。

（5）儿童健康管理服务在时间上应与预防接种时间相结合。鼓励在儿童每次接受免疫规划范围内的预防接种时，对其进行体重、身长（高）测量，并提供健康指导服务。

（6）每次服务后及时记录相关信息，纳入儿童健康档案。

（7）积极应用中医药方法，为儿童提供生长发育与疾病预防等健康指导。

6. 工作指标

（1）新生儿访视率 = 年度辖区内按照规范要求接受一次及以上访视的新生儿人数 / 年度辖区内活产数 × 100%。

（2）儿童健康管理率 = 年度辖区内接受一次及以上随访的 0~6 岁儿童数 / 年度辖区内 0~6 岁儿童数 × 100%。

（二）计划免疫与预防接种

预防接种是针对性地把生物制品（用人工培育并经过处理的病菌、病毒等）接种在健康人的身体内，使人体在不发病的情况下，对某种传染病产生免疫能力从而预防该传染病。计划免疫是根据儿童的免疫特点和传染病发生的情况制订的免疫程序，有计划和有针对性地实施基础免疫（即全程足量的初种）及随后适时地加强免疫（即复种），确保儿童获得可靠的免疫，达到预防、控制和消灭相应传染病的目的。

1. 计划免疫　目前，国家卫生健康委员会规定的计划免疫包括皮内注射卡介苗、重组乙型肝炎疫苗、脊髓灰质炎减毒活（灭活）疫苗、百白破疫苗、麻（腮）风疫苗、乙脑疫苗、流脑疫苗、甲肝疫苗等。此外，各地区还可根据流行情况、季节、卫生资源、经济水平进行非计划免疫接种，如流感疫苗、B 型流感嗜血杆菌结合疫苗、腮腺炎疫苗等。儿童在规定的年龄内进行了计划免疫但漏掉其中的某一针者，不必重复所有的过程，而只要补上漏掉的部分。

2. 预防接种的种类及常用免疫制剂　预防接种的种类可以分为人工主动免疫、人工被动免疫和被动自动免疫。

人工主动免疫是给易感者接种特异性抗原，使体内主动产生免疫抗体，目前广泛应用于对儿童传染病的预防。常用的免疫制剂包括菌苗、疫苗、类毒素。其中菌苗分为死菌苗（如百日咳菌苗）及活菌苗（如卡介苗）。疫苗分为灭活疫苗（如甲肝灭活疫苗）及减毒疫苗（如麻疹活疫苗）。类毒素是将细菌毒素加甲醛去毒，成为无毒而仍保留免疫原性的制剂，如白喉类毒素和破伤风类毒素。

人工被动免疫是指以含抗体的血清或制剂接种人体，使人体获得现成的抗体，而受到保护。由于抗体的半衰期短，一般不超过 25 天，所以人工被动免疫主要在有疫情时应用。被动免疫的制剂包括抗毒素、免疫球蛋白等。

被动自动免疫是指有疫情用于保护婴幼儿及体弱接触者的一种免疫方法，兼有被动免疫和主动免疫的优点，但只能用于少数传染病，如给白喉密切接触者注射白喉抗毒素的同时，接种白喉类毒素。

3. 预防接种的禁忌证

（1）一般禁忌证：①体温超过 37.5℃，有腋下淋巴结肿大的小儿不宜进行预防接种；②患自身免疫性疾病和免疫缺陷者禁止接种；③有急性传染病接触史而未过检疫期者暂不接种；④慢性病急性发作及既往有过敏、哮喘史者或其他严重疾病者，暂不宜接种。

（2）特殊禁忌证：①结核菌素试验阳性或患有中耳炎、肾炎、心脏病、湿疹及其他皮肤病者禁忌接种卡介苗；②接受免疫抑制剂治疗期间、腹泻、妊娠期禁忌服用脊髓灰质炎疫苗糖丸;③因百日咳菌苗偶可产生神经系统严重并发症,故本人及家庭成员患癫痫、神经系统疾病和有抽搐史者禁用百日咳菌苗。90 天内接受过免疫球蛋白治疗者不宜接种百白破疫苗;④有明确过敏史者,特别是鸡蛋过敏者或新霉素过敏者、90 天内接受过免疫球蛋白治疗者均不能接种麻疹减毒疫苗。接受大剂量皮质激素治疗,强的松≥2mg/(kg·d)或 20mg/d,且使用 14 天以上者,需停激素治疗 1 个月后方可接种。白血病患儿在缓解和停止化疗至少 3 个月后可接种;⑤对酵母过敏或疫苗中任何成分过敏者不宜接种乙型肝炎疫苗。

4. 预防接种的实施

(1) 接种前的工作:在对儿童接种前应查验儿童预防接种证(卡、簿)或电子档案,核对受种者姓名、性别、出生日期及接种记录,确定本次受种对象、接种疫苗的品种。询问受种者的健康状况及是否有接种禁忌等,告知受种者或者其监护人所接种疫苗的品种、作用、禁忌、不良反应及注意事项。

(2) 接种时的工作:在接种操作时再次查验并核对受种者和预防接种证,核对无误后严格按照《预防接种工作规范》规定的接种月(年)龄、接种部位、接种途径、安全注射等要求予以接种。接种工作人员在接种操作时再次进行"三查七对",无误后予以预防接种。三查:检查受种者健康状况和接种禁忌证,查对预防接种卡(簿)与儿童预防接种证,检查疫苗、注射器外观与批号、有效期。七对:核对受种者姓名、年龄、疫苗品名、规格、剂量、接种部位、接种途径。

(3) 接种后的工作:告知儿童监护人,受种者在接种后应在留观室观察 30 分钟。接种后及时在预防接种证、卡(簿)上记录,与儿童监护人预约下次接种疫苗的种类、时间和地点。

(4) 预防接种操作注意事项:①严格三查七对,仔细核对接种时间、询问受种者的健康状况及是否有接种禁忌等;②严格检查本次接种的疫苗(包括标签、名称、批号、生产日期、生产厂家及有无变质、异常等);③因活疫苗或活菌苗易被碘酊杀死,故在接种时,只能用 75% 乙醇消毒注射部位的皮肤;④坚持一人一针一用一废弃,一次性注射器用后应按废弃物相关规定进行处理;⑤未打开的疫苗、菌苗应按规定要求保存,疫苗、菌苗打开后应立即使用,已打开未用完的制剂放置时间在 2 小时左右将失去活性。

(5) 预防接种反应及处理:预防接种使用的活菌苗、活疫苗对人体是一种轻度感染,而死菌苗、死疫苗对人体是一种异物刺激。因此,接种后可能会有不同程度的全身或局部反应。

1) 一般反应及处理:一般反应是指在预防接种后发生的,由疫苗本身所固有的特性引起,对机体只造成一过性生理功能障碍的反应。①全身反应。一般于接种后 24 小时内出现体温升高,持续 1~2 天,活疫苗在 5~7 天后出现中、低度发热,有些儿童可能出现头晕、疲倦、全身不适、恶心、呕吐、腹痛、腹泻等反应。体温在 37.5℃左右为弱反应,体温在 37.5~38.5℃为中等反应,体温在 38.6℃以上为强反应。一般中等以下反应可以不做处理,注意休息,多饮水,或给予对症处理;中等以上或症状较重时,应去医院就诊。②局部反应。接种后数小时至 24 小时左右,注射局部出现红、肿、热、痛,有时伴有局部淋巴结肿大或淋巴管炎。局部反应一般持续 2~3 天;活疫苗接种后局部反应出现较晚,持续时间也较长;个别儿童接种麻疹疫苗后 5~7 天出现皮疹反应;轻度局部反应一般不需处理。较重的可抬高患肢,用毛巾热敷,每日数次,每次 10~15 分钟;但卡介苗的局部反应禁用热敷。

2) 异常反应及处理:①过敏性休克。注射后数分钟内发生,可表现为面色苍白、口周青紫、四肢湿冷、恶心呕吐、血压明显下降、脉细速,并有胸闷、心悸、喉头阻塞感及呼吸困难等呼吸道阻塞症状,大、小便失禁,惊厥甚至昏迷等表现。此时应使患儿平卧,头部放低,皮下注射1：1 000肾上腺素0.5~1ml,吸氧,保暖,并采用其他抗过敏性休克的抢救措施。②晕针。儿童由于空腹、精神紧张、恐惧等原因,可在接种时或接种后数分钟内发生头晕、心慌、面色苍白、出冷汗、手足冰凉、心搏加快等表现,此时应立即使患儿平卧、保暖,给予饮少量热开水或糖水,短时间内即可恢复。经上述处置后不见好转者可按抗过敏性休克处理,3~5分钟仍不见好转者,应立即送医院诊治。③过敏性皮疹。部分小儿接种后9~12天有发热及卡他症状,以荨麻疹最为常见,一般见于接种后数小时至数天内,服用抗组胺类药物后即可痊愈。如发现疑似预防接种异常反应,接种人员应按照《全国疑似预防接种异常反应监测方案》的要求进行处理和报告。

三、不同时期儿童的保健指导

1. 新生儿生长发育特点及保健指导

(1) 新生儿生长发育特点:新生儿是指出生后脐带结扎时起至出生后满28天。新生儿脱离母体开始独立生活,经历了内、外环境的巨大变化。由于新生儿各组织器官发育尚不成熟,生理调节功能与和对外界变化的适应能力差,容易患各种疾病,是儿童期发病率和死亡率最高的时期。世界卫生组织指出,每年5岁以下儿童死亡中近40%为新生儿。所有新生儿死亡中有3/4发生在生命的第1周,故新生儿保健重点在出生后1周内。

(2) 新生儿保健指导

1) 建立和加强新生儿家访制度,定时进行家访、体格检查,严防新生儿感染性肺炎及吸入性肺炎。

2) 脐部护理:一般脐带在出生后5~8天自然脱落,脐带脱落前要保持脐部干燥。每天用75%乙醇棉签消毒脐带残端及脐轮周围1~2次,然后用无菌纱布包扎。如脐部周围皮肤红肿、有脓性分泌物,则提示感染,应及时就诊。

3) 营养与喂养:鼓励母乳喂养,指导母亲掌握促进乳汁分泌的方法,以维持充足的乳汁分泌。母亲因患病不能喂养时,应选择合适的代乳品。

4) 保暖与衣着:足月新生儿最适室温为22~24℃,相对湿度为55%~65%,若冬季室温过低,指导家长正确使用热水袋等方法保暖,预防发生新生儿硬肿症,尤其是低体重儿及体温在36℃以下的患儿,更应注意保暖。为防止发生脱水热,夏季应避免室温过高,新生儿衣被不宜过厚。衣着和尿布须选用清洁、柔软、吸水性好、浅颜色的布料。包裹不要太紧,避免使用绳带捆绑,以便新生儿四肢自由屈伸。

5) 排便护理:新生儿每次大便后宜用温水清洗臀部,勤换尿布,保持臀部干燥,必要时可使用氧化锌或5%鞣酸油膏涂抹局部,积极预防并及时治疗尿布疹。

6) 婴儿抚触:婴儿应每日沐浴,保持皮肤清洁,减少病菌繁殖。沐浴后可做婴儿抚触,以达到促进婴儿生长发育及亲子交流的目的。

7) 教会家长识别异常症状,预防疾病:新生儿体温过高时,首先应检查穿戴衣物是否过多,环境温度是否过高。如确为发热,需在医生指导下服用药物。正确识别生理性黄疸和病理性黄疸,生理性黄疸一般不需处理,若为病理性黄疸,应及时求治。保持室内空气清新,新生儿用具要专用,用后消毒。家长在哺乳和护理前先洗手。尽量减少亲友探视和亲吻新生儿,避免交叉感染;凡患皮肤病、呼吸道和消化道感染及其他传染病者,不能接触新生儿。社区护士应提醒家长出生2周后口服维生素D,以预防佝偻病的发生。

8) 预防意外:注意防止新生儿窒息,如哺乳姿势不适当,乳房堵塞新生儿口鼻,新生儿包被蒙头过严等均可导致窒息。

2. 婴儿生长发育特点及保健指导

(1) 婴儿生长发育特点:婴儿期是指出生 28 天后至 1 周岁,又称为乳儿期。此期体格生长发育最为迅速,对能量和营养物质(尤其是蛋白质)的需求相对较大,但其消化功能尚未成熟,易发生消化紊乱、营养不良等疾病。半年后由母体获得的抗体逐渐消失,自身免疫功能尚不完善,易发生传染病及感染性疾病。婴儿对亲人产生明显的依恋感和信任感,与亲人分开会使婴儿产生分离性焦虑。随着动作的发育,婴儿逐渐学会爬、走,但婴儿缺乏安全感与危险意识,容易发生意外。

(2) 婴儿保健指导

1) 营养与喂养:提倡纯母乳喂养至 6 个月,部分母乳喂养或人工喂养婴儿则应正确选择配方奶,母乳喂养的母亲应多吃含铁丰富的食物,自 4 个月开始可添加辅食,增加含铁丰富的食物,如蛋黄、肝泥、果汁等以预防营养性缺铁性贫血。注意训练婴儿的咀嚼功能,指导家长添加辅食的具体步骤和制作辅食的方法,每增加一种新辅食,都应注意观察婴儿的粪便,以判断辅食增加是否过量、婴儿胃肠道是否适应。人工喂养用具应及时清洁,定期消毒,以防发生腹泻等。

2) 早期教育:婴儿期早期教育以感知、语言、动作训练为主,最简单的方法是与小儿目光交流,让其感到爱与温暖,加深亲子感情,并给予皮肤接触,用带有声、光、色的玩具促进其感知发育。在七八个月时训练爬行,顺利发展运动功能,同时注意感觉、运动器官协调性。

3) 定期健康检查:便于早期发现缺铁性贫血、佝偻病、发育异常等疾病。

4) 皮肤锻炼:通过皮肤按摩、空气浴、日光浴、温水浴、淋浴、擦浴进行。

5) 指导体育运动:2~6 月龄婴儿做被动体操,7~12 月龄婴儿做主动体操。

6) 按计划免疫程序完成基础免疫。

3. 幼儿期生长发育特点及保健指导

(1) 幼儿期生长发育特点:幼儿期是指 1~3 周岁。幼儿期生长发育速度较婴儿期减慢。此期儿童自我意识发展,对周围环境容易产生好奇心。此期小儿能够行走,活动范围渐广,接触周围事物增多,故神经、心理发育较快,智能发育较婴儿期突出,语言、思维和应对外界事物的能力增强。但幼儿识别危险的能力不足,易发生意外伤害和中毒。由于活动范围增大而自身免疫力尚不够健全,应注意防止传染病。

(2) 幼儿期保健指导

1) 饮食与营养:供给丰富的营养,以防营养不良。幼儿乳牙已逐渐长齐,但咀嚼功能仍然较差,故食物宜细、软、碎,每天三餐两点。

2) 早期教育:①培养良好的生活习惯。培养婴幼儿的独立性和自主性,逐步训练婴幼儿细嚼慢咽、自主进食、不偏食、不挑食等;培养良好的卫生习惯,如婴幼儿饭前便后洗手,3 岁以内婴幼儿饭后漱口,大于 3 岁的幼儿饭后刷牙等。培养良好的睡眠习惯,如良好睡眠姿势、定时独立睡眠等。②加强视、听、语言能力的训练。使婴幼儿多接触各种事物如玩具、图片及音乐等,促进感知觉发展,培养其观察力。重视与幼儿的语言交流,启发其语言表达需要,可通过游戏、讲故事、唱歌等促进幼儿语言发育。及时纠正错误发音,但切忌过于频繁纠正发音,避免讥笑,以防造成心理紧张而引起口吃。③及时训练动作。指导家长按各月龄生长发育的特征并结合婴儿实际能力适时训练其动作,如可通过画画、拾豆、撕纸等活动发展精细动作。④与周围人建立相互关系。在玩耍中鼓励婴幼儿主动与他人接触,以获得社

笔记栏

会交往能力,同时应耐心限制其危险行为,培养其道德观念、集体观念,预防自闭、多动症的发生。

3) 体格锻炼:体格锻炼可以增强体质,提高对外界环境的适应能力和抗病能力。婴幼儿可多做户外活动,进行空气、日光、水"三浴"锻炼,时间可由 5~10 分钟,逐渐延长到 1~2 小时(避免阳光直射面部),以预防佝偻病发生。

4) 定期健康检查:每 3~6 个月应进行体格检查一次,预防龋齿,筛查听、视力异常。

5) 按计划免疫程序完成基础免疫。

4. 学龄前期生长发育特点及保健指导

(1) 学龄前期生长发育特点:学龄前期是指 3 周岁到入学前(6~7 岁)。学龄前期儿童体格发育速度减慢,呈稳步增长趋势。神经精神发育迅速,智能发育更趋完善,语言和思维能力进一步发展,独立活动范围扩大,是性格形成的关键时期,因此,要注意培养其良好的道德品质和生活习惯,为入学做好准备。此期小儿求知欲强,对外界事物好奇,能做较复杂的动作,学会照顾自己,自理能力和独立意识逐渐增强,但危险意识淡漠,因此容易发生各种意外伤害。

(2) 学龄前期儿童保健指导

1) 加强学龄前期儿童的教育:①安全教育。学龄前儿童活泼好动,但动作协调性不好,且缺乏生活经验,易发生意外。因此,家长和托幼机构应定期、及时地检修活动场所、玩具等,适时进行安全教育,如要遵守交通规则、避免玩电器或接触电源、玩耍时注意远离河边与池塘边等。②学前教育。学前教育是幼儿教育的延续。注意培养幼儿学习习惯、想象与思维能力,使之具有良好的心理素质。在日常生活中锻炼其毅力和独立生活能力,培养自尊、自强、自立、自信的品格。通过游戏、体育活动增强体质,在游戏中学习遵守规则和与人交往,同时培养分辨是非能力。

2) 培养良好的习惯:教育儿童在读、写、看电视时注意用眼卫生,预防弱视发生。养成良好的口腔卫生习惯,学会正确的刷牙方法,使用含氟化物牙膏,预防龋齿。

3) 保证充足营养:学龄前期儿童的膳食结构接近成人,膳食安排力求多样化、颜色鲜艳、粗细搭配,以提供儿童生长发育所需的平衡营养。

4) 定期健康检查:每年应进行健康检查,注意视力、龋齿、缺铁性贫血、寄生虫等常见病的筛查与矫治。

5) 预防外伤、溺水、误服药物及食物中毒等意外事故。

5. 学龄期生长发育特点及保健指导

(1) 学龄期生长发育特点:学龄期是指从入小学起(6~7 岁)到青春期(女孩约 12 岁,男孩约 13 岁)。学龄期小儿体格发育稳步增长,脑的形态已基本与成人相同,除生殖系统外其他器官的发育已接近成人水平。学龄期儿童的认知、心理和社会能力发展非常迅速,学校和环境对其影响较大,同伴成为儿童非常重要的社交对象。儿童在学校教育中智能发育更加成熟,有较强的求知欲,是接受文化科学知识教育的重要时期。

(2) 学龄期保健指导

1) 加强学龄期儿童教育:应提供适宜的学习条件,加强素质教育、安全教育和法制教育。同时培养良好的读写习惯,促进智力发育,但需注意用眼卫生,预防近视的发生。

2) 供给充足营养:学龄期儿童身心发育加速,体力活动增加,对营养需求比成人多,膳食安排需营养充足,比例恰当,既要有充足的主食,也要有富含优质蛋白质的鱼、肉、蛋、豆类,以及大量的绿色蔬菜及新鲜水果。

3)体育锻炼:指导体育运动,如利用器械进行游戏、田径与球类锻炼,以增强体质同时培养儿童的毅力和奋斗精神。

4)定期健康检查:注意预防屈光不正、龋齿、缺铁性贫血等常见病。

5)正确对待性早熟:性早熟是指女孩在8周岁以前,男孩在9周岁以前出现的第二性征,或者女孩在10周岁以前出现月经。相关研究表明,由于营养状况的改善及外界因素的影响,儿童性早熟发生率呈上升趋势。社区护士应该指导家长及学校教师正确对待性早熟,避免对儿童心理产生不良影响。

6. 青春期生长发育特点及保健指导

(1)青春期生长发育特点:青春期又称少年期,是指女孩从11~12岁开始到17~18岁,男孩从13~14岁开始到18~20岁。在该阶段,青少年体重、身高增长幅度加大,第二性征逐渐明显,生殖器官迅速发育并趋向成熟。女孩出现月经,男孩发生遗精。由于神经内分泌调节不稳定,加之接触社会增多,导致青少年心理、行为、精神、情绪等方面的波动较大。因此加强道德品质教育及生理、心理卫生知识等教育为本期保健指导的重点。

(2)青春期保健指导

1)营养与饮食:青春期是体格发育的第二个高峰期。各种营养素需求量相对高于成人,每日摄入蛋白质、脂肪、糖、维生素、铁、钙、碘等营养物质的比例要满足青春期生长发育的需要。然而,营养过剩,活动过少,易导致青少年肥胖,应纠正不良饮食行为,避免肥胖症的发生。

2)提供适宜的学习条件:根据1990年6月4日国家教育委员会和原卫生部联合颁发的《学校卫生工作条例》规定,合理安排作息时间,配置适合儿童学习和生长发育的教学设施,避免学生作业过多和精神过度紧张。青少年应每半年进行一次视力检查,以便尽早发现视力异常,及时矫正。学校及社区应采取多种形式对儿童及其父母进行保护视力、预防近视的保健指导,提高对保护视力重要性的认识,加强用眼卫生,内容包括:①读写姿势端正,读写时眼书距离保持1尺(33cm)左右,胸距桌边缘一拳,手指距笔尖1寸,连续看书1小时左右应休息片刻;不宜在阳光直射或暗弱光线下看书写字;避免躺在床上或走路、乘车时看书;②看电视时应每0.5~1小时休息5~10分钟,眼与电视机屏幕的距离应为电视屏幕对角线的5~7倍,屏幕高度应略低于眼睛,画面有良好的对比度,亮度适中,室内保持一定照明;③坚持做眼保健操以缓解眼疲劳。

3)教育:①德育与法制教育。由于青少年生理和心理发育特点使之易受外界不健康因素的影响,因此必须增加青少年的法律知识,提高其法律意识,认识遵纪守法的重要性。同时培养助人为乐、积极向上的品德,自觉抵制腐化堕落思想。②卫生教育。少女月经期机体抗病能力下降,所以应重点加强少女经期卫生指导,采用淋浴洗澡,切勿游泳,避免寒冷刺激、剧烈运动,记录月经情况,以便及早发现异常,及时防治。③性教育。按不同年龄,采取多种教学方法进行性教育,如宣传手册、主题班会等,内容包括正确认识性发育,与异性交往自身防护措施,避免性病、意外妊娠发生。④安全教育。对青少年进行安全教育,训练其预防和处理意外事故的能力,鼓励彼此友爱,遇到意外事故需互相帮助,共同克服困难。同时,应加强吸烟、吸毒的警示教育,使青少年远离毒品,避免不良行为的发生。

4)对青少年父母教育的指导:此期青少年生理、心理发生巨变,自我意识迅速发展,具有独立性、依赖性、自觉性和幼稚性特点。因此需调动家长、老师共同关心青少年,增强对其心理健康的正确引导与教育。

四、儿童意外伤害

意外伤害是儿童致死、致残的主要原因之一。儿童6个月之后，其动作逐渐发育成熟，运动量增加，对环境好奇心加强，但是由于其年幼无知、缺乏生活经验，安全意识和自卫能力较差，因此易发生意外事故。世界卫生组织指出，在全球范围内，儿童意外死亡的发生率已超过小儿肺炎、恶性肿瘤、先天性畸形及心脏病等疾病死亡率的总和，成为世界范围内儿童的头号"杀手"。在我国，因意外伤害导致的死亡居0~14岁儿童死亡顺位的第一位，对儿童和青少年身心造成巨大影响，给家庭和社会带来巨大负担。

1. 儿童常见意外伤害

（1）家中意外事故：如气管异物、意外窒息、误食药物等造成的中毒、灼烫伤、跌伤、摔伤等。

（2）户外意外事故：如溺水、交通事故、摔伤、电击伤、碰撞伤等。

2. 儿童常见意外伤害的预防原则

（1）加强小儿安全意识教育。

（2）加强防火、防外伤、防溺水、防中毒等宣传工作。

（3）加强监护人的责任感。

（4）针对不同意外伤害原因进行针对性防范。

3. 几种常见意外伤害的预防及处理措施

（1）窒息：窒息是出生1~3个月婴儿常见的意外事故。多发生在严冬季节，常因盖被包裹过厚、过紧，蒙住婴儿口鼻，母婴同睡或婴儿含乳头睡觉，母亲手臂或乳房堵住婴儿口鼻造成窒息；婴儿吐奶时将奶汁或奶块吸入气管亦可引起窒息；随意摆放在婴儿床上的绳子、塑料袋都有可能被婴儿抓玩，引起绕颈或蒙住口鼻而造成窒息。

预防：①注意哺乳姿势，避免乳房堵塞婴儿口鼻；切忌边睡边哺乳；提倡母婴分睡，避免母亲熟睡时，肢体、被褥等压住婴儿口鼻而引起窒息。②每次喂奶后要将婴儿竖立抱起，轻拍后背，待胃内空气排出后再使婴儿仰卧；注意避免捏鼻喂药，防止发生呛咳而引起窒息。③冬季外出时不宜将婴儿包裹得过严、过紧、过厚；使小动物远离婴儿，避免因小动物身体堵住婴儿口鼻而引起窒息。

处理：①迅速解除引起窒息的原因，清除口腔和鼻腔分泌物，保持呼吸道通畅。②呼吸心搏骤停者，应立即进行心肺复苏。

（2）气管异物：气管异物吸入多见于6个月以上的婴幼儿，吸入的异物多是能够放入口中的小物品，如生活用品纽扣、硬币、瓶盖等，食品如花生米、瓜子、豆子、果冻等，玩具如脱落绒毛动物的眼睛等，都可造成婴幼儿窒息或生命危险。

预防：加强教育和防范。①避免进食较小、较硬而光滑的食物，如花生、瓜子、口香糖、果冻等；②儿童玩耍和打闹时避免进食；③选择合适玩具，玩具零部件直径不小于3.5cm，长度不小于6.0cm；④将硬币、纽扣、糖果、气球、安全别针、饮料罐拉环等物品放在婴幼儿无法触及位置，防止误食、误吸发生。

处理：①背部叩击法。将患儿置于救护者屈膝的大腿上，头低于躯干，用掌根部适当用力叩击肩胛区数次使异物随咳嗽排出。②腹部冲击法。意识清醒的患儿，救护者站在患儿背后，双臂环绕患儿腰部，让患儿弯腰，头部前倾，救护者一手握空心拳，并将拇指侧顶住患儿腹部正中线脐上方两横指处,剑突下方,另一手紧握此拳,有节奏地快速向内、向上冲击,患儿低头张口,以便异物受到气流冲击而吐出("海姆立克法")。意识不清的患儿将其处于仰卧位,救护者骑跨在患儿两大腿外侧,一手掌根平放其腹部正中线肚脐上方两横指处,另一手直接放在第一手上,两手掌根重叠快速向内、向上冲击患儿腹部。

(3)中毒:中毒是5岁以内儿童死亡的主要原因之一。常见中毒物有药物、工农业化学品、有毒动植物、生活用消毒剂、杀虫剂、去污剂等。造成中毒的主要原因是年幼无知,由于误服、吸入或接触等方式引起,以误服最多见。

预防:①加强对药品、有毒物品管理,药品放在高处儿童拿不到的地方,并上锁;②常使用的消毒剂、杀虫剂,要妥善保管和使用,避免儿童接触,特别注意不要用饮料瓶或食具装盛有毒物品;③避免食用有毒植物,如毒蘑菇,含氢果仁(苦杏仁、桃仁等)、白果仁等;④冬季室内使用煤炉或燃气器,要注意室内通风,定期检查煤气管道,以免一氧化碳中毒。

处理:①接触中毒者应立即脱去污染衣物,用清水冲洗被污染的皮肤,也可用毒物拮抗剂或解毒剂冲洗;②口服中毒者应采用催吐、洗胃、导泻和灌肠等方法及时清除毒物;③吸入一氧化碳,中毒者应立即脱离有毒场所,呼吸新鲜空气,必要时吸氧,严重者,可行高压氧舱治疗。

(4)溺水:溺水是儿童意外死亡的主要原因之一,儿童溺水主要因为游泳或在水边玩耍时失足落水。婴幼儿如被单独留在澡盆里,也可发生溺水。

预防:加强看护和安全教育。①绝不可将婴儿单独留在澡盆里;②在接近水源时密切注意幼儿活动,避免坠落淹溺;③教育儿童不可独自或结伴去无安全措施的池塘江河湖泊玩水或游泳;④危险水域应加设安全护栏或设有醒目的警示标志。

处理:一旦发生溺水,将其救离水面后,应迅速去除口鼻污泥、烂草、呕吐物等,松解衣扣腰带,进行控水。救护者可将溺水儿童倒提双足,或将其扛在肩上来回跑动,迅速排除呼吸道和胃内积水。若患儿呼吸心跳停止,应立即进行人工呼吸和胸外心脏按压,并及时送医院做进一步抢救和治疗。

(5)交通事故:交通事故是我国儿童意外伤害死因顺位的第一位。在儿童交通事故中,约半数是因儿童自身不良行为引起的,如在马路上嬉戏、打闹玩耍、乱穿马路、追逐猛跑、攀爬护栏等。

预防:进行交通安全教育,指导儿童熟悉各种交通信号和标志,遵守交通规则,不在街道马路上嬉戏玩耍、追逐打闹,培养儿童自我保护意识;教育儿童行车要注意安全防护,戴头盔系安全带,不将头、手臂伸出窗外;教育家长应让婴儿坐在汽车后座,并配有婴儿专用的安全座椅;学校托幼机构应加强对学生接送车辆的监管。

处理:交通事故会造成儿童不同程度的身体损伤,甚至造成死亡,一旦发生,应立即送医院进行救治。

(6)跌落伤:2~7岁儿童是跌落伤发生的高峰期。婴幼儿平衡能力差,易从床上、楼梯或窗口跌落。学龄儿童喜欢追逐打闹、爬高,但自我控制和应急反应能力差,易发生跌落伤。学龄儿童跌落伤主要发生在学校,大多与体育活动有关。男孩儿由于生性好动,活动范围广,跌落伤发生率高于女孩。

预防:加强宣教和防范。婴儿床要加床栏;避免将婴幼儿放到未加保护的高台上;窗户安装护栏;楼梯高度和坡度应适合儿童生长发育的特点;浴室地板要加防滑护垫;清除地上的电线、绳索等容易绊倒的障碍物;教育儿童不要独自站在桌椅窗台等高处,不要攀高;儿童穿合适的鞋和衣服,并系好鞋带;应在老师或家长的指导下进行体育活动,佩戴适当的防护用品。

处理:儿童发生跌落伤后,可能对受伤经过表述不清,家长或看护者应密切观察小儿表现,发现异常及时就诊。

五、托幼机构儿童保健

托儿所、幼儿园等托幼机构是儿童集体生活的场所,社区护士有责任协助和参与托幼机构相关人员的培训、卫生保健制度的建立与管理工作,保健和促进儿童在集居的条件下身心健康成长。

(一)托幼机构卫生保健工作要求

根据原卫生部、教育部于 2010 年发布的《托儿所幼儿园卫生保健管理办法》及于 2012 年发布的《托儿所幼儿园卫生保健工作规范》,托幼机构儿童健康保健工作要求如下。

1. 做好环境卫生、个人卫生及美化绿化工作,为儿童创造安全、整洁、优美的环境。

2. 制订各种安全措施,保障儿童人身安全,防止事故的发生。

3. 对儿童进行健康教育,学习自我保健的技能,养成健康的生活习惯。

4. 选择适合儿童身心发展和健康的儿童玩具、教具及制作材料。

5. 建立合理的生活制度,培养儿童良好的生活习惯,促进儿童身心健康。

6. 为儿童提供合理的营养,确保儿童膳食平衡,满足其正常生长发育需要。

7. 根据不同年龄开展与其相适应的体格锻炼,增进儿童身心健康及抗病能力。

8. 建立定期健康检查制度,并做好常见病的预防,发现问题及时处理或报告。

9. 完成计划免疫工作,预防传染病的发生,做好传染病的管理。

(二)托幼机构儿童卫生保健管理

根据儿童生长发育特点、保健需求及《托儿所幼儿园卫生保健管理办法》,托幼机构儿童卫生保健管理内容如下。

1. 健康检查管理 ①儿童和工作人员入园前体检。儿童及托幼机构的工作人员入园前须到指定的医疗保健机构进行体格检查,经检查证明身体健康及近期无传染病接触史者方可入园。入园时了解并记录儿童既往史和预防接种情况。②每日检查。做好每日晨间或午间入园(所)检查。检查内容包括询问儿童在家有无异常情况,观察精神状况、有无发热和皮肤异常,检查有无携带不安全物品等,发现问题及时处理。对儿童进行全日健康观察,内容包括饮食,睡眠,大、小便,精神状况,情绪,行为等,并做好观察及处理记录。③定期检查。1~3 岁儿童每年健康检查两次,每次间隔 6 个月;3 岁以上儿童每年健康检查一次。所有儿童每年进行一次血红蛋白或血常规检测。1~3 岁儿童每年进行一次听力筛查;4 岁以上儿童每年检查一次视力。体检后应当及时向家长反馈健康检查结果。

2. 日常生活安排 根据儿童年龄、生理、心理特点及季节的变化安排一日的睡眠、饮食、活动、游戏等。保证儿童每日充足的户外活动时间。全日制儿童每日不少于 2 小时,寄宿制儿童不少于 3 小时,寒冷、炎热季节可酌情调整。合理安排每日进餐和睡眠时间。制订餐、点数,儿童正餐间隔时间 3.5~4 小时,进餐时间为每餐 20~30 分钟,餐后安静活动或散步时间 10~15 分钟。3~6 岁儿童午睡时间根据季节以 2~2.5h/d 为宜,3 岁以下儿童日间睡眠时间可适当延长。

3. 体格锻炼 根据各年龄期儿童的生长发育特点,有组织、有计划地安排不同形式的游戏和体格锻炼项目,并有记录和分析,以提高体格锻炼的效果。利用日光、空气、水和器械,有计划地进行儿童体格锻炼。做好运动前的准备工作。运动中注意观察儿童的面色、精神状态、呼吸、出汗量和儿童对锻炼的反应,若有不良反应要及时采取措施或停止锻炼;加强运动中的保护,避免运动伤害。运动后注意观察儿童的精神、食欲、睡眠等状况。

4. 膳食营养管理　托幼机构保健人员应根据大、中、小及托班的年龄特点、营养需求和配餐原则制订每周的膳食计划。根据膳食计划制订带量食谱,1~2 周更换一次。食物品种要多样化且合理搭配。受过专门培训的炊事人员根据膳食计划,并严格执行《食品卫生法》进行膳食制作。

5. 安全管理　①定期检查和维修托幼机构内的所有设施,包括活动场所、门窗、桌椅、玩具及阳台等室内防护设施;②妥善保管药物、刀、剪等危险物品,热水瓶、电源等置于儿童不能触及的位置,防止意外事故的发生;③定期对儿童进行通俗易懂的安全教育,提高儿童安全识别能力,鼓励儿童相互督促安全制度执行情况;④定期对培训托幼机构的工作人员进行安全培训,强化员工安全意识,增强防范意外事故的能力和意外伤害的现场处理能力;⑤建立接送制度,接送孩子时,家长须直接与教师进行孩子交接,如遇特殊情况需委托他人接送孩子时应与班上老师提前联系或书面委托。

6. 消毒、隔离管理　①环境卫生。定时清扫室内外环境,保持室内空气新鲜、阳光充足,防蚊、蝇、昆虫等;桌椅、教具、玩具、厕所、痰盂等定时清洁和消毒。②个人卫生。培养儿童良好的卫生习惯,个人用品专人使用,并定期清洗、消毒,保持干燥。③预防性消毒。儿童活动室、卧室每日至少开窗通风 2 次,每次至少 10~15 分钟。餐桌每餐使用前消毒。水杯每日清洗消毒,用水杯喝豆浆、牛奶等易附着于杯壁的饮品后,应当及时清洗消毒。反复使用的餐巾每次使用后消毒。擦手毛巾每日消毒一次。门把手、水龙头、床围栏等儿童易触摸的物体表面每日消毒一次。

7. 疾病预防与管理　①督促家长按免疫程序和要求完成儿童预防接种。配合疾病预防控制机构做好托幼机构儿童常规接种、群体性接种或应急接种工作。②加强每日检查和定期体检,尽早发现患病儿童,立即通知家长,以便尽早治疗。③对患传染性疾病患儿做到早发现、早报告、早隔离、早治疗,保护易感儿童。配合当地疾病预防控制机构对被传染病病原体污染(或可疑污染)的物品和环境实施随时性消毒与终末消毒,对接触过患儿的其他儿童进行检疫和保护等。④建立常见病、多发病登记制度,观察疾病的变化情况,以便采取预防措施。⑤加强儿童的生活护理和营养管理,提高儿童的抗病能力。⑥重视儿童心理行为保健,开展儿童心理卫生知识的宣传教育,发现心理行为问题的儿童及时告知家长到医疗保健机构进行诊疗。

第二节　妇女社区保健与护理

妇女是家庭和社会的重要组成部分,肩负着建设国家和孕育后代的双重任务,妇女的身心健康决定着下一代的健康及人口素质的提高,从而影响家庭健康和社会健康。而且女性还要经历青春期、围婚期、孕期、产褥期、围绝经期,各期都具有特殊的生理及心理变化,在这些特殊时期容易出现身心健康问题。因此,全社会都应高度重视妇女保健工作,积极行动起来,共同维护妇女的健康权益,促进其健康水平。

一、概述

(一)妇女保健的意义及目的

1. 意义 妇女保健是以女性生殖医学为理论基础,以维护和促进妇女健康为目的,以"保健为中心,临床为基础,保健与临床相结合,以生殖健康为核心,面向基层,面向群众"为工作方针,以社区妇女群体为服务对象,针对妇女一生不同时期的身心和社会特点,综合运用临床医学、预防医学、护理学、心理学、健康教育学、经济学等多学科知识和技术,防治结合,保护妇女健康,维护家庭幸福和后代健康,提高人口素质。

2. 目的 通过积极的普查、预防保健及监护和治疗措施,开展以维护生殖健康为核心的贯穿妇女青春期、围婚期、孕期、产褥期和围绝经期的各项保健工作,以降低患病率,控制包括传染病在内某些疾病的发生及性传播疾病的传播,从而促进妇女身心健康。

(二)妇女保健服务范围

从年龄考虑,妇女保健服务范围是妇女的一生;从服务性质考虑,随着医学模式向社会-心理-生物医学新模式转换,除身体保健外,还包括心理社会方面保健。妇女保健涉及女性的青春期、围婚期、孕期、产褥期和围绝经期,研究各期的特点和保健要求,以及影响妇女健康的卫生服务社会环境、自然环境和遗传等方面的各种高危因素,制订保健政策和管理方法。开展妇女各期保健、妇女常见病和恶性肿瘤的普查普治、计划生育指导、妇女劳动保护、女性心理保健、健康教育与健康促进等保健工作,以利于提高妇女健康水平。

(三)妇女保健工作方法

1. 妇女保健工作是一种社会系统工作,应充分发挥各级妇幼保健专业机构及三级妇幼保健网的作用。

2. 有计划地组织培训和继续教育,不断提高专业队伍的业务技能和水平。

3. 在调查研究基础上,制订妇女保健工作计划和防治措施,做到人群保健与临床保健相结合,防与治相结合。

4. 开展广泛的社会宣传和健康教育,提高群众的自我保健意识。

5. 健全有关法律和法规,保障妇女和儿童的合法权利,加强管理和监督。

二、孕产妇健康管理

基本公共卫生服务项目实施方案中指出,应为辖区内常住孕妇开展至少5次孕期保健服务和2次产后访视,在妊娠13周前为孕妇建立《母子健康手册》并规范使用,实施孕产妇健康管理。主要内容包括一般体格检查、产前检查及孕期营养、心理等健康指导,开展优生优育、生殖保健等计划生育技术指导以及孕期、产褥期、哺乳期保健等孕产妇健康管理服务(服务记录表见文末二维码)。

(一)孕早期健康管理

孕早期指妊娠开始至12周末。健康管理主要内容如下。

1. 进行孕早期健康教育和指导。

2. 妊娠13周前由孕妇居住地的乡镇卫生院、社区卫生服务中心建立《母子健康手册》。

3. 孕妇健康状况评估。询问既往史、家族史、个人史等,观察体态、精神等,并进行一般体检、妇科检查和血常规、阴道分泌物、梅毒血清学试验、HIV抗体检测等实验室检查。

4. 开展孕早期生活方式、心理和营养保健指导,特别要强调避免致畸因素和疾病对胚胎的不良影响,同时告知和督促孕妇进行产前筛查和产前诊断。

5. 根据检查结果填写第 1 次产前检查服务记录表,对具有妊娠危险因素和可能有妊娠禁忌证或严重并发症的孕妇,及时转诊到上级医疗卫生机构,并在 2 周内随访转诊结果。

(二)孕中期健康管理

孕中期是妊娠 13~27 周,为胎儿生长发育较快的阶段,胎盘已形成,不易发生流产。但此阶段应仔细检查孕早期各种影响因素对胎儿是否产生损伤。健康管理的主要内容如下。

1. 进行孕中期(妊娠 16~20 周、21~24 周各一次)健康教育和指导。

2. 孕妇健康状况评估。通过询问、观察、一般体格检查、产科检查、实验室检查对孕妇健康和胎儿的生长发育状况进行评估,识别需要做产前诊断和需要转诊的高危重点孕妇。

3. 对未发现异常的孕妇,除了进行孕期的生活方式、心理、运动和营养指导外,还应告知和督促孕妇进行预防出生缺陷的产前筛查和产前诊断。

4. 对发现有异常的孕妇,要及时转至上级医疗卫生机构。出现危机症状的孕妇,要立即转上级医疗卫生机构,并在 2 周内随访转诊结果。

(三)孕晚期健康管理

妊娠 28 周以后称为孕晚期,胎儿生长发育最快,胎儿体重增加明显,此时营养补充及胎儿生长发育监测极为重要。健康管理主要内容如下。

1. 进行孕晚期(妊娠 28~36 周、37~40 周各一次)健康教育和指导。

2. 开展孕产妇自我监护方法、促进自然分娩、母乳喂养以及孕期并发症防治指导。

3. 对随访中发现的高危孕妇应根据就诊医疗卫生机构的建议督促其酌情增加随访次数。随访中若发现有高危情况,建议及时转诊。

(四)产褥期健康管理

产褥期是指胎盘娩出至产妇除乳腺外全身各器官恢复或接近正常未孕状态的一段时间,一般为 6~8 周。

乡镇卫生院、村卫生室和社区卫生服务中心(站)在收到分娩医院转来的产妇分娩信息后应于产妇出院后 1 周内到产妇家中进行产后访视,进行产褥期健康管理,加强母乳喂养和新生儿护理指导,同时进行新生儿访视。

1. 通过观察、询问和检查,了解产妇一般情况、乳房、子宫、恶露、会阴或腹部伤口恢复等情况。

2. 对产妇进行产褥期保健指导,对母乳喂养困难、产后便秘、痔疮、会阴或腹部伤口进行处理。

3. 发现产褥感染、产后出血、子宫复旧不佳、妊娠合并症未恢复者及产后抑郁等问题的产妇,应及时转置上级医疗卫生机构进一步检查、诊断和治疗。

4. 通过观察、询问和检查了解新生儿的基本情况。

(五)产后 42 天健康检查

1. 乡镇卫生院、社区卫生服务中心为正常产妇做产后健康检查,异常产妇到原分娩医疗机构检查。

2. 通过询问、观察、一般检查和妇科检查,必要时进行辅助检查对产妇恢复情况进行评估。特别是生殖器官的恢复情况及新生儿发育情况。产后健康检查包括全身检查和妇科检查。全身检查主要测血压、脉搏,查血、尿常规等;妇科检查主要了解盆腔内生殖器是否已恢复至非孕状态。

3. 对产妇应进行心理保健、性保健与避孕、预防生殖道感染、纯母乳喂养 6 个月、产妇和婴幼营养等方面的指导。

综上,应对孕产妇全程追踪与健康管理,孕产妇健康管理流程见图 7-1。

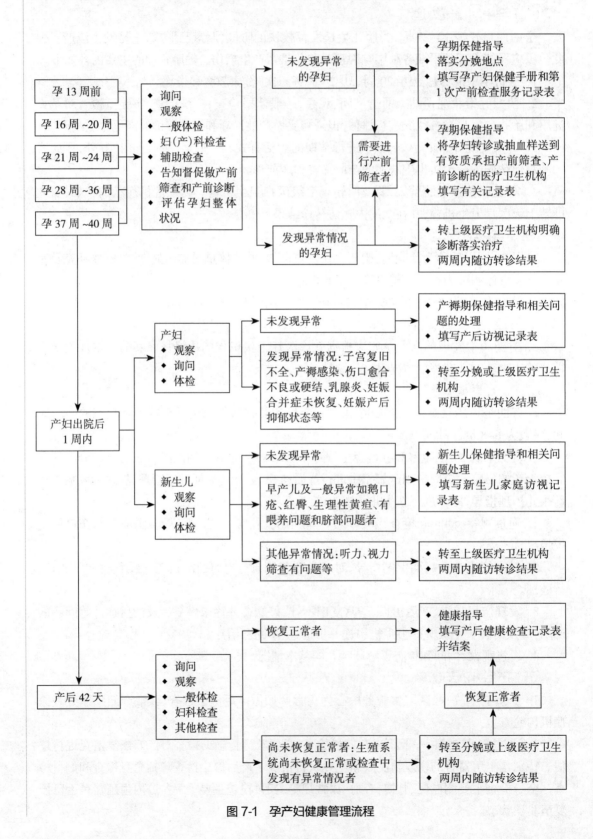

图 7-1 孕产妇健康管理流程

笔记栏

（六）孕产妇健康管理服务要求

1. 开展孕产妇健康管理的乡镇卫生院和社区卫生服务中心应当具备服务所需的基本设备和条件。

2. 按照国家孕产妇保健有关规范要求，进行孕产妇全程追踪与管理工作，从事孕产妇健康管理服务工作的人员应取得相应的执业资格，并接受过孕产妇保健专业技术培训。

3. 加强与村（居）委会、妇联相关部门的联系，掌握辖区内孕产妇人口信息。

4. 加强宣传，在基层医疗卫生机构公示免费服务内容，使更多的育龄妇女愿意接受服务，提高早孕建册率。

5. 每次服务后及时记录相关信息，纳入孕产妇健康档案。

6. 积极运用中医药方法（如饮食起居、情志调摄、食疗药膳、产后康复等），开展孕期、产褥期、哺乳期保健服务。

7. 有助产士服务资质的基层医疗卫生机构在孕中期和孕晚期对孕产妇各进行 2 次随访。没有助产技术服务资质的基层医疗卫生机构督促孕产妇前往有资质的机构进行相关随访。

（七）工作指标

1. 早期建册率 = 辖区内妊娠 13 周之前检测并进行第 1 次产前检查的产妇人数 / 该地该时间段内活产数 × 100%。

2. 产后访视率 = 辖区内产妇出入院后 28 天内接受过产后访视的产妇人数 / 该地该事件内活产数 × 100%。

三、不同时期妇女的保健指导

（一）青春期

青春期是从出现第二性征到生殖功能基本发育成熟、身高停止增长的时期，是儿童过渡到成年的时期。女性一般从 11~12 岁开始，19~20 岁结束。

1. 常见健康问题

（1）与生理生育有关的问题：如痛经、闭经、功能失调性子宫出血、贫血等。

（2）与社会心理发育有关的问题：如吸烟、酗酒、青少年性行为等，而呈上升趋势的青春期妊娠和少女妈妈现象的发生，严重影响其生理心理健康，甚至导致自杀与犯罪。

（3）意外伤害：如中毒、自杀、溺水等。

2. 保健与护理

（1）社区健康教育：针对青春期发育特点，通过社区健康讲座等形式，进行有目的、有计划、有组织的教育活动。①性发育健康教育。包括性生理教育、性心理教育、性道德教育等。使其了解生殖器官的解剖与生理、第二性征的发育、月经来潮现象及经期卫生。解除对性发育的神秘感和对月经来潮的恐惧，有分寸地与异性交往，抵制不健康的性信息，建立对性问题的正确态度，遵守道德规范和行为准则。同时，加强对青年女性心理卫生和健康行为的正确引导和教育，培养自尊、自爱、自强、自信的优良品质，达到保护身心健康的目的。②正确对待青春期特殊行为问题，创造良好的家庭社会生活环境，加强安全意识培养，避免发生中毒、自杀、溺水等意外伤害。

（2）培养良好的生活习惯：指导青春期女性保持经期卫生；注意保护牙齿、眼睛、面部及乳房；加强身体锻炼，以促进发育，提高抗病能力。

（3）营养合理：青春期生长发育迅速，所需热量比成年人多20%~50%，体液总量高于成人约7%，因此青少年需养成良好的饮食习惯及多饮水的习惯，建立合理的饮食结构，避免偏食导致营养不良而影响生长发育或者营养过剩产生肥胖。

（4）定期体格检查：定期进行健康检查和心理咨询，早发现、早治疗青春期少女常见疾病，如月经失调、原发及继发性闭经等，及时发现少女的行为偏差以及处理少女妊娠、性传播疾病等，尽早去除危险因素。

（二）围婚期

围婚期是指围绕结婚前后的一段时间，从确定婚姻对象到结婚后怀孕前为止的阶段。

1. 常见健康问题

（1）婚前保健知识缺乏：婚前保健知识是妇女婚姻生活幸福的保障。随着初次性行为年龄提前及法定婚前检查的取消，人们对婚前保健日趋淡漠，致使婚前保健知识较缺乏。

（2）生育保健意识缺乏：因受中国传统文化的影响，妇女对生育保健知识的获取较被动。随着婚前性行为发生率上升及围婚期避孕等生育保健意识缺乏，导致意外妊娠发生率不断增加。

2. 保健与护理

（1）婚前保健与护理

1）婚前医学检查：由于我国法律取消强制婚检，社区更需重视婚前医学检查宣传，以便促进准备结婚男女双方了解疾病、进行全面体格检查及优生咨询。其主要内容：①询问本人和家庭的家族健康史；②询问个人发育、月经史；③全面体格检查；④生殖器官的检查，确定生殖器官有无发育异常、畸形、炎症、肿瘤等；⑤特殊检查，如血型测定、各种生化检查、外周血染色体核型分析、活组织检查、B超检查、X线检查等。

2）婚育指导：对婚前检查不合格者，应分别采取不同的对策。①直系血亲和三代以内旁系血亲被禁止结婚；②《中华人民共和国传染病防治法》中规定的艾滋病、淋病、梅毒、麻风病以及医学上认为影响结婚和生育的其他传染病在传染期内暂缓结婚，男女双方均有精神分裂症、躁狂抑郁性精神病或重度智力低下者不宜结婚；③对于患有严重的染色体显性或隐性遗传者及多基因遗传病者，可结婚但不能生育。

3）性生理卫生教育：通过集体上课、发放宣传资料、专家咨询等形式，对围婚期女性通过必要性教育以促进正确理解性知识，了解男女生殖器官的解剖生理特点，性生活的生理过程和性生活卫生、认识性行为应受社会道德规范的制约，防止"性封闭"和"性开放"等错误理解，促进性生活和谐。

（2）孕前保健与护理：选择合适的时机。

1）最佳生育年龄：女性最佳生育年龄在25~29岁，此期孕产妇及围生儿的死亡率最低，配偶最佳生育年龄为25~35周岁。

2）适宜的受孕季节：受孕后3个月是胎儿发育的关键时期，此期最容易发生流产，受孕应尽量避开冬末春初季节，因此期好发风疹、流感、腮腺炎等各种病毒性疾病，一旦孕妇感染后容易造成胎儿畸形。春天时节万物更新，男女双方精神饱满，这时的精卵细胞发育较好，而且多种多样新鲜瓜果蔬菜可供孕妇选择，为胎儿的发育提供有利的条件。

3）身体健康：注意怀孕前工作与生活的环境，如接触过放射线、铅、汞、装修中的污染物苯、甲醛等对胎儿有害物质，应隔一段时间再怀孕。如服用避孕药，应停药半年后再受孕。如患有对妊娠有影响的疾病，如肝炎、心脏病等，应积极治疗、控制原发病，待适宜时机再受孕。

4) 怀孕准备:尽量将妊娠安排在夫妻双方工作或学习不紧张的时期。生活条件困难、家庭不和、受过较大的精神打击等都不宜怀孕。孕前准备:怀孕前夫妻双方生活应有规律,注意营养摄入均衡,戒烟、戒酒。保持体形适中。为防止神经血管畸形的发生,最好在怀孕前3个月,开始服用叶酸,每天0.4mg。怀孕前可进行TORCH检验(包括弓形虫、风疹病毒、巨细胞病毒和单纯疱疹病毒),排除感染后方可怀孕。

(三) 孕期

孕期是指妇女从确诊怀孕到分娩的一段时间。孕期保健要求与监护见表7-2。

表7-2 孕期保健要求与监护

期别	保健要求	常规监护		特殊监护
		临床	实验室	
孕早期	早发现孕妇及内科合并症,进行早孕保健指导预防感染,避免接触有害物质	早建卡、早检查、早发现妊娠禁忌证及合并症,测体重和基础血压,遗传咨询,高危筛查	测血型、血红蛋白、查肝功能(HbsAg),血甲胎蛋白测定,尿常规等	绒毛核型分析
孕中期	孕妇营养指导,矫治贫血,胎儿宫内生长发育正常	产前检查,妊娠图(宫高、腹围、体重测定),必要时行产前诊断	超声测胎儿双顶径	B超显示先天畸形,羊水细胞培养核型分析,酶测定,甲胎蛋白和胎儿血型测定
孕晚期	防治孕妇早产、并发症及胎位异常、高危孕妇的适时计划分娩	定期产前检查,高危孕妇进行重点监护,胎动计数(自我监护),纠正异常胎位,预测分娩方式	胎儿成熟度:阴道细胞学,泡沫试验,胎儿胎盘功能,尿Es或E/C比值	胎儿成熟度:肌酐(肾)、L/S(肺)、胆红素(肝)值测定,脂肪细胞计数(皮),胎儿储备功能监护;胎儿监护仪NSTOCT,B超查胎盘、羊水
分娩期	住院分娩			

1. 常见健康问题

(1) 妊娠期常见症状:早孕反应、眩晕或晕厥、便秘、腰背痛、小腿痉挛、贫血、仰卧位低血压综合征、下肢水肿及外阴静脉曲张等。

(2) 妊娠期常见并发症:在妊娠过程中有时会出现异常情况,如流产、异位妊娠、妊娠高血压综合征、前置胎盘、胎盘早剥。

(3) 胎儿致畸的危险:孕早期的感染、特别是病毒性感染,环境或职业的有害因素及不良嗜好,如烟、酒、咖啡等,用药不当可能会导致胎儿畸形。

2. 保健与护理

(1) 孕早期

1) 生活方式指导:①个人卫生与衣着。孕妇衣着应宽松,舒适,透气性好,腰带不宜过紧,以免影响血液循环。保持口腔卫生,勤沐浴,保持会阴清洁。②合理休息与运动。适当的体育锻炼与做妊娠体操,有助于增进肌肉张力和促进新陈代谢,但应以不引起疲劳为度。避免剧烈的跑、跳、打球等活动,以防止引起流产、早产、胎盘早剥等意外。孕妇夜间睡眠

8~9 小时,午间卧床休息 1~2 小时。睡眠时应采取侧卧姿势,宜左侧卧位,可以减少增大的子宫压迫腹主动脉及下腔静脉,使回心血量增加,保证充分的血液供给子宫和胎盘组织,改善全身循环状况,减轻下肢水肿。③性生活。妊娠期前 3 个月及妊娠末月,均应避免性生活,以防流产、早产及感染。孕中期应节制性生活,并采取合适的体位。对有习惯性流产或早产史的孕妇,在怀孕期间均要禁止性生活。

2)营养指导:孕早期每日能量大于 1 800kcal,同时要按医生的指导,补充适量叶酸、钙、铁、碘、锌、维生素 A 和维生素 D 等营养素。

3)避免胎儿致畸或流产:积极进行环境防护以防止由于环境污染引起的致畸或肿瘤。①避免生物性因素。孕妇感染的风疹病毒、巨细胞病毒、单纯疱疹病毒以及肝炎病毒和梅毒螺旋体、弓形虫等病原体,可通过胎盘屏障或子宫颈管感染胎儿,引起胎儿畸形或传染病。因此社区护士应指导孕妇避免接触猫、犬等动物,对高危人群加强监护,根据情况采取妊娠前预防接种,如注射风疹疫苗。②避免物理性因素。包括高温作业、桑拿浴、热盆浴、X 线检查及电脑辐射等。③避免化学因素。避免吸烟、酗酒、咖啡及服用对胎儿有影响的药物如抗癌药、四环素、性激素、口服避孕药等,避免接触有毒农药。

4)常见症状护理:①早孕反应。约半数妇女在妊娠 6 周左右出现食欲缺乏、恶心、呕吐现象,12 周左右消失。此期孕妇宜进食清淡食物,少食多餐,两餐之间进流食;避免空腹,忌油炸、难以消化或特殊气味的食物;给予精神鼓励和支持,以减少心理的困扰和忧虑;如妊娠 12 周以后仍继续呕吐,甚至影响孕妇营养时,需住院治疗,以纠正电解质紊乱。②眩晕与晕厥。指导孕妇适当减少工作量以免过度劳累,体位改变时,要轻柔、缓慢,当孕妇感觉眩晕甚至发生晕厥时,采取就近坐下或平卧,并抬高下肢以利血液回流。

(2)孕中期

1)口腔保健:胎儿在 5 个月左右形成乳牙牙尖,大部分乳牙和一部分牙胚在此期开始钙化。孕妇需摄入含钙丰富的食物,补充维生素 D,多做户外活动以吸收阳光,坚持进行牙齿清洁,积极治疗口腔疾病。

2)合理饮食指导:孕中期是胎儿生长发育的加速期,孕妇宜进食高热量、高蛋白、高维生素食物。每日总热量增至 2 300kcal 以上,以动物蛋白质为主,膳食中适当限制含脂肪、糖类较多之品;适当限制食盐摄入量;增加含铁食物的摄入,如动物肝脏、瘦肉、蛋黄、豆类等,必要时在医生指导下补充铁剂。

3)孕期自我监测指导:①自我监测胎动。胎动是胎儿宫内情况良好的表现,社区护士应指导孕妇自测胎动,每日早、中、晚各测 3 次,每次测 1 小时,取静坐或侧卧位,每日 3 次胎动次数的总和乘 4 得 12 小时的胎动次数,每小时胎动计数不应少于 3 次,12 小时内胎动数不应少于 10 次,胎动减少(12 小时的胎动次数累计少于 10 次,或 1 小时内无胎动)以及胎动突然频繁,多为宫内缺氧,应及时到医院就诊。②听胎心音。胎心音是否正常可以判断胎儿宫内情况,指导家属掌握听胎心的方法,每日定时听胎心并记录。正常胎心率为 120~160 次/min,过快或过慢均属异常,应随时到医院就诊。③测量宫底高度及腹围。测量宫底高度及腹围可以了解胎儿生长发育情况。指导家属在孕妇妊娠 20 周开始为其每周测量一次,并记录。若宫底高度或腹围在 2~3 周后未增加或增加过快,提示胎儿宫内发育迟缓或羊水过多。④测量体重。指导孕妇每周测量体重,一般孕妇体重增长每周不超过 0.5kg,整个妊娠期增加 10~12.5kg,若增长过快,提示可能水肿。

4)适宜的胎教指导:孕中期是进行胎教的最佳时期,一般可采用音乐胎教、抚摸胎教和语言胎教、光照胎教等。

5）常见症状护理：①便秘。为妊娠期常见症状，应嘱孕妇养成每日定时排便的习惯，多吃水果、蔬菜等含纤维素多的食物，同时增加每日饮水量，注意适当运动，未经医生允许不可随便使用大便软化剂。②腰背痛。指导孕妇穿低跟鞋，在俯拾或抬举物品时，保持上身直立，弯曲膝部，用双下肢的力量抬起。如工作要求长时间弯腰，妊娠期间应适当给予调整，疼痛严重者，必须卧床休息（硬床垫），局部热敷。③下肢痉挛。指导孕妇饮食中增加钙的摄入，如下肢痉挛因钙磷不平衡所致，则限制摄入牛奶量（含大量的磷）或服用氢氧化铝乳胶，以吸收体内磷质促进钙磷平衡；避免腿部疲劳、受凉；伸腿时避免脚趾尖伸向前，走路时脚跟先着地；发生下肢肌肉痉挛时，采取背屈肢体或站直前倾以伸展痉挛的肌肉，或局部热敷按摩，直至痉挛消失；必要时遵医嘱口服钙剂。

（3）孕晚期

1）乳房护理指导：良好的乳房护理可为产后成功母乳喂养做准备，指导孕妇根据乳房的大小佩戴合适的棉质乳罩以免乳房下垂，用湿毛巾擦洗乳头，每日 1 次，增加乳头上皮摩擦耐受力，以免哺乳时乳头发生皲裂。每日按摩乳房 5 分钟，以增强乳房的韧性。

2）常见症状护理：①下肢水肿、外阴静脉曲张。孕妇应避免长时间站立或坐着不动，睡眠时取左侧卧位，下肢稍垫高以改善血液回流，避免摄取含盐过高的食物。②仰卧位低血压综合征。孕妇长时间仰卧位时，由于增大的子宫压迫下腔静脉使回心血量减少，导致心排血量减少，出现低血压性休克。指导孕妇休息时采取左侧卧位，尽量避免仰卧位，以缓解右旋子宫对下腔静脉的压迫。③痔疮、便秘。社区护士应指导孕妇摄入足够液体和高纤维素食物，多吃水果、蔬菜，定时排便，做一些适当的运动以减少便秘，必要时遵医嘱口服缓泻剂。

3）预防并及时发现并发症：常见并发症有前置胎盘、胎盘早剥、胎膜早破及早产。①孕晚期应避免性生活，特别是有早产倾向或有既往早产史者。②孕晚期应多注意休息，避免刺激乳头以引起子宫收缩。③指导识别胎膜早破。如孕妇感到突然有液体从阴道流出，应采取平卧位，以免脐带脱垂，同时保持外阴清洁，及时送往医院。

4）分娩知识指导：①确定分娩地点。分娩地点确定是产妇获得良好照护的先决条件。如果产妇在分娩前未决定好分娩的地点，临产时匆忙选择医院，则可能增加分娩的危险，影响母子安全，因此社区护士需在产前协助产妇及早决定合适的分娩地点。②识别临产先兆。临近预产期的孕妇，如出现阴道血性分泌物或规律宫缩（间歇 5~6 分钟，持续 30 秒）则为临产，应尽快到医院就诊。如阴道突然大量液体流出，嘱孕妇平卧，由家属送往医院，以防脐带脱垂而危及胎儿生命。③分娩的准备。社区护士应主动根据孕妇的需要，提供相关知识，包括分娩的过程、如何应对分娩时子宫收缩引起的疼痛与不适、合理运用腹压配合子宫收缩加快分娩的技巧等，以减轻生产时的疼痛。同时做好产前物品准备。

（四）产褥期

产褥期是指胎盘娩出至产妇除乳腺外全身各器官恢复或接近正常未孕状态的一段时间，一般为 6~8 周。

1．常见健康问题

（1）不健康的生活方式：在产褥期不愿下床、不洗澡等。

（2）子宫复旧不良：表现为恶露时间延长或有异味。

（3）产褥感染的危险：由于产妇活动少、产褥期不良卫生习惯或会阴护理的知识缺乏等原因，导致生殖道创面受到病菌侵袭，引起局部或全身感染。

(4) 产后心理障碍:产后沮丧、产后抑郁、产后精神病,由于此期产妇承担过多的母亲职责,情感脆弱、糖皮质激素及甲状腺激素处于较低水平等原因所致。

(5) 知识缺乏:由于初为人母,产褥期妇女易有母乳喂养知识、新生儿护理知识及产后避孕知识缺乏等问题。

2. 保健与护理

为促进产妇与新生儿的健康,社区护士应了解产妇产褥期康复的生理、心理过程及临床表现,并通过产后访视等提供产褥期的保健服务。

(1) 生活方式指导:①环境。居室应整洁,定时通风。室内温度在25℃左右,湿度在50%~60% 为宜。②饮食营养。饮食宜清淡,营养合理,以摄取优质蛋白质为重点,多吃蔬菜、水果,脂肪宜少,糖类适量,多饮汤汁以增加乳汁,如鱼汤、鸡汤等,不吃刺激性食物,防止便秘。③运动与休息。社区护士指导产妇在产后24小时内卧床休息,难产者起床时间应延迟,行会阴侧切或剖宫产的产妇可推迟到第3日下床做少量活动。此后根据产妇具体情况指导其循序渐进地进行产后保健操,不仅可以促进腹壁、盆底肌肉张力的恢复,而且可以促进胃肠道活动、增进食欲、防止便秘和减少静脉栓塞的发生。但尽量避免重体力劳动或蹲踞活动,以防子宫脱垂。④清洁卫生。产褥期出汗多,应勤洗澡,宜淋浴,勤换卫生垫及内衣裤,预防感染。⑤口腔保健。产妇进食次数增多,更应该注意保持口腔卫生,采取餐后漱口,早晚刷牙(宜用软毛牙刷及温水),防止口腔感染及牙周病。

(2) 促进子宫良好复旧指导:产后哺乳、适宜的活动和良好的卫生习惯有利于子宫的良好复旧。指导产妇识别正常和异常恶露。正常恶露有血腥味但无臭味,持续 4~6 周,产后 3 天内为血性恶露,之后转为浆液性恶露,2 周后转为白色恶露。如果恶露时间延长或有异味,提示子宫复旧不良或感染,应及时就诊。

(3) 母乳喂养指导:社区护士在进行新生儿、婴儿家庭访视中,应提供有关母乳喂养的知识,使产妇充分了解母乳喂养的好处以及母乳营养素对婴儿生长发育的优点,并进行指导使其能顺利进行母乳喂养。

1) 吸吮的含接及喂养姿势:每次哺乳前后用温开水清洁乳房与乳头,采取母亲和婴儿均舒适的哺乳姿势,观察婴儿吸奶,防止婴儿鼻部受压。

2) 促进乳汁分泌:产妇保持精神愉快、睡眠充足、多食营养丰富的汤汁以促进乳汁的分泌;增加哺乳的次数,多次反复吸吮有利于乳汁分泌;每次哺乳后挤出多余的乳汁不仅促进乳汁分泌,并可预防乳房胀痛。

3) 哺乳时间:以按需哺乳为原则,但尽量增加白天喂养次数,减少夜间喂养次数,以保证产妇和新生儿的睡眠。

4) 产妇乳房有肿胀、硬块,乳头有皲裂、凹陷等情况,社区护士应及时进行哺乳指导,一旦发生乳腺炎应动员其到医院求治。

5) 退乳指导:因疾病(如妊娠合并心脏病)或其他原因不适宜哺乳或需要终止哺乳的产妇,社区护士应指导产妇合理退乳,避免进食汤类食物,停止吸吮及挤奶。以炒麦芽 60g 泡饮,同时用芒硝粉 250g 装布袋敷于两侧乳房上,受潮变硬后更换,或遵医嘱服用己烯雌酚,通过大剂量雌激素抑制垂体分泌生乳素而达到退乳的目的。

(4) 新生儿护理指导:指导产妇及家属掌握护理新生儿方法,如新生儿沐浴、脐部护理、新生儿抚触、与新生儿交流。尿布疹的预防和按时预防接种等。改变传统包裹新生儿的方式,放开婴儿手脚,让其自由活动。若采用人工喂养,应告知人工喂养相关护理。并教会如何识别异常情况,如发热、新生儿黄疸、脐部发炎等。

(5) 心理指导:产妇产后数天至数周可因各种原因发生心理障碍,出现产后沮丧、产后抑郁、产后精神病。产后抑郁症表现为情绪低落、易哭、注意力无法集中、疲倦、伤心、易怒暴躁、无法忍受挫折、负向思考方式等,一般在产后第 1 天到第 6 周发生,以第 1~10 天最为多见;产后精神病除了具有产后抑郁症的症状外,可能还会出现连续数月的饮食与睡眠问题、思考障碍、无法照顾孩子等,导致产妇甚至会伤害自己或新生儿。因此,产后不仅要给予生理上的保健护理,也应在心理与社会诸方面采取相应的护理措施:①社区护士应为产妇提供充足的母婴保健信息支持,促进和帮助产妇适应母亲角色;②鼓励产妇表达自己的感受;③调动产妇的家庭支持系统,促进其家庭尽快接受孩子出生后新的生活方式;④高度警惕产妇的伤害性行为,注意安全保护,使产妇避免危险因素;⑤重症患者需要请心理医生或到相关医疗机构治疗。

(6) 计划生育指导:社区护士指导产妇产后 42 天之内禁止性生活。选择适当的避孕措施,一般哺乳期宜选用工具避孕,未哺乳者可选用药物避孕。

(五) 围绝经期

围绝经期是指妇女卵巢功能逐渐衰退到基本消失的时期,表现为绝经,以及伴有一系列生理、心理变化,出现更年期综合征,如心悸、潮红、出汗、易激动、焦虑、失眠、记忆力减退等症状。围绝经期大多数发生在 45~55 岁,平均持续 4 年,但由于社会、经济、地区的不同,个人身体、婚孕状况的差异,时间略有不同。

1. 常见健康问题

(1) 功能失调性子宫出血:出现月经紊乱、出血异常,而全身和内外生殖器官并无器质性病变。

(2) 妇科疾患:女性生殖系统肿瘤的发生率升高,妇科肿瘤好发于子宫、卵巢、宫颈等部位。

(3) 自主神经功能紊乱症状:潮红、潮热、出汗、夜间盗汗等是常见的典型症状,严重时可影响工作、生活和睡眠。

(4) 心血管疾病:育龄期妇女冠心病的发生率明显低于男性,但绝经后妇女的雌激素水平下降、血压升高、血脂成分的变化使冠心病发生率增高。

(5) 泌尿生殖系统疾患:该期妇女由于阴道黏膜变薄,分泌物减少,常出现性交不适,性交困难。而激素水平下降会导致 25%~50% 的妇女出现尿失禁、膀胱炎。

(6) 骨质疏松症:由于激素水平下降,骨质丢失量明显增高,使全身性骨量减少,骨脆性增加,容易发生骨折。

(7) 心理调适不良:此期大部分妇女开始进入空巢家庭,职业妇女在工作中面临更大压力,以及内分泌出现改变,因此常表现出较多的精神和心理症状。

2. 保健与护理

(1) 生活方式指导

1) 合理安排生活,适度运动,坚持户外活动,进行阳光浴,提高自身抗病能力;保持心情舒畅;鼓励妇女学习了解疾病相关知识。

2) 饮食指导:①膳食搭配科学合理。食用米、面等精细食物时,应注意搭配粗粮;鸡、鸭、鱼、肉、蛋、奶、豆类是蛋白质的主要来源,而摄入含高浓度植物雌激素的植物性蛋白,可在一定程度上改善围绝经期症状;增加含钙成分高的奶制品和海产品,补充钙质,以预防骨质疏

笔记栏

松症的发生;食用新鲜蔬菜水果以补充维生素和纤维素;各种食物按比例搭配以发挥营养成分的互补作用。②注意合理的烹调方法。少用油炸,多采用蒸、煮、炖等方法减少营养物质的破坏。注意少食多餐。③围绝经期妇女应限制摄入高脂肪、高胆固醇食物。

3) 鼓励并指导妇女进行缩肛运动:每日 2 次,每次 15 分钟,以预防子宫脱垂和张力性尿失禁的发生。

4) 保持外阴清洁干燥:可以用 1∶5 000 的高锰酸钾溶液坐浴,防止感染,必要时在医生的指导下补充外源性雌激素以缓解症状。

(2) 开展妇科疾病普查:围绝经期是阴道炎、宫颈炎、妇科肿瘤等的好发年龄,建议或鼓励妇女每半年或一年进行一次妇科普查,及时发现并治疗妇科疾病。①乳腺癌检查。指导定期对乳房进行自我检查,一般 40 岁以上妇女每年做一次临床检查,50~59 岁妇女每 1~2 年进行一次检查。对未哺乳、乳腺小叶增生、有乳腺癌家族史的妇女应增加检查次数。②宫颈刮片细胞学检查。指导妇女从有性生活开始,每 1~3 年进行一次宫颈脱落细胞涂片检查。宫颈涂片 Ⅱ级者,治疗炎症后 3~6 个月随访一次;宫颈涂片 Ⅲ级者,复查涂片、宫颈活检。对宫颈糜烂妇女,在进行宫颈刮片检查排除宫颈癌后,可用电熨或激光治疗。③阴道滴虫、真菌检查。月经干净 3 日后取阴道分泌物进行滴虫、真菌检查。滴虫及真菌性阴道炎妇女应积极治疗,连续 3 次经后复查阴性者为治愈。

(3) 性生活及避孕指导:进行有关性知识的宣传教育、预防性功能衰退。绝经前期与生育期并没有明显界限,此期仍有受孕的可能,因此社区护士应做好计划生育指导,指导避孕至停经 1 年以上,宫内节育器于绝经 1 年后取出。

(4) 心理指导:通过健康教育,使妇女认识到围绝经期是生命过程中自然生理过渡阶段,做好自身心理调节,适应所面临的各种生理、心理变化。

(5) 激素替代疗法:围绝经期症状严重的妇女可采取激素替代疗法,因此做好激素类药物治疗的护理十分重要。社区护士要让患者了解用药目的、药物剂量、用法及可能出现的副作用。对长期使用雌激素治疗者进行监督,并及时调节用药以寻求适于个体的最佳用量,以防不良反应发生。

第三节　亚健康人群社区保健与护理

亚健康介于健康与疾病之间,具有不稳定性,易于转化,如果处理得当,会恢复健康,但又可因为疏于调理或处理不当而发展成为疾病。

一、亚健康的定义

苏联学者 N. 布赫曼以及后来许多学者经过研究与探索,把健康与疾病之间存在的一种介于健康和疾病的中间状态称之为亚健康。所谓亚健康状态,是指无临床特异症状和体征,或出现非特异性主观感觉,而无临床检查证据,但已有潜在发病倾向信息的一种机体结构退化和生理功能减退的体质与心理失衡状态。亚健康状态由五大要素构成:①排除疾病原因的疲劳、虚弱、情绪改变等症状,在相当时期内难以改善;②微生态失衡状态;③某些疾病的病前生理病理学改变;④与年龄不相称的组织结构和生理功能的衰退状态;⑤在生理、心理、社会适应能力和道德上的欠完美状态。亚健康状态具有普遍性、严重性、不为医学所确认的隐匿性和潜伏性及既可向疾病发展、又可向健康逆转的双向性和可逆性特点。

世界卫生组织的一项全球性预测调查表明,全世界总人口中真正健康的人仅占 5%,诊断患有疾病的人为 20%,而 75% 的人处于亚健康状态。我国预防医学会的数据表明:目前处于亚健康状态的中国人比例已上升为 75%,女性多于男性,中年人高于青年人,城市的亚健康人明显多于农村,脑力劳动者高于体力劳动者,处于亚健康状态的高级知识分子、企业管理者占亚健康人群的 70% 以上,而亚健康保健知识知晓率仅为 33%。

二、亚健康的分类

(一)世界卫生组织四位一体的健康新概念为依据分类

以世界卫生组织的健康新概念为依据分为躯体亚健康、心理亚健康、社会适应性亚健康、道德亚健康四个方面。

(二)按照亚健康概念的构成要素分类

1. 身心上有不适感觉,但又难以确诊的"不定陈述综合征"。

2. 一时难以明确其临床病理意义的"不明原因综合征"。

3. 某些临床检查的临界值状态如血脂、血压、心率等处于偏高状态和血钙、血钾、血铁等处于偏低状态。

4. 某些疾病的临床前期表现(疾病前状态)。

5. 某些重病、慢性病已临床治愈进入恢复期,而表现虚弱及不适。

6. 高致病危险因子状态,如过度紧张、吸烟、超重等。

三、亚健康的形成因素

高度紧张、压力、不良生活方式、不良习惯,环境污染以及不良精神和心理因素刺激是影响亚健康的重要因素,以下为具体相关因素。

(一)环境因素

自然环境是影响人类健康最重要的因素,环境污染对人体健康的危害常常是慢性、积累性和潜在性的。影响人体健康的环境因素大致分为物理性、化学性和生物性三类。

1. 物理性致病因素　噪声、红外线、电磁波、放射线、工业或医学激光、高热、严寒等。

2. 化学性致病因素　环境污染物(汽车尾气、工厂的废水废气)及过量天然物质(臭氧)、化工污染物(苯、汞),农药有机磷、烟酒等刺激。

3. 生物学致病因素　细菌、病毒、真菌、寄生虫感染,昆虫或有毒动物咬伤等。

(二)躯体因素

环境变化、职业特点造成的躯体不适、肥胖、消瘦、睡眠不足、缺乏锻炼等。处于内分泌功能波动时期,如青春期、妊娠期、更年期等,或轻微的内分泌功能紊乱等。

(三)营养因素

膳食不平衡,如营养缺乏或过剩、饥饿或低血糖、微量元素缺乏、维生素缺乏、脱水等。

(四)行为因素

生活不规律或酗酒、吸毒、过量吸烟、药物依赖等不良的生活习惯等。

(五)社会心理因素

1. 社会因素　社会习俗、社会动荡、经济危机、宗教信仰、文化传统、失业等。

2. **心理因素** 生活事件刺激、人际关系紧张、人文环境突然变化、经济压力大、人格缺陷等。

3. **身心处于超负荷状态** 现代社会生活工作节奏日益加快,竞争日益激烈,身心长期处于超负荷状态,从而造成了机体身心疲劳。

（六）遗传因素

亚健康的发生主要是由以上后天因素影响所致。除此之外,亚健康还与一些遗传因素相关。如携带遗传性疾病基因人群发病前状态即为亚健康状态,与先天因素有关的体质较弱人群,因抗病能力低下,极易患病,而常处于亚健康状态。

四、亚健康的临床表现

亚健康的临床表现以主观感受为主,伴随各种行为障碍或自主神经功能紊乱等。症状可以单一出现,也可以同时或交替出现,极少或没有客观体征。主要从以下几方面对亚健康进行评估。

亚健康状态的主要表现有生理、心理和社会适应三个方面的改变,临床症状复杂多样。生理方面主要表现为疲劳、困倦、乏力、多梦、失眠、头晕、目眩、心悸、容易感冒、月经不调、性功能减退等;心理方面主要表现为抑郁、烦躁、焦虑、忌妒、恐惧、冷漠、孤独、记忆力下降、注意力分散、反应迟钝、精神紧张、情绪低落等;社会适应方面主要表现为工作吃力、学习困难、人际关系紧张、家庭关系不和谐等。

（一）躯体亚健康症状

1. **疲乏无力** 最常见,其主要表现特点为持续性,常伴随其他症状出现。

2. **睡眠生物节律失调** 常表现为失眠或嗜睡。失眠多见于精神紧张,嗜睡则多由很多因素引起,即理化因素、生物学致病因素、躯体因素、营养因素、行为因素等。

3. **头痛、头晕、胸闷、心悸、气短** 是十分常见的躯体症状,常为就医的原因。

4. **食欲缺乏** 表现为不思饮食。

5. **排泄问题或肢体不适** 可有尿频、尿急、小便色黄、稀便,轻微腹泻或有里急后重感,有时可出现轻微腹部不适或腹痛,肢体麻木、酸痛、皮肤瘙痒等。

6. **性欲低下** 多由个人遭受各种压力而引起,严重者可伴有阳痿、射精困难、早泄、达不到性高潮等。

7. **免疫功能低下** 经常感冒或有感冒症状、皮肤轻微感染、咽喉不适、口腔黏膜溃疡等。

（二）心理亚健康症状

主要表现为心因性不适和情绪方面的变异,如郁郁寡欢、紧张焦虑、烦躁易怒、思维紊乱、记忆力减退、自卑以及神经质、冷漠、孤独,甚至产生自杀念头等。

（三）社会适应性亚健康症状

主要表现为对工作、生活、学习等环境难以适应,人际关系难以协调。角色错位、不适应是社会适应性亚健康的集中表现。

（四）道德亚健康症状

主要表现为世界观、人生观和价值观上存在明显的损人害己偏差,但又不至于触犯法律。

五、亚健康人群的保健与护理

21世纪人类健康保健的目标是提高生活质量和延长寿命。健康、亚健康与疾病处于动态平衡,可以相互转化。亚健康状态如不及时调整,可发展为心血管疾病、肿瘤、代谢性疾病,严重者可致过劳死,如能加强自我保健,建立健康生活方式,可转变成健康状态,因此对"亚健康"的干预是保健、防病的关键,做好亚健康的干预,尤为重要。

(一) 宣传教育为主,增强自我保健意识

这是最基本的一种干预方式,而往往又最容易被人忽视。因此,在日常生活中,社区护士加强对健康的宣传教育,促使专业的医学知识科普化,增强群众的自我保健意识,做到早发现、早治疗、早康复,提高生活质量。健康教育的内容如下。

1. 生理调节　亚健康是潜伏在人体内的"隐形杀手",多与不良生活方式或习惯有关。所以,养成良好的生活习惯和行为是远离"亚健康状态"的生理调节重点。如合理膳食、适当运动与休息、规律生活、节制烟酒等。睡眠占人类生活1/3左右的时间,是获得免疫力的最佳途径,与身体健康密切相关,因此保证睡眠尤为重要。

2. 心理社会调节　亚健康的形成与心理社会因素有密切关系。保持良好的心理状态,培养多方面的兴趣和爱好是走出亚健康状态的必备条件。

(1) 增强心理素质,避免心理应激:心理素质的关键是自我保健意识。因此需客观地认识自己,提高自身心理承受能力和自我调适能力;改善和调整心理状态,消除心理危机,保持愉快稳定情绪;学会正确面对生活、工作、学习过程中所遇到的各种压力,进行自我减压,确定可行的目标;同时,需正确面对竞争,不断学习充实自己,保持竞争实力,以减轻心理压力。

(2) 调节不良心态,培养健康心理:做好自我心理调整是健康行为的重要环节。积极保持乐观精神,树立良好的人生观和价值观;要善于发现优点,做到心胸开阔,不为小事计较,养成豁达、乐观、宽以待人、乐于助人的品格;正确处理人际关系,学会控制自己的感情,从而增强自信以及对他人、社会的信心;同时采用适当的方式去释放压抑的情绪,学会摆脱痛苦的困境。

(3) 专业心理调控,促进心理平衡:可选用暗示疗法、疏导疗法、强化疗法、音乐疗法、自我松弛疗法、娱乐疗法等多种方法,消除紧张焦虑,缓解病态心理,促进身心健康。

3. 预防亚健康"十字方针"

(1) "顺钟"即顺应好生物钟,调整好休息和睡眠。

(2) "平心"即平衡心理、平静心态、平稳情绪。

(3) "减压"即适时缓解过度紧张和压力。

(4) "增免"即通过有氧运动等增强自身免疫力。

(5) "改良"即通过改变不良生活方式和习惯,从源头上阻止亚健康状态发生。

(二) 中医药、针灸、推拿等个体化干预

对于已经出现亚健康症状的人群,应进行三级预防。干预方式为:在纠正不良生活方式的基础上,根据个体差异,选择性采用调控法。如中医药调控法、理疗调控法等。

1. 中医药调控法　中医的整体观念和辨证论治在防治亚健康中具有优势,可选用中药汤剂、中成药、药膳、茶饮、药物熏蒸、针灸、推拿等辨证施治调理亚健康。

2. 理疗调控法　即利用光、热、电、磁、声、气体、水等因子作用于机体进行保健调理,如高压电场、干扰电、漂浮疗法、生物反馈疗法、蜡疗等。

病案分析

病案:张女士,45岁,企业高层领导。平时因为工作过于紧张觉得疲劳、乏力。近几年总疑神疑鬼,感觉丈夫有外遇,换件干净的衣服也要被她奚落半天;对下属失去耐心,一点小毛病就忍不住大声呵斥。尤其不能容忍的是睡到半夜,突然起来给远在英国的儿子打电话……丈夫认为她进入更年期,暗示她去医院检查。她接受朋友的建议,到市体质监测指导中心做体质检查。对心肺功能、平衡感、柔韧度、耐力、爆发力、敏捷度等7个方面评价:认为她的体质年龄为53岁,比实际年龄整整大8岁。丈夫担心这样下去,张女士会产生疾病,因而请求社区护士的帮助。

分析:根据以上资料,社区护士最应做的事情是加强对张女士进行健康宣传教育,重点是改变和调整不良生活习惯,培养健康的生活方式;平衡心理、调适心态、平稳情绪;适时缓解过度紧张和压力;进行有氧运动;根据医嘱采取适宜的中医药调控、理疗调控。

第四节　老年社区保健与护理

世界卫生组织提出老年人的划分标准是:发达国家65岁以上、发展中国家60岁以上者为老年人。老龄化社会的划分标准:发达国家的标准为65岁以上人口占总人口比例7%以上,发展中国家的标准为60岁以上人口占总人口比例的10%以上。我国已迈入老龄化社会,老年人的生活质量不仅关系到个人和家庭的幸福,也关系到国家的经济发展、安定团结和社会稳定。社区护士应根据老年人的生理、心理特点,综合评估老年人对社区护理的需求,提供有针对性的护理,以促进和维护老年人的健康。

一、中国人口老龄化现状

我国已经成为世界上老年人口最多的国家之一,2010年第六次全国人口普查结果显示:我国60岁及以上人口占13.26%,比2000年人口普查上升2.93个百分点,其中65岁及以上人口占8.87%,比2000年人口普查上升了1.91个百分点。建立以社区为主体,完善社区护士人才培养制度,分块分区对社区中的老年人进行综合评估、系统指导、采取有针对性的护理策略,才能用新的社区管理方式自然地承接旧的家庭责任护理,以从上自下的整合方式高效应对人口老龄化现状。现针对我国人口的老龄化现状总结如下。

1. 老年人口规模巨大　2019年国家统计局数据显示,我国正处于老年人口规模大幅攀升的时期,目前,中国60岁及以上的老年人口规模大约2.54亿人,占全国人口比重约18.1%,预计至2053年中国老年人口规模将会达到4.87亿人,在总人口中的比重将上升到34.8%。

2. 人口处于快速老龄化阶段　中国人口老龄化发展趋势可以划分为3个阶段:第一阶段为2001—2020年的快速老龄化阶段;第二阶段为2021—2050年的加速老龄化阶段;第三阶段为2051—2100年是稳定的重度老龄化阶段。65岁以上老年人占总人口的比例从7%

提高到 14%,发达国家用了 45 年的时间,而中国将只用 27 年。并且中国将长时期保持很高的老龄化递增速度,进入老龄化速度最快国家之列。2000 年以来,我国总人口由 126 743 万发展到 2020 年的 138 271 万,而 65 岁以上老年人口由 8 821 万发展到 2020 年的 15 003 万,65 岁以上老年人口的平均增长速度超过了总人口平均增长速度的 6 倍,可见我国人口老龄化发展速度之快。

3. **城乡倒置显著** 中国人口老龄化程度在城镇和乡村之间的差异日益显现,农村 65 岁及以上老年人口比重从 6.75% 增加到 13.22%,而城镇从 7.67% 上升到 10.09%,农村人口老龄化超过城镇。我国乡村人口老龄化深度为 2.69%,高于城镇人口老龄化深度(2.09%)及城市人口老龄化深度(2.05%),并且这种城乡倒置的状况将一直持续到 2040 年,且老龄化"城乡倒置"呈现"缩小 - 再扩大"的阶段性特征。直到 21 世纪后半叶,城镇的老龄化水平才将超过农村,并逐渐拉开差距。这是中国人口老龄化不同于发达国家的重要特征之一。

4. **女性老年人口数量多于男性** 21 世纪下半叶,多出的女性老年人口基本稳定在 1 700 万 ~1 900 万人。这些女性老年人口中 50%~70% 都是 80 岁及以上年龄段的高龄女性人口,我国女性人口老龄化深度为 2.65%,高于男性人口老龄化深度(2.14%),说明我国女性人口的老龄化程度更为严重。

5. **各地区发展不平衡** 中国人口老龄化发展具有明显的由东向西的区域梯次特征,最早进入人口老年型城市行列的上海(1979 年)和最迟进入人口老年型城市行列的宁夏(2012 年)比较,时间跨度长达 33 年。老龄化增长速度较快的地区主要分布在西北、东北地区和沿长江地带,东部沿海经济发达地区明显快于西部经济欠发达地区。

6. **老龄化超前于现代化** 发达国家是在基本实现现代化的条件下进入老龄化社会,属于先富后老,或富老同步,而中国则是在尚未实现现代化,经济尚不发达的情况下提前进入老龄化社会,属于未富先老。

二、老年人特征

(一) 老年人的生理特征

衰老或老化是生命过程的自然规律。衰老是随着年龄增长,人体对内外环境的适应能力、代偿能力逐渐减退的过程。人体衰老后主要有以下生理特征。

1. **生理性老化** 为正常的老化过程,是在人体各组织器官和系统之间保持相对平衡的渐进性老化现象。在老化过程中,老年人体内水分含量降低,基础代谢下降,心、肺、肾、神经、内分泌系统等功能不同程度衰退;须发变白;脱落稀疏;皮肤变薄,皮下脂肪减少;结缔组织弹性降低;骨骼肌萎缩,牙龈组织萎缩,牙齿松动脱落,钙丧失或骨质增生,关节活动不灵活;动作和反应速度均降低,常常出现生活自理能力下降;身高、体重、机体组织器官功能随增龄而减退,代偿适应能力降低,免疫功能下降,因此容易患各种感染性疾病和癌症。

2. **病理性老化** 老年人容易在不利因素的作用下诱发疾病。疾病所引发或加速老化的过程,称为病理性老化。

(二) 老年人的心理特征

随着健康状况减退和从工作岗位退休,余暇增多,老年人逐渐产生如下的心理变化。

1. **个性心理特征** 老年人一般处事沉稳、讲究准确性,具有谨慎、保守、固执和刻板的特征。

2. **感知认知功能变化** 老年人随着年龄的增长,由于大脑萎缩和生理功能减退,对外界事物刺激反应迟钝,感觉、知觉、记忆和抽象思维能力逐渐下降,表现为视力、听力下降,智力水平逐渐下降,近期记忆力减退、思维过程减缓、创新思维能力下降、行动缓慢等。

3. 情感变化 老年人的情感和意志过程随社会地位、生活环境、文化素质的不同而有极大的差异,心理变化还表现出身心变化不同步,表现如下。

(1) 自我价值肯定的缺失:在离退休后从社会主流地位过渡到边缘角色,脱离了原本繁忙的工作岗位,拥有了更多的空闲时间,使许多老年人感到不适,经常觉得无所事事,在这种情绪的影响下,老年人易情绪低落,出现自卑心理。

(2) 孤独感增强并出现情感危机:出行不便,使自己处于相对封闭的环境中,无法接触到同龄人,很难找到沟通的对象,产生群体失落感。再加上客观条件的限制,智能习得能力的改变,对新事物的接收能力有限。老年人还难以接受新事物,不能适应新环境,看问题保守,一成不变,办事墨守成规、因循守旧。同时,老年人缺乏强烈的求知欲,对事物的兴趣逐渐减弱,甚至感到厌烦。

(3) 焦虑、恐惧的精神状态:夫妻双方的一方突然离世、周边人离世或受到疾病的困扰后总会联想到自己,也会对子女的工作与婚姻生活等产生忧愁的情绪,导致其失去对生活的自信心与乐趣。

(4) 怀旧心理:他们常常留恋过去的某些日子,留恋家里的旧物品,怀念已故的友人。

(5) 希望得到外界的认可与尊重,尤其是希望得到家庭成员的情感认可和尊重,体现出一定的依从心理、虚荣心理。

(6) 消极悲观的心理认知:受到疾病的影响,面对不同的疾病,老年人会出现不同的情绪反应,从而体现出不同的心理状态。

(三) 社会生活改变

进入老年后,老年人社会角色的改变和一些生活事件的发生,也导致老年人的社会生活必然会发生变化。

1. 生活方式 老年人离退休后,工作生活方式发生了很大的变化。退休后家庭成为老年人活动的主要场所。老年人离退休后在家中时间延长,工作内容减少,在家庭中的角色也发生了改变,老年人可能因为不适而引起一系列的健康问题。

2. 生活事件 人生中的一些不幸生活事件,如丧偶、再婚阻力、晚年丧子(女)、家庭不和睦、经济困窘等,对老年人的精神打击尤为沉重,不仅留下心灵创伤,也可诱发一些躯体疾病,如冠心病、脑血管意外等,甚至在精神压力下加速老年人的衰老和死亡。

思政元素

助力老年人跨越数字鸿沟

移动支付、人脸识别、网上就医等智能技术,其主要的使用对象为年轻人,很多老年人缺乏对现代科技的适应力和掌控力。老年人群性别、年龄、受教育程度,视觉、听觉等身体功能的衰退,学习和记忆困难等生理、心理特征及社会经济因素导致老年群体在科技上处于弱势地位,老年人群成为"数字弱势群体"。为解决老年人面临的"数字鸿沟"问题,2020年11月24日,国务院办公厅印发《关于切实解决老年人运用智能技术困难的实施方案》(简称《实施方案》),就进一步推动解决老年人在运用智能技术方面遇到的困难,坚持传统服务方式与智能化服务创新并行,为老年人提供更周全、更贴心、更直接的便利化服务作出部署。《实施方案》围绕老年人在出行、就医、消费、文娱、办事等七方面的高频事项和服务场景，提出了完善"健康码"使用、便利老年人乘坐公共交通、优化网上办理就医服务、保留传统金融服务方式、依托全国一体化政务服务平台便利办事服务、扩大适老化智能终端产品供给等 20 条具体工作措施。

《实施方案》指出，坚持以人民为中心的发展思想，满足人民日益增长的美好生活需要，持续推动充分兼顾老年人需要的智慧社会建设，坚持传统服务方式与智能化服务创新并行，切实解决老年人在运用智能技术方面遇到的困难。适应统筹推进疫情防控和经济社会发展工作要求，聚焦老年人日常生活涉及的高频事项，坚持传统服务与智能创新相结合、普遍适用与分类推进相结合、线上服务与线下渠道相结合、解决突出问题与形成长效机制相结合，做实做细为老年人服务的各项工作，让老年人在信息化发展中有更多获得感、幸福感、安全感。

随着社会老龄化程度日渐加深，善待老年人体现着整个社会的温度和温情。政府、社会以及家庭要多一点耐心，多一点细心，多一点关心，让老年人尽量跟上新时代的步伐，在社会快速发展中享受到美好生活。

（四）老年人患病特征

由于生理功能衰退，致使老年人对体内外异常刺激的反应性、适应性及防御性有不同程度的减弱。

1. 患病率高，患病种类多　由于老年人各器官功能逐步衰退，抵抗力下降，因此患病率高，且在全身甚至在一个脏器内同时存在好几种病种。这种病变的数目通常随着年龄的增长而增加。调查资料显示，老年人的 2 周患病率为 250‰，慢性患病率为 540‰，住院率为 61‰，三率均高于其他年龄的人群。

2. 不能全面正确提供病史，主诉不多　老年人由于出现感知方面的功能减退，提供的病史缺乏真实性、可靠性，因此往往不易反映出真实的病情。另外，由于老年人的自我感觉比较迟钝，不容易自我发现疾病，自觉症状比较轻，有时主诉反应与客观病情不相符。

3. 临床表现不典型　老年人多患的是慢性病，由于老年人中枢神经系统退行性改变，感受性下降，常常是疾病发展到严重的程度也无明显不适，或仅表现为生活规律的变化。患病时可出现与疾病无直接关系的异常改变，其中以精神不振、情绪异常为首发症状。

4. 发病急、进展快　老年人各脏器功能减退，应激能力及代偿储备能力均减退，一旦发病，病情可迅速恶化，甚至死亡。

5. 病程长，并发症多　由于老年人起病隐匿，当症状明显时，病情已发展到晚期严重的程度；同时老年人多脏器功能减低，病程长，恢复较慢；老年人机体功能和抵抗力均降低，常在某一疾病的基础上并发其他疾病，如坠积性肺炎、骨质疏松、压疮等，且容易发生水、电解质紊乱及意识障碍，严重的并发症是多器官功能衰竭，为致死的常见原因。

6. 对治疗反应差　随着增龄，老年人机体内环境变化使药物在机体内吸收、分布、代谢、排泄及药物反应等方面都发生变化，同样的药物，老年人较青壮年耐受性差，容易出现副作用，治疗效果不佳。另外，老年人肝、肾功能减退，药物在体内的代谢、排泄速度减慢，易蓄积中毒；老年人对药物的耐受性、敏感性差，易发生药物不良反应。许多老年人常同时服用多种药物，易出现因用药过量或药物相互作用而导致的种种危险。老年人视力减退，人为地服错药物也时有发生,从而影响老年人的用药安全。

7. 身心后遗症发病率高　由于老年人多病性及多脏器病变,精神因素的影响和思维方式的改变,易出现后遗症,给病后身心康复带来极大困难。

8. 易发生意识障碍　老年人无论是脑血管、心血管疾病,还是呼吸系统疾病,甚至发热、腹泻等都可能引起意识障碍。老年人出现精神异常时,要及早处理,查明原因,切勿简单当成老年痴呆,延误早期治疗机会。

三、老年人的健康需求

老年人具有生理、心理、患病的特征,其健康需求应包括如下。

(一) 基本需求

1. 营养需求　足够的营养摄取能增强老年人机体的抵抗力,目前倾向于老年人应增加膳食中的蛋白质,特别应在条件允许的情况下给予生物价值高的优质蛋白质,如瘦肉、蛋、鱼、大豆等,提倡食用植物油和低盐饮食,多食蔬菜、水果等,适当增加富含钙质的食物摄入,注意避免摄入高糖、高脂肪食物。鼓励老年人多饮水,一般每天饮水量在1 500ml左右为宜,对于稀释血液,降低血液黏稠度,降低血液循环阻力,避免脑血管意外和便秘的发生均有好处。

2. 心理需求　随着增龄,生理功能的下降,以及家庭社会地位的变化,心理需求发生改变。①健康需求。老年人健康需求较成年人明显,常有不同程度的恐老、怕病、惧死等求生心理。②安静和睦需求。老年人一般喜欢安静,怕吵怕乱,尤其希望自己有个和睦的家庭和融洽的环境。③依存需求。老年人生理功能衰退,生活自理能力下降,甚至生活完全不能自理,希望得到亲人的关心和照顾。④尊敬需求。老年人随着年龄增长,家庭社会地位变化,渴望得到他人的尊重。⑤支配需求。由于年老后经济地位的变化,老年人掌握家中的支配权可能受到影响,从而造成老年人的苦恼。⑥工作需求。多数老年人退休后尚有工作能力,希望力所能及地从事一些工作。⑦求偶需求。老年人仍存在性需求心理,丧偶后生活寂寞,子女应支持丧偶老年人重择配偶。⑧自我价值延续。根据马斯洛的需求理论,自我实现是个人最高层次的需求,然而老年人在离退休后,社会角色和社会地位突然转变,难以避免会产生失落感和无用感。孤独和空虚是常态,严重削弱了老年人的满足感和重要感。适当的社会参与以及人际交往有助于提高老年人的自我满足感,能有效促进他们自我价值的延续。⑨心理咨询辅导。不少老年人存在心理健康失调状态,我国85%的老年人存在不同程度的心理问题,27%的人有明显的焦虑、忧郁等心理障碍。心理和精神问题已成为影响老年人身心健康和生活质量的重要因素,由此引起老年人对专业心理咨询的强烈需求。

3. 运动需求　人到老年,机体运动功能随着年龄的增长逐渐衰退,如长期不活动,新陈代谢就会减弱,组织器官会加速退行性变化,甚至早衰。社区老年人健身娱乐活动设施和场所的建设是很有必要的。

4. 安全需求　①跌倒防护需求。老年人的机体功能随着年龄的增长而衰退,出现感觉器官功能下降,容易发生各种意外,如老年人在站立或行走过程中发生的跌倒,常可引起严重后果。②防止坠床需求。睡眠中翻身幅度较大或身材高大的老年人,尤其意识障碍的老年人容易发生坠床。③防呛防噎需求。在平卧位喂食时或进食过程中说话、看电视、速度过快等易发生呛噎。④用药安全需求。老年人多患有慢性疾病,需经常服用药物,但随着年龄的增长,老年人的肝、肾功能减弱,容易导致药物在体内蓄积,因此,老年人用药安全需特别注意。⑤防止交叉感染需求。老年人免疫力低下,对疾病的抵抗力较弱,特别是患有呼吸道感染或发热的老年患者,尤需防止交叉感染。

(二) 经济保障需求

经济保障需求是老年人的基本需求。首先,一定的经济基础可以给老年人带来安全感。有了经济作为支撑,老年人不用担心一日三餐等日常生活开支,基本生存条件得到保障,就有可能满足精神需求,提升自己的生活品质。其次,良好的经济条件是老年人保持健康长寿的有力保证。老年人随着年事渐高,身体各个器官的功能逐渐衰退,免疫能力下降,医疗保健需求增加,良好的经济保障让老年人在就医等方面没有后顾之忧。所以,在老年保障体系的建设过程中,应将经济保障作为老年保障的首要内容,建立科学的老年经济保障机制,让老年人在年老后可获得适度、稳定的经济来源。为此,必须尽快建立和完善各项养老保险制度、老年福利制度。

(三) 老年保健与老年护理的需求

由于老化、疾病和伤残,降低了活动或独立生活能力;其次,实际经济收入减少,社会地位降低,可能导致情感空虚,出现孤独感、多余感等;老年人不仅面临诸多社会问题,如需要生活中的照顾、护理,以及亲情的慰藉和温暖等,而且需要老年保健、老年护理。

1. 医疗保健需求　医疗保健需求是刚性需求,躯体健康状况直接影响老年人的日常生活。研究发现老年人群人均患有 2~3 种慢性病,患病率为全人群的 4.2 倍,且呈逐年增长的趋势。为应对躯体功能和疾病问题,老年人躯体健康需求的量和种类相较于其他人群大幅度增加,且需求强烈。主要表现在三个方面:一是全面的社会卫生服务是当前老年人最为迫切的健康服务需求,如以定期检查为主体的医疗照护服务;二是老年健康管理需求增加,老年人更加关注健康,在无病的基础上,希望获得针对慢性病或亚健康状况的有效干预;三是老年人自我保健需求明显,希望自己做到早发现、自我诊断与治疗。

2. 居家护理需求　居家养老是我国的一种重要养老方式,且因慢性病缺乏有效的治疗方法,多数需要长期的治疗和护理,慢性病老年患者需要居家护理为其提供专业化的护理服务及非专业化的生活照料类服务,居家护理已经成为满足老年人健康需求的有效途径之一。血压监测、中医护理、疼痛护理、血糖监测、服药指导、功能锻炼与康复指导、注射与输液、健康咨询是老年人主要的居家护理需求项目。

(四) 健康教育需求

健康教育在社区健康需求中占重要地位,正确掌握健康保健知识和安全技能,可指导老年人明确健康状况、及时就医、合理用药、合理开展预防保健与康复、维护自身安全。多数人的健康保健知识来自健康教育,服务应侧重于健康教育,来满足社区老年人对康复训练及康复理疗仪器使用的宣教、用药安全知识、饮食健康知识及常见传染病预防知识等的需求,提高其认知水平,通过健康教育影响老年人的行为,实现三级预防。健康教育可以采用科普知识讲座、街头宣传、面对面健康教育、健康教育处方、举办宣传栏等多种形式来实现。

(五) 急救相关需求

社区老年人突发公共卫生事件发生越发频繁和严重,应加强突发疾病急救处理措施,建立社区家庭急救呼叫系统,建立转接诊制度,完善急救网络体系。

四、老年人的社区管理

(一) 社区管理目的

为了满足庞大的医疗卫生服务需求,可以充分利用社区服务机构,建构社区型养老的新型养老服务体系,通过完善社区养老服务的实施,加强老年人的社区管理,在为老年人提供照顾的同时满足老年人的健康需求,提高老年人生活质量,保证老年人身心健康。

（二）社区管理内容

1. 老年人健康管理服务

（1）服务对象:辖区内 65 岁及以上常住居民。

（2）服务内容:每年为老年人提供一次健康管理服务,包括生活方式和健康状况评估、体格检查、辅助检查和健康指导。

1）生活方式和健康状况评估:通过问诊及老年人健康状态自评了解其基本健康状况、体育锻炼、饮食、吸烟、饮酒、慢性疾病常见症状、既往所患疾病、治疗及目前用药和生活自理能力(评估表见文末二维码)等情况。

2）体格检查:包括体温、脉搏、呼吸、血压、身高、体重、腰围、皮肤、浅表淋巴结、肺部、心脏、腹部等常规体格检查,并对口腔、视力、听力和运动功能等进行粗测判断。

3）辅助检查:包括血常规、尿常规、肝功能(血清谷草转氨酶、血清谷丙转氨酶和总胆红素)、肾功能(血清肌酐和尿素氮)、空腹血糖、血脂(总胆固醇、三酰甘油、低密度脂蛋白胆固醇、高密度脂蛋白胆固醇)、心电图和腹部 B 超(肝、胆、胰、脾)检查。

4）健康指导:告知评价结果并进行相应健康指导。①对发现已确诊的原发性高血压和 2 型糖尿病等患者同时开展相应的慢性病患者健康管理;②对患有其他疾病的(非高血压或糖尿病),应及时治疗或转诊;③对发现有异常的老年人建议定期复查或向上级医疗机构转诊;④进行健康生活方式以及疫苗接种、骨质疏松预防、防跌倒措施、意外伤害预防和自救、认知和情感等健康指导;⑤告知或预约下一次健康管理服务的时间。

（3）服务流程(见图 7-2)

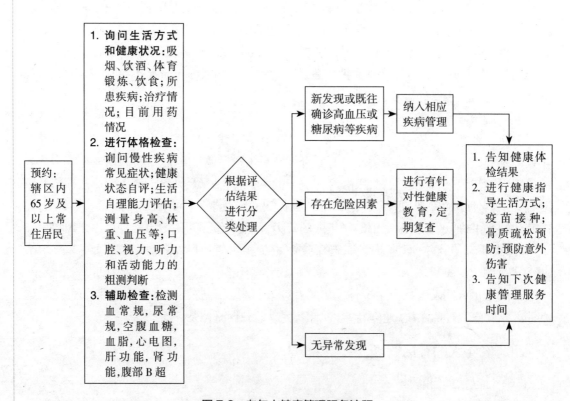

图 7-2　老年人健康管理服务流程

（4）服务要求

1）开展老年人健康管理服务的乡镇卫生院和社区卫生服务中心应当具备服务内容所需的基本设备和条件。

2）加强与村（居）委会、派出所等相关部门的联系,掌握辖区内老年人口信息变化。加强宣传,告知服务内容,使更多的老年人愿意接受服务。

3）每次健康检查后及时将相关信息记入健康档案。对于已纳入相应慢性病健康管理的老年人,本次健康管理服务可作为一次随访服务。

4）积极应用中医药方法为老年人提供养生保健、疾病防治等健康指导。

（5）工作指标

老年人健康管理率 = 年内接受健康管理人数 / 年内辖区内 65 岁及以上常住居民数 × 100%。

2. 老年人中医药健康管理

（1）服务对象:辖区内 65 岁及以上常住居民。

（2）服务内容:每年为 65 岁及以上老年人提供 1 次中医药健康管理服务,内容包括中医体质辨识和中医药保健指导。

1）中医体质辨识:按照老年人中医药健康管理服务记录表（见文末二维码）相关问题采集信息,根据体质判定标准（见文末二维码）进行体质辨识,并将辨识结果告知服务对象。

2）中医药保健指导:根据不同体质从情志调摄、饮食调养、起居调摄、运动保健、穴位保健等方面进行相应的中医药保健指导。

（3）服务流程（见图 7-3）

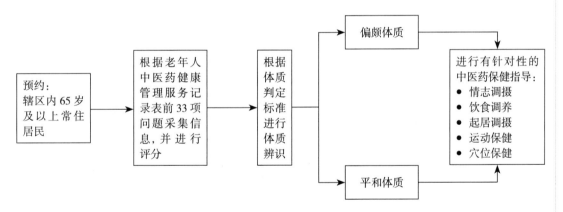

图 7-3　老年人中医药健康管理服务流程

（4）服务要求

1）开展老年人中医药健康管理服务可结合老年人健康体检和慢性病患者管理及日常诊疗时间。

2）开展老年人中医药健康管理服务的乡镇卫生院、村卫生室和社区卫生服务中心（站）应当具备相应的设备和条件。有条件的地区应利用信息化手段开展老年人中医药健康管理服务。

3）开展老年人中医体质辨识工作的人员应当为接受过老年人中医药知识和技能培训的卫生技术人员。开展老年人中医药保健指导工作的人员应当为中医类别执业（助理）医师或接受过中医药知识和技能专门培训能够提供上述服务的其他类别医师（含乡村医生）。

4）服务机构要加强与村（居）委会、派出所等相关部门的联系，掌握辖区内老年人口信息变化。

5）服务机构要加强宣传，告知服务内容，使更多的老年人愿意接受服务。

6）每次服务后要及时、完整地记录相关信息，纳入老年人健康档案。

（5）工作指标：老年人中医药健康管理率＝年内接受中医药健康管理服务的 65 岁及以上居民数 / 年内辖区内 65 岁及以上常住居民数 ×100%。

五、老年人的社区保健护理

随着我国进入老龄化社会，老年人的健康问题已经引起全社会的普遍关注，老年人的社区保健护理具有重要作用。

（一）老年人社区保健护理的目的

现代保健观念认为，长寿并不等于健康。世界卫生组织在 20 世纪 80 年代初就提出，医学研究的目的不仅是延长生命，应给生命以活力。同样，老年保健工作的目的，不是单纯地为了延长生命，而是要延长老年人有活力的、健康的预期寿命，使老年人保持独立生活能力（无伤残）或改善生活质量，通过终生努力，保持良好的健康状况。在健康的条件下，老年人才有充分的精力实现人生价值，才有益于社会。因此，我国政府强调加强老年人综合保健措施，大力推广社区卫生服务和健康教育。

1. 协助预防、诊断、治疗疾病，减轻痛苦。

2. 促进康复，减少功能丧失，补偿功能的损害、缺陷。

3. 帮助老年人在患病和功能缺失状态下适应生活，提高生活自理能力。

4. 鼓励和增强老年人有利于健康的行为，以维持、增进身心健康。

5. 关心老年人的心理健康，在老化引起的不幸事件和衰退过程中，给予安慰和支持。

（二）老年人社区保健护理特点

老年人退休后，社区成为他们生活、活动的基本场所。根据世界发达国家的成功经验，社区卫生服务能为老年人提供方便、经济、及时、优质的保健与护理服务，是应对人口老龄化的行之有效的举措。老年人社区保健和护理工作有如下特点。

1. 保健服务的全面性　老年人的健康包含身体、心理、社会、精神、文化等多个层次的健康。

（1）重视身体健康、心理卫生、精神健康、社会适应和生活质量。

（2）重视疾病的预防、治疗、功能康复和健康促进。

（3）面向全体老年人，包括健康、患病、残疾及体弱的高龄老人。

（4）工作场所包括老年人的所有生活、活动场所，如家庭、社区活动场所、养护机构、医院等。

2. 照护服务的综合性　老年人照护主要由医护保健、生活照料和家庭劳务构成，保健是其中不可分割的一部分。为了保证这种综合性服务的协调性和整体性，需要医护人员、心理和社会工作者，以及其他辅助人员组成团队，加强合作和共同参与。

3. 服务组织的区域性　为了使老年人能够更方便、快捷地获得保健服务，使服务提供者能够更有效地组织保健服务，以一定区域为单位，也就是以社区为单位组织保健服务。

（三）老年人社区护理服务模式

1. 居家养老　是由家庭及社区对居住在家中的老年人提供支持性服务的养老形式。

据调查,我国现阶段独居老年人已占老年人总数的10%,且随着人口老龄化进展、人口结构改变、家庭规模减小,独居老年人比例将上升。独居老年人多为高龄、体衰、丧偶者,因此更需要社区给予持续性的支持性服务和全方位的关心。

居家养老的主要优点:一是亲怀难舍;二是经济上的考虑;三是满足老年人独处、自立和维护自己隐私的愿望;四是老年人留在自然而熟悉的生活环境中,有利于他们的安全,并且防止丧失原有的日常生活自理能力。居家养老社区护理目标是:使老年人得到持续、周到、细致的生活照顾、健康管理和精神、心理上的关心,能使老年人最大限度地保持和提高日常生活自理能力,延长独立生活的年限。

2. 机构养老 主要指老年公寓、养老院、日间护理院、临时托老所、临终关怀医院等。

(1) 老年公寓:适合于生活能自理的老年人,根据老年人的健康状况,机构提供诸如外出时的交通工具、代为购物、供餐、家居清洁等服务。由于公寓作为养护机构管理,服务更为直接快捷,以便在老年人患病时得到及时救治,健康状况衰退、生活不能自理时则转到养老院。

(2) 养老院:较大型的养老院通常根据老年人的健康状况和所需护理的程度,分为若干个区域,进行分类管理和配备人力。亦有将养老院分为非技术和技术性两类。非技术性是指以日常生活照顾为主。技术性是指通常需要提供医疗、护理、康复服务,这些服务需由专业人员决定、实施或在专业人员监督下进行。

(3) 日间护理院:适用于日常生活基本能自理的老年人,亦接受轻度认知能力减退的老年人。机构不仅提供简单的体格检查、餐饮及照料,给老年人以一个安全的环境,而且使老年人的主要照顾者能从事其他的工作。

(4) 临时托老所:其功能主要是让居家而日常生活需人照料的老年人入住一段时间,以使其主要照顾者能稍作休息。

(5) 临终关怀医院:临终关怀医院虽非专为老年人而设,但患者以老年人居多。其设置要求、服务要求、内容与技术养护机构有相似之处。

3. 家庭病床 家庭病床是指医疗机构为了最大限度地满足社会医疗需求,选择适宜在家庭环境中医疗和护理的病种,让患者在自己熟悉的环境中,在家人的照顾下接受社区医护人员的治疗和护理。一般服务对象为年老体弱、到医院就诊有困难者、经住院治疗病情稳定但仍未痊愈者。护理范围包括用药护理、心理护理、物理治疗、语言治疗、营养咨询等服务。家庭病床可缓解我国医院床位数不足与患者多、住院费用上升与老年人医疗支出有限的矛盾,减轻老年人及家庭的经济负担。

4. 老年护理医院 老年护理医院是以社区内老年人的需求为导向,解读老年人健康问题为重点,提高老年人生命质量为目的,集老年医疗、保健、预防、康复、护理为一体,且方便、经济、综合、连续的基层老年卫生服务。老年护理医院一般收治对象为年龄超过60岁需长期护理的患者、确诊为内科慢性病急性期患者、临终关怀的患者。也可根据具体情况收治患有痴呆或其他精神科疾病的老年人。

(四) 特殊老年人群社区保健和护理

1. 独居、高龄、丧偶者 研究表明,不少独居老年人同时具有的特征为高龄和丧偶。独居老年人常常遇到的问题有:生活缺少内容,无人陪伴说话、倾听,因此产生空虚、失落、孤独感;饮食过于简单,导致营养不良;易发生跌倒等意外事故,出现受伤;因行动不便而无法进行户外活动,以及经济困难等。随着人口老龄化的进展,独居、高龄、丧偶者增加,社区应采取积极有效干预措施,加快应急救助及临时救治机制的建立;积极搭建老年人同子女交流沟通的平台,并且提倡发挥邻居与独居老年人的联络,给予独居老年人提供心灵慰藉,预防突发事件发生;提供独居老年人医疗优先服务,主要是独居老年人发病后,若不能及时联系家属,可先进行抢救,后联系家属缴费及其他的预后工作,确保患者及时得到救治。

2. ADL 自理困难者　随着年龄增长和身体衰弱的进展,老年人可出现不同程度的 ADL自理困难,故应加强家庭访视。根据自理困难的程度不同,老年人需要的帮助从饮食、入浴、排泄等维持基本生活的活动,到整理家居、洗涤、购物、家庭管理、安全保障等方面。对于卧床不起的老年人,应指导家属在卧床状态下进行进食、排泄、清洁、康复、预防压疮等护理。

3. 患有慢性病病情不稳定　应定期随访,加强观察,根据具体情况及时调整治疗和护理方案。

4. 老年精神障碍者　主要是痴呆患者,包括血管性痴呆和老年痴呆。痴呆的发病率随年龄逐渐增高。随着病情的加重,患者失去生活自理能力,常伴有营养障碍,应给予更多的医疗护理服务和生活照料。

(五) 老年人的社区健康保健护理措施

1. 建立健全各类老年医疗保健体系　我国政府对老年人工作十分关注,有条件的大城市设立老年病门诊或老年病专科医院、老年人护理院或老年医疗康复中心。地(市)、县(市)医院设老年门诊或老年病专科门诊,街道和乡镇老年病门诊或老年医疗站。广泛建立老年家庭病床,送医上门,不仅使患者感受到家庭生活的温馨、便利,又可得到像医院一样的专业治疗。社区医生、护士需与社区卫生相关部门通力协作,建立健全老年社区保健网,涉及卫生部门、行政机构老龄委员会及从中央到各级地方的老龄工作办事机构和负责管理社区老年人福利事业的机构,社区医务人员应协助政府部门制定良好的养老政策和措施。

2. 开展社区老年人健康教育　根据老年人生理心理特点和经济、文化等状况,坚持鼓励性、说服性、可操作性原则,对老年人进行健康教育,内容包括慢性病发病及预防、老年痴呆发生及防治、骨质疏松症预防及干预、流感疫苗接种知识、自我保健及自救管理等,提高社区老年人对相关知识的认识。指导老年人进行自我健康保健护理,掌握常用自我护理技能和方法,注意患病的早期征象和危险信号,教会老年人使用急救药品和器械,以便得到及时治疗和护理等。采取以下方法。

(1) 自我观察:社区护士应教会老年人学会用视、听、嗅、触的方法了解自身健康状况,及时发现异常,并针对性地指导其自我护理。

(2) 自我判断:根据自我观察进行必要的记录,重视偶发的异常症状或体征,主动咨询寻求帮助,以免延误诊断治疗。

(3) 预防自理缺陷:在强调老年人自理的前提下,保健的宗旨应是协助和维持其自理能力,防止因失用加速老化导致生活上的依赖最终造成残障。通过健康教育与指导,使老年人认识到日常生活中满足自理活动的需要是有价值的社会活动,从而自觉、自愿地在生活中克服和预防自理缺陷。社区护士应随时注意正确引导,恰当地安排各种活动,并注重家庭和社会的支持,提供有益老年人健康的生活环境以满足现在或将来的自理需求。

3. 进行健康体检　社区护士应根据本地老年人的特点,鼓励老年人定期进行各种常规健康体检,以便早发现、早诊断和早治疗。对于 65 岁以上老年人定期测量体重;每年进行全面健康体检 1 次以上,包括检查血糖、血脂、血压、肝肾功能、三大常规(血液、尿液、粪便),进行牙科检查、听力测量、肺部透视、心电图、腹部 B 型超声检查等,以便发现老年人的常见疾病,及早就医,使其得到较好的医疗机会和治疗护理效果。

4. 建立老年人健康档案　完整的老年人健康档案包括个人健康档案、家庭健康档案、社区健康档案。建立老年人健康档案可以掌握老年人和社区资源的基本情况,为制定社区健康保障计划提供依据。

5. 开展老年生命质量评价　包括生理、心理和社会功能各方面的综合评价,老年生命质量评价是以评价结果为指标,进一步评价社区保健服务的质量,从而达到主动服务、适宜服务、预防为主、避免浪费、提高效率的社会保障服务宗旨。

6. 提供社区保健与护理　通过对老年人健康生活方式及健康状况进行评估,使老年人能得到相应的社区保健与护理,包括吸烟、饮酒、饮食、运动锻炼、慢性疾病及现阶段用药情况、个人卫生、营养指导、舒适的休息与睡眠、环境、心理护理、康复护理等。

7. 指导和培训　指导照顾老年人的家属、保姆或志愿者,学会老年保健知识和一般照顾技能,使其更好地为老年人服务。

8. 临终护理　社区护士可以满足老年人希望在自己熟悉的环境中、在亲人的陪伴下走完生命历程的愿望,为老年人及家人提供临终护理,包括控制疼痛、缓解症状、心理支持和死亡教育等,尽最大可能保持舒适,维护自尊,使临终老年人安详而宁静地离开人世。

知识链接

国外社区老年人保健措施

老年保健最初起源于英国,以后随着人们对老年人的生理、心理及社会等知识的不断积累,大多数发达国家开始采取以社区为中心的社区老年保健服务等办法,如在欧洲、美洲和亚洲的日本等经济发达国家,近年来不断为老年人扩大保健设施及福利设施等社会服务。老年人的社会服务一般集中在支持性的、帮助性的、改进生理和社会功能、为个人成就提供机会等活动上。

1. 美国老年人保健措施

(1) 居家的体弱老年人和高龄老年人:①提供家政服务及家庭保健;②提供送饭上门;③采取定期探望;④采取电话确认;⑤设有紧急呼救系统等。

(2) 健康老年人:①提供交通和陪伴服务;②设置老年食堂;③提供法律服务;④提供就业服务。

(3) 专门服务:①设有老年人日托中心;②提供咨询服务;③提供保护服务(这一服务通常由法律服务中心或公共机构来提供,用来保证老年人的合法权益)。

2. 日本老年人保健措施

(1) 健康老年人:①建立生机勃勃的推进中心。以促进老年人"自立、参与、自护、自我充实、尊严"为原则,为老年人提供信息和咨询,如法律、退休金、医疗、心理社会等方面的问题。②建立"银色人才"中心。为老年人再就业提供机会。③提供专用"银色交通工具"。鼓励老年人的社会参与等。

(2) 独居与虚弱的老年人:①建立完善的急救情报系统;②建立市镇村老年人福利推进事业中心以促进老年人的安全、解除老年人的孤独、帮助老年人的日常生活、促进老年人健康。

(3) 长期卧床老年人:①设置老年人服务总站;②建立家庭护理支持中心;③建立家政服务中心;④设置家庭护理中心;⑤设置福利器械综合中心。

笔记栏

（4）痴呆老年人：①设置痴呆老年人日间护理站；②建立痴呆老年人小组之家；③建立痴呆老年人综合护理联合体系。

（5）建立协理员小组：社区为每个需要帮助的老年人培训三个协理员，帮助老年人排忧解难，由热心为他人服务的志愿者担任。协理员如同老年人的家庭成员。持有老年人家的钥匙，根据老年人需要及时提供服务。

（董玉静 杨丽）

扫一扫，
测一测

复习思考题

1. 简述预防接种的一般禁忌证。
2. 简述孕晚期健康管理主要内容。
3. 简述老年人社区保健目的。

◆◆◆ 第八章 ◆◆◆

社区残疾人群保健与护理

学习目标

识记:

1. 能准确说出残疾者、精神障碍、康复护理、社区康复、社区康复护理的概念。

2. 能正确阐述社区残疾人及精神障碍者的康复护理措施。

理解:

1. 能概括社区残疾人康复护理程序。

2. 能解释社区精神障碍者康复护理的目的及原则。

3. 能概括国内外社区精神卫生服务的发展。

运用:

能用所学康复知识指导社区残疾人家庭康复。

第一节　社区残疾人康复护理

随着我国人口老龄化和疾病谱改变,社会经济快速发展,医疗技术不断提高,各种疑难疾病,尤其是急性病得到了有效治疗。但是对于慢性病及各种意外伤害所导致的机体功能障碍、残疾等还不能完全治愈,病、伤、残、障人员的康复需求不断增加。因此,大力开展社区康复护理,应用康复护理方法和技能,可帮助患者最大限度地改善和恢复已丧失或削弱的躯体功能,减少和防止残疾对患者的影响,增强生活自理能力,提高生活质量。社区康复是近年来发展起来的一种新的康复服务途径,在社区层次采取简单、有效、易行的康复措施,使病、伤、残者在自己的生活区域内获得全面康复服务。

一、概述

(一) 相关概念

1. 残疾者(disabled) 是指个体的生理、心理、人体结构和组织功能的异常或丧失,使得部分或全部失去以正常方式从事个人或社会生活能力的人。

2. 康复(rehabilitation) 是指综合协调应用各种措施,最大限度地恢复和发展病、伤、残者的身体、心理、社会、职业、娱乐、教育和周围环境相适应的潜能,以减少病、伤、残者身体、心理和社会的障碍,使其重返社会,提高生活质量。康复范围包括医疗康复、康复工程、教育康复、社会康复和职业康复。

3. 康复医学（rehabilitation medicine） 又称第三医学，指利用医学措施，治疗因外伤或疾病等而遗留的功能障碍，使功能复原可能达到的最大限度，为重返社会创造条件。

4. 康复护理（rehabilitation nursing） 是根据对病、伤、残者的康复治疗计划，围绕全面康复目标，密切配合其他康复工作人员的活动，对伤、残者和慢性病患者采取的一系列康复护理措施。

5. 社区康复（community-based rehabilitation，CBR） 是指利用社区资源为社区的病、伤、残者进行康复服务。它强调社区、家庭和个人的参与，以全面康复为目标，并有固定的转诊系统。世界卫生组织大力推行社区康复，它是康复未来发展的趋势。

6. 社区康复护理（community-based rehabilitation nursing） 是指在社区康复过程中，与其他康复专业人员密切配合，围绕全面康复的目标，针对病、伤、残者的整体进行康复指导和护理，减少残疾对个人的影响，使其达到最佳功能状态，重返社会，提高生活质量。

知识链接

社区康复的特点

1. 管理方式 社会化的管理方式即政府领导、多部门参加，各司其职、协调运作，同时充分发挥非政府组织、社会及个人的力量。

2. 服务层面 依靠社区的资源就地、就近、便利地开展工作，体现了"社区所有，由社区的力量进行，为了社区"的原则。

3. 康复训练 在技术资源中心和专家指导组的指导下，采用实用的康复技术，实现康复对象的全面康复。

4. 效益与效果 资金投入少，服务覆盖面广，具有良好的社会效益与经济效益。

5. 转介服务 社区康复护理除给予躯体、心理、教育、职业、社会生活等方面的康复训练外，还需协助实施转介服务。

（二）残疾分类

传统医学模式认为残疾是由疾病、创伤或健康状态所导致的个人问题，因此以个人治疗的形式提供医疗保健。

2001 年第 54 届世界卫生大会正式通过"国际功能、残疾和健康分类"（International Classification of Functioning，Disability and Health，ICF），其基于"生物 - 心理 - 社会"理论模式，从残疾人融入社会的角度出发，认为残疾不仅仅是个人特性，而是社会性问题，是由社会环境形成的一种复合状态。因此，对残疾问题的管理要求改造环境以使残疾人充分参与社会生活的各个方面。

ICF 将人类功能分为 3 个层次，包括"身体功能和结构""活动"和"参与"，认为功能与健康状况、个人以及环境因素相关联。残疾与功能是相对应的，包括损伤、活动受限和参与局限。

损伤：是指功能异常以及结构异常，被定义为结构和 / 或功能上的一种显著的差异或丧失，例如关节畸形、关节活动度降低、肌肉乏力、疼痛和疲劳等。

活动受限:"活动"是由个体执行一项任务或者动作,代表功能的个体方面。活动受限是指一种活动方面的困难,例如爬梯子、抓握或搬运等。

参与受限:"参与"是指把个体放入整个生活环境中,代表功能的社会方面。个体在其参与的生活情境中可能经历到的问题被定义为一种参与局限。例如,在社区生活和娱乐、休闲中的局限,若"行走"是参与生活情境的一个方面,则"行走"也可以定义为一种参与局限。

二、社区残疾人康复护理程序

社区残疾人康复护理是动员和利用社区、家庭和个人的资源,通过居家护理的方式,采用护理程序的方法对社区残疾人进行护理的过程。与一般护理程序相同,康复护理程序也分为5个基本步骤:评估、诊断、计划、实施、评价。它是一个持续的、循环的和动态变化的过程,具有系统性、动态性、人际互动性、目标指向性及普遍适用性的特征。

(一)评估

社区康复护理评估是指有目的地、系统地收集康复护理对象的资料。此步骤在康复护理程序中很关键,是顺利进行康复护理工作的基础和制定护理计划的重要依据。

1. 社区康复评估　评估社区的社会环境和地理环境,收集社区伤残者生活的社会、经济和文化状况以及生活居住环境等方面的信息。社区残疾者人口学特征,包括人口数量、性别、年龄、教育程度、职业状况及婚姻状况等。社区健康及康复状况,如社区疾病及流行趋势、主要疾病类型、卫生服务状况、康复设施状况及社会支持系统。

2. 家庭康复评估　评估残疾者的家庭结构、家庭功能、家庭环境及家庭资源的相关资料。定期评定康复对象及其家庭其他成员的身心变化,为进一步采取干预措施提供依据。

3. 个人康复评估　询问病史,包括现病史、过去史、发育史、心理行为史、家庭和社会生活史。重点询问功能障碍发生的时间、原因、发展过程,对日常生活活动、工作、学习、社会活动的影响,以及治疗和适应情况。进行体格检查,重点在于对残疾有关的肢体及器官系统检查。开展康复评定,评估残疾者功能状况及残存的能力,以及患者的转移能力、平衡能力、日常生活能力、心理状态、语言能力、职业能力、社会生活能力等。根据资料和检查结果,撰写评定报告,包括有无残疾、残疾原因、残疾部位和数目、残疾程度和类型、残疾对生活学习及劳动能力的影响、康复潜力等。常用的康复评定方法有以下几种。

(1)肌力评定

1)徒手肌力测试:检查者徒手对受试者进行测定,评价标准为6级评分法,具体如表8-1。

表 8-1　徒手肌力测定分级标准

级别	标准	相当正常肌力的百分比(%)
0	无可测知的肌力收缩	0
1	轻微肌肉收缩,但不能引起关节运动	10
2	在减重状态下能做全关节运动	25
3	能抗重力做关节全范围运动,但不能抗阻力	50
4	能抗重力及轻微阻力,做关节全范围运动	75
5	能抗重力及最大阻力,做关节全范围运动	100

2）器械肌力测试：肌力超过3级时，可利用握力器、拉力计、等速测力器等专门器械做肌力测试。

（2）日常生活活动能力评定：日常生活活动能力（activity of daily living，ADL）指一个人为了满足日常生活的需要每天所进行的必要活动，分为基本或躯体日常生活活动能力（basic or physical ADL，BADL or PADL）和工具性日常生活活动能力（instrumental ADL，IADL）。它是个人独立的基础，也是一个人履行角色任务的准备性活动。日常生活活动能力测定是功能评估的重要组成部分，是确立康复目标、制订康复计划、评估康复疗效的依据。常用的ADL评定方法包括Barthel指数、Katz指数、功能活动问卷、快速残疾评定量表等。

（3）关节活动度测定：关节活动度（range of motion，ROM）又称关节活动范围，指关节运动时能达到的最大弧度，分为主动关节活动度和被动关节活动度。关节活动度测定能为选择治疗方法及判断治疗效果提供客观依据。

（二）诊断

社区康复护理诊断是对残疾人个人、家庭或社区现存和潜在的康复问题的护理判断，是为达到预期康复结果选择护理措施的基础，并力求对残疾人、家庭及康复成员均有指导作用。社区康复中常见的护理诊断包括以下几个方面。

1. 语言沟通障碍 与大脑功能障碍有关。

2. 躯体移动障碍 与肢体功能障碍有关。

3. 生活自理缺陷 与肢体功能障碍有关。

4. 个人或社区应对无效 与精神障碍有关。

5. 精神困扰 与残疾引起的心理障碍有关。

6. 自我形象紊乱、自尊紊乱等 与心理障碍有关。

7. 感知的改变（特定的视、听、运动觉等） 与大脑脊髓中枢功能受损有关。

8. 社交障碍 与残疾引起的心理、肢体功能障碍有关。

9. 有皮肤完整性受损的危险 与长期卧床或坐轮椅致皮肤长期受压有关。

10. 有废用综合征的危险 与肢体功能障碍导致活动受限有关。

（三）计划

制订社区残疾人康复护理计划就是确定残疾人康复护理目标和拟定康复护理措施。康复护理目标包括长期目标和短期目标。康复护理目标应由残疾者、家庭、护士和其他康复成员一起制订。根据残疾者轻重缓急、功能康复特征以及康复护理诊断提出的问题确定相应的康复护理目标，制订相应的康复护理措施。残疾人康复护理计划应包括对家属的康复教育，指导家属照顾患者，训练家属执行康复活动和如何处理危机等。康复护理目标如下。

1. 残疾人能进行自我心理调节，身心功能、职业功能得到改善，使残疾人能在某种意义上像正常人一样积极地生活。

2. 残疾人能在康复小组的指导下，按康复计划进行训练。

3. 通过训练，残疾人能正确使用辅助器具，生活基本能自理，无继发性残疾的发生。

4. 对残疾严重的患者，在不能达到上述目标的情况下，增进残疾人自理程度，保持现有的功能或延缓功能衰退，提高生活质量。

（四）实施

社区康复护理计划的实施是执行护理程序的第4个步骤，它是康复治疗与护理的重点阶段，也是护理对象是否取得康复效果的关键阶段。在实施康复护理措施时，要注意保护护理对象的安全。常见的社区康复护理措施包括以下内容。

1. 指导残疾人家庭进行居住环境改造,社区护士重视社区环境改造,以便于残疾人生活和功能促进。

🔍 知识链接

居住环境改善

(1) 房门:房门、过道需足够宽,以便步行器或轮椅顺利通过。房间门避免开向过道,过道光线应充足,避免使用直射光线。门的设计应便于开、关,使用长型门把,可用折叠门或推拉门,不设门槛。避免使用上蜡或易滑地板,地板上不用散的地毯。

(2) 厨房:厨房要有足够空间,供轮椅或助行器转向,厨具放置利于取用,橱柜和洗涤槽的高度应适合患者使用,为了操作舒适和方便坐轮椅者使用,洗涤槽高度不应超过 0.85m。

(3) 卫生间:浴缸旁应安装扶手,并配置带扶手的坐式马桶,高度 40~50cm,两侧扶手相距 80cm 左右。洗手池最低处大于 69cm。

(4) 卧室:布置应整洁、简单适用。床椅高度在 60cm 左右,床两边保持 0.9m 宽的空间,以利轮椅靠近。墙上电灯开关宜低于 90cm,电源插座离地 30cm 以上为宜。

社区环境改善

公共建筑应设斜坡以便轮椅通行,斜坡进行防滑处理,倾斜角度 5° 左右,宽度 100~110cm。走廊、楼梯宽度大于 120cm。电梯面积不小于 150cm×150cm,门宽不小于 80cm。公共厕所应设残疾人厕位。

2. 给予心理疏导及支持,帮助残疾人树立信心,鼓励参与康复训练,积极参与家庭及社会活动。

3. 加强家庭和社区的支持,协调社区有关部门及家庭成员在心理上和经济上给予关心、支持和照顾,使其逐渐适应残疾后的家庭及社会生活。

4. 对残疾者、家属及社区人群进行预防残疾、康复知识的宣传教育,以降低残疾的发生率。

5. 指导残疾人恢复和改善日常生活活动能力、职业能力的再训练。

病、伤、残者由于功能障碍,往往部分或全部失去日常生活活动能力。日常生活活动能力训练的目的是要帮助病、伤、残者维持、促进和恢复自理能力,以改善健康状况和生活质量,使残疾者在家庭和社会中能够不依赖或少依赖他人完成各项功能活动。常用日常生活活动训练的康复护理技术如下。

(1) 体位及体位转换

1) 体位:①仰卧位。枕头高度适宜,以胸椎不出现屈曲为宜,患侧肩关节下方垫一软枕,将伸展的上肢置于枕上,前臂旋后,掌心向上,手指应尽量张开,各上肢关节处于伸展位。在患侧臀部及大腿外侧垫枕,使骨盆前伸,防止患腿外旋,膝关节呈轻度屈曲位,双足紧蹬足蹬板或足下放置垫袋或枕头,使踝背屈 90°,防止足下垂。②健侧卧位。健侧在下,患侧在上。患侧上肢下垫一个枕头,使患侧肩部前伸,肘关节伸展,前臂旋前,腕关节背伸。患侧骨盆旋前,髋、膝关节呈自然半屈曲位,置于枕上。踝关节呈90°外翻位。健侧下肢平放在床上,轻度伸髋,稍屈膝。背部放软枕,身体放松,以支撑身体。③患侧卧位。患侧在下,健侧在上。患侧上肢前伸,肩部向前,肘关节伸展,手指张开,掌心向上,健侧上肢可放置躯干上。患侧髋关节微后伸,膝关节稍屈曲,踝关节呈90°外翻位。健侧下肢髋、膝关节均屈曲,下面垫软枕。④俯卧位。患者俯卧,两臂屈曲放于头的两侧,两腿伸直;胸下、髋部及踝部各放一软枕,头偏向一侧。髋关节可充分伸展,并减轻身体后部骨突起处易损组织的压力,但需要在心肺功能许可的条件下采取的卧位。⑤坐位。当病情允许应鼓励患者及早坐起,或进入轮椅之前进行抬高床头训练,为站立、行走、日常生活奠定基础,并可预防各种并发症。长期卧床者训练坐起的早期,可能有直立性低血压发生,如头晕、面色苍白、虚弱、视物模糊等,可密切观察,逐步缓慢进行训练。训练步骤:抬高床头—半坐位—坐位—轮椅。抬高床头30°,坐位耐受1.5小时后,可逐步抬高床头,每日抬高15°,逐步过渡到坐位与轮椅。⑥立位。当下肢肌力允许时,可行站立训练,站立时注意保护患者防止意外。偏瘫患者站立时,首先将身体重心放在健肢上,两脚稍分开,站稳后再试将重心移向患肢,做轮流负重训练。

2) 体位转换:①床上翻身。仰卧向健侧翻身,双手呈 Bobath 握手(双手对握,十字交叉,患手拇指放在健手拇指的上方),伸肘,再将健腿插入患腿的下方,在身体旋转的同时,用健腿搬动患腿,翻向健侧。仰卧向患侧翻身,同前方法握手伸肘,然后摆向健侧,再反方向摆向患侧,借助摆动的惯性可翻向患侧。如患者完成有困难,护理人员可一手放在患者肩部,一手放在其臀部,协助其翻身。②仰卧位到床边坐位。患者先翻身至健侧卧位,健足置于患足下,利用健侧下肢抬起患肢移向床边。以健侧肘关节为支撑点,抬头,以臀部为轴坐起,即可完成从仰卧位到床边坐位。③从坐位到站立位。患者坐于床边,双脚平放于地面,身体前倾,将重心前移至双下肢,当患者双肩前移超过双脚时,鼓励患者双腿同时用力,膝关节伸展,完成起立动作。护理人员要面向患者前方站立,将患者双上肢搭在自己肩上,护理人员用双手扶住患者的腰部,给予协助,同时要用自己的膝部抵住患者的膝部,以利于站立。

(2) 移动训练

1) 轮椅训练:①从床到轮椅。将轮椅置于患者的健侧,与床呈 30°~45°,轮椅面向床尾,刹住车闸,将脚踏板移向一边。以健手撑起身体,将身体重心放在健腿上站立,健手放在轮椅的远侧扶手上,以健腿为轴心旋转身体坐在轮椅上,调整位置。将脚踏板恢复到原来的位置,用健脚抬起患脚,健手将患腿放到脚踏板上。松开车闸,轮椅后退离床。②从轮椅到床。轮椅朝向床头,刹住车闸,将脚踏板移向一边。躯干向前倾斜,并向下撑而移到轮椅的边缘,双脚下垂,使健足稍后于患脚。抓住床扶手,身体前移,用健侧上、下肢支撑体重而站立。转身坐到床边,推开轮椅,将双脚收回到床上。③从轮椅到坐便器。将轮椅靠近坐便器,刹住车闸,解开裤子,健手扶轮椅扶手站起,抓住墙壁扶手,以健腿为轴心旋转坐在坐便器上。

2) 扶持行走训练:护理人员站在患侧,一手握住患者患手,掌心向前,使其拇指在上,另一手从患者腋下穿出置于患者胸前,伸直手腕,分开五指,手背靠在胸前处,与患者一起缓慢向前走。

3) 拐杖行走训练:①单拐行走。健侧臂持杖,行走时拐杖与患侧下肢同时向前,继之健侧下肢和另一臂摆动向前,或将健侧臂前移,然后移患腿,再移健腿,或反之也可,可由患者自行选择。②双拐行走。两拐杖置于两腿前方,向前行走时,提起双拐置于正前方,将体重重心置于双拐上,用腰部力量摆动向前。

知识链接

拐杖长度的确定

　　根据不同类型患者的需要,拐杖分为手杖、臂杖和腋杖 3 种基本类型,其中手杖又有单脚和多脚之分。手杖合适长度为:让患者穿上鞋或下肢矫形器站立,肘关节屈曲 30°,腕关节背伸,小趾前外侧 15cm 处至背伸手掌面的距离即为手杖的长度。手杖长度的选择需符合以下原则:肘部在负重时能稍微弯曲,手柄适于抓握,弯曲部与髋部同高,手握手柄时感觉舒适。腋杖合适长度的简易计算方法为:使用者身高减去 41cm。使用时,使用者双肩放松,身体挺直站立,腋窝与拐杖顶垫间相距 2~3cm,拐杖底端应侧离脚跟 15~20cm。握紧把手时,手肘应可以弯曲。

　　4) 独立行走训练:患者在进行独立行走前,先在平衡杠内练习健肢与患肢交替站立和行走,进行矫正步态、改善行走姿势等练习。患者先保持立位平衡状态,行走时一脚迈出,身体倾斜,重心转移到对侧下肢,两脚交替迈出,整个身体前进。

　　5) 上下楼梯训练:当患者能够较顺利和平稳地完成平地行走、上下坡行走后,即应开始进行上下楼梯训练。按以健脚先上、患脚先下,先两脚一阶、再一脚一阶的原则。

　　(3) 饮食动作训练:选择密度均匀、有适当黏性、不易松散且通过口腔时容易变形、不在黏膜上残留的食物,如蛋羹。将患者身体靠近餐桌,患侧上肢放在桌子上,将食物及餐具放在便于取放的位置,必要时将碗盘用吸盘固定在餐桌上,用健手握持筷子或勺,把筷子或勺放入碗内,用筷子或汤勺取适量食物,送进口中,咀嚼吞咽食物。帮助患者用健手把食物放在患手中,再用患手将食物放入口中,以训练健、患手功能的转换。当患侧上肢恢复一定主动运动时,可用患手进食。丧失抓握能力、协调性差或关节活动受限者,可将食具改良,如使用加长加粗的叉、勺,或将叉、勺用活套固定于手上。有吞咽障碍的患者先做吞咽训练后再进食。

　　(4) 穿脱衣服训练:训练对象主要是一侧肢体失用的患者,训练应在残疾者保持坐位平衡的条件下进行,基本方法是先穿患侧、再穿健侧,先脱健侧、再脱患侧。

　　1) 穿、脱上衣:①穿脱开衫。分清上衣前后、上下位置,用健手将患肢套进衣袖并将衣领拉至肩部,将上衣另一只袖口从身后拉向健侧,健手转入袖口,并系扣整理。脱衣时,以健手先脱患侧至肩部,再脱健侧至肩部;从袖口中脱出健手,然后脱出患手。②穿脱套头衫。取坐位,分清上衣前后、上下位置,用健手将患肢套进衣袖并拉至肩峰,然后套穿在头上,再将健手伸过袖子,整理上衣。脱衣与穿衣相反,先用健手将衣脱至胸部以上,脱出健手,再将衣服从头脱出,最后脱患手。

　　2) 穿、脱裤子:穿裤子时应将患腿屈膝放于健腿上,套上裤腿,拉至膝以上,放下患腿,健腿穿裤腿,拉至膝以上,站起向上至腰部,整理。脱裤子时与上面动作相反,先脱健侧,再脱患侧。

　　3) 穿、脱袜子和鞋:穿袜子和鞋时患者双手交叉,将患侧腿抬起置于健侧腿上,用健手为患脚穿袜子或鞋,将患侧下肢放回原地,全脚掌着地,重心转移至患侧,再将健侧下肢放在患侧下肢上方,穿好健侧的袜子或鞋。脱袜子和鞋顺序相反。

　　(5) 个人卫生动作训练:个人卫生训练指导包括洗手、洗脸、拧毛巾、刷牙、梳头、刮胡子、剪指甲、沐浴等。

1）洗手、洗脸：把脸盆放在患者前方中间，用健手洗脸、洗手。洗健手时，需将脸盆固定住，患手贴在脸盆边放置（或将毛巾固定在水池边缘），擦过香皂后，健手在患手上搓洗。拧毛巾时，可将毛巾绕在水龙头上或将毛巾绕在患侧手臂上，用健手拧干。

2）刷牙：可把牙膏夹在两腿之间用健手将盖旋开，挤出牙膏，刷牙的动作由健手完成。

3）梳头、刮胡子：鼓励患者用患侧手梳头，选取加粗加长柄的梳子，梳头顺序先前面再后面、先患侧再健侧。刮胡子的顺序一般先患侧后健侧。

4）剪指甲：用患手剪健侧指甲时很困难，可将大号指甲剪固定在小木板上，利用患手掌或肘部按压指甲剪即可完成此项训练。

5）拧毛巾：将毛巾压在健侧腋下或腿下，用健手拧干。

6）沐浴：浴室温度 24℃左右，水温 38~42℃。用健手持毛巾擦洗或用长柄的海绵浴刷擦洗背部和身体的远端。

7）排便、如厕：卧床患者练习腰部桥式运动，用双脚支撑抬高腰部，将便器从臀下放入、取出，卫生纸缠绕手上自行使用。从轮椅如厕者，将轮椅从侧方靠近坐便器，刹住车闸，竖起脚踏板，身体前移至轮椅前缘，健侧靠近扶手站起，转身到坐便器前缘，健手解开裤带，顺势把裤子褪到大腿中部，然后坐在坐便器上，便后清洁时，臀部与手呈相反方向移动，有利于擦拭，用手拉裤子后站起整理，再按上述相反的动作坐到轮椅上返回。排泄功能障碍患者应先进行排尿、排便功能训练。

（五）评价

社区康复护理评价是将残疾人的康复状况与护理计划中预定的目标进行比较并做出判断的过程，是社区康复护理程序的最后阶段，是评价通过康复护理计划的实施，是否有效达到预期目标，即系统地比较残疾人的康复状况与实施各种康复护理后的结果，测量护理行为是否恰当，是否达到预期的目标。评价的目的在于检验存在的问题是否得到改进，帮助再次发现问题，为制订新的社区康复护理计划奠定基础。

社区康复护理效果的评价需要用一定的标准测量病残者掌握康复和生活技能的情况、相关的康复知识，其内容主要包括：康复对象日常生活活动能力提高的程度和生活自理能力的现状；康复对象目前的心理状态和家庭社会支持情况；康复对象自我主动护理方面的主观能动性，掌握的技能有哪些；康复对象与家属是否受过专业指导，是否真正掌握了常用的康复技能。

第二节　社区精神障碍者保健与护理

精神障碍是一类严重威胁人们健康的疾病，对个人和家庭精神生活的影响很大，所致的家庭和社会的疾病负担远比想象的高。据世界卫生组织统计，全球约 10 亿人正在遭受精神障碍困扰。2019 年《中国精神卫生调查成果高峰论坛》指出我国精神障碍患者 12 月患病率为 9.32%，由精神疾病造成的负担已居全球首位，约占疾病总负担的 20%。

在社区中开展精神障碍者的保健与护理，对预防疾病复发，提高自我护理能力，像正常人一样工作、学习和生活，回归社会具有积极的作用。

一、概述

(一) 相关概念

1. **精神障碍**　又称为精神疾病,是指在各种因素(包括生物的、心理的、社会环境的)作用下造成大脑功能失调,出现感知、思维、情感、意志行为、智力等心理过程的异常,其严重程度达到需要用医学方法进行干预的一类疾病。人们通常所称的精神病是精神障碍中的一部分,指重型精神障碍,即特指具有幻觉、妄想及明显精神运动性兴奋或抑制等"精神病性症状"的精神障碍,最典型的精神病是精神分裂症和重度心境障碍。

2. **精神残疾**　指精神病患者病情持续 1 年以上未痊愈,影响其社交能力和在家庭、社会应尽职能上出现不同程度的紊乱和障碍。

3. **社区精神卫生服务**　社区精神医学是精神医学的一门新兴学科,而社区精神医学的工作又称为"社区精神卫生服务",它是以社区为服务单元,以社区居民为工作对象,针对社区群众的特点,开展一系列具有组织性与系统性的心理卫生服务,利用精神医学、心理学、社会学等多方面知识,为社区群体和需要人群提供多元化、人性化的心理卫生服务。开展社区精神卫生服务的目的是充分利用社区资源,满足社区心理、精神卫生服务需求,协助社区群众解决生活等问题,增进心理健康和精神疾病的防治和康复。

(二) 国外社区精神卫生服务的发展

社区精神卫生服务是在 20 世纪 50 年代发展起来的。现代社区精神医学的形成主要源于美国。美国早在 1946 年就颁布了国家级的《美国国家精神立法法案》,通过立法及政府投资促进了全国精神卫生工作的开展,在全美各州建立精神病诊治的社区基地,宣传并培训精神卫生服务人员。1948 年美国第一家社区精神卫生中心成立。随着 20 世纪 50 年代抗精神病药物的发现及精神科非住院化运动的兴起,使众多精神病患者从封闭式管理走进了社区,就近接受各种医疗照顾,促进了社区精神卫生服务的发展。1963 年美国发布《社区精神卫生中心法案》,并规定在全美范围内遍设精神卫生服务网点,开展社区精神疾病的防治工作。从此,这一新兴的院外精神科工作逐渐被人们称之为"社区精神卫生服务"或"社区精神医学"。经过多年发展,美国社区精神卫生服务已形成自己的模式,不仅着眼于治疗,更强调预防。

英国也是开展社区精神卫生工作较早的国家之一。其主张在社区中照料精神病患者而不是将他们隔离起来,并提出了在综合医院开设精神科。由于社区建立了大量的康复服务机构和供精神病患者居住的寓所治疗中心,如日间医院、公疗中心、职疗中心、福利工厂等,使精神病患者住院时间大大缩短,重新整合于社会之中。英国的社区精神卫生团队不仅与初级卫生保健保持紧密联系,同时还强调与卫生部门以外的机构建立协作,涉及住房、就业、社会福利、教育和司法等政府部门和非政府机构。

近年来,各国在精神卫生服务领域的投入均呈上升趋势。其中新西兰和澳大利亚在社区精神卫生服务方面投入了大量资源,发展也较为成功。澳大利亚精神卫生服务年均投入由 1992 年至 2011 年增加了 178%,新西兰 1993 至 2011 年年均费用增加了 4 倍,达 12 亿美元。日本为促进服务模式转变,推出刺激社区精神卫生服务发展的财政政策和不利于长期住院的财政政策,如患者的日间护理以及护士家访能得到比住院服务更多的经济补偿。

(三) 国内社区精神卫生服务的发展

我国在 1958 年全国第一次精神病防治工作会议上提出了"积极防治、就地管理、重点收治、开放治疗"的工作方针,把社区精神卫生服务列为工作重点之一。到20世纪60年代,逐步建立起精神病防治的工疗站、看护小组、日间治疗站等基层社区组织。至20世纪70年代,在城市和农村建立精神病三级防治网,成立了一些社区精神病防治机构。1986年全国第二次精神卫生工作会议召开以后,社区精神卫生工作得到了进一步的发展。1990年12月28日全国人大常委会通过的我国第一部《中华人民共和国残疾人保障法》,要求全面保障残疾人的权利,应方便他们平等参与各项社会活动。1991年12月国务院批转了《中国残疾人事业"八五"计划纲要(1991年—1995年)》。1992年国家原卫生部、民政部、公安部及中国残联联合颁布了《全国精神病防治康复工作"八五"实施方案》,首先在64个市县试点区开展,覆盖近7 000万人口,取得显著效果。试点区内的45万名重型精神病患者的监护率达到90%,显好率达60%,肇事率下降8%,社会参与率达到50%。根据1996年国务院批转的《中国残疾人事业"九五"计划纲要(1996年—2000年)》的要求,在覆盖2亿人口、200余万精神病患者的市县,实施了对120万名重型精神病患者进行社会化、开放式、综合性的康复工作,在部分地区形成了若干具有国际影响的社区服务模式,如"上海模式""海淀模式""烟台模式"等,收到良好的效果。

在2005年第13个世界精神卫生日,我国确定新时期精神卫生工作的重点人群为儿童、青少年、妇女、老年人和受灾人群,重点防治的精神疾病为精神分裂症、抑郁症和阿尔茨海默病(老年性痴呆)。政府于2004年9月发布了《关于进一步加强精神卫生工作的指导意见》,提出建立"政府领导、部门合作、社会参与"的工作机制,建立健全精神卫生服务网络,把防治工作重点逐步转移到社区和基层,加强重点精神疾病的治疗与康复,突出重点人群的心理行为问题干预。2008年1月15日,原卫生部等17个部门印发了《全国精神卫生工作体系发展指导纲要(2008—2015年)》,提出按照"预防为主、防治结合、重点干预、广泛覆盖、依法管理"的原则,建立与"政府领导、部门合作、社会参与"工作机制相适应的精神卫生工作体系。坚持发展全面的精神疾病社区康复服务模式,健全完善社区康复机构。将精神疾病社区管理、心理健康指导工作纳入社区卫生服务机构、农村医疗卫生机构的公共卫生服务内容,加强精神疾病和心理行为问题的社区预防、医疗康复和管理工作。2012年10月26日,全国人民代表大会常务委员会发布《中华人民共和国精神卫生法》,自2013年5月1日起施行,这是我国第一部精神卫生法。标志着我国在法律层面适度规范了精神疾病的康复服务,同时为各机构实施精神障碍康复提供了法律依据。

二、社区精神障碍者康复护理

(一)目的

1. 预防精神残疾的发生 早期发现患者并及时充分的治疗,结合全面康复措施,达到最好的治疗效果,使患者达到治愈和缓解,巩固疗效,防止复发,防止导致精神残疾的发生。

2. 尽量减轻精神残疾程度 对难以治愈的患者,要尽可能防止精神衰退。对已出现精神残疾的患者,应设法逐步恢复生活自理能力,减轻精神残疾程度。

3. 提高精神残疾患者的社会适应能力,恢复劳动能力 通过康复训练改变患者的精神活动,最大限度地恢复适应社会生活能力,使患者具有代偿性生活和工作技能,使其尚存的能力得以充分发挥。

知识链接

精神障碍患者的刑事法律问题

精神障碍在法学上的意义是精神功能障碍致使行为人部分或者完全丧失辨认能力或者控制能力。精神障碍患者与犯罪的关系至今尚无一致的认识。我国刑法第十八条前三款规定,精神障碍者负担刑事责任分为三种情况,即完全无刑事责任、完全刑事责任以及限制(部分)刑事责任。根据我国刑法第十八条规定,精神障碍患者只有经法定程序鉴定确认为行为时无辨认能力和控制能力的,可不负刑事责任。因此我国现阶段司法实践中解决精神障碍者的刑事责任问题首先是通过司法鉴定判断精神障碍者行为时责任能力的状态。由此可见精神障碍患者因其丧失辨认或控制能力而实施社会危害行为时不构成犯罪,但其在实施危害行为时辨认或控制能力并无明显损害则与正常人犯罪无异。所以,关键在于精神障碍患者在其实施危害行为时有无辨认或控制能力,这是精神障碍患者是否具备犯罪的条件,是我国刑法所规定的标准。

(二)原则

1. 实行由于精神疾病导致患者在生活自理能力、家庭职能、社交技能、职业能力变化,或导致精神残疾时的康复。

2. 给予因智能障碍的智力残疾者施以一定的教育和训练,使其智力有某种程度的提高,偏低的心理潜力得以最大限度地发挥。

3. 实施早期性、连续性和终身性康复护理。早期性是指在判定精神残疾或智力残疾出现时即行康复护理措施。连续性是因社会功能和智力程度提高显效慢、治疗护理时间长,而要连续地坚持康复护理,还包括从医院转入社区后对服务对象康复护理措施的衔接性。终身性康复护理是对那些不能恢复至病前社会功能、智力程度的服务对象,应给予终身护理。

4. 实施渐进性、全面性、综合性的康复护理。渐进性康复护理指先易后难、先少后多和急需先行的、有计划的循序渐进性护理。全面性康复护理则指康复护理内容包含服务对象心身健康和心身疾病之需求。综合性康复护理为综合多学科理论知识与护理技能,设计和实施医学的、心理的、教育的、家庭的康复护理。

5. 护理角色多元化,融教育者角色、照顾者角色、治疗者角色于康复护理活动之中。对社区服务对象个体及其照顾者行康复健康教育、康复训练指导和康复咨询等护理服务。

(三)精神障碍者社区康复的主要形式

精神疾病的社区康复主要以三级防治网(省市级、区县级及基层医院)为主体,开展各种精神疾病的康复工作,具体形式如下。

1. **基层专科** 是根据我国国情而在目前较多采用的精神障碍社区康复形式。设立专、兼职的精神卫生工作者,其任务包括建立专科门诊、开展家庭病床及家庭访视、宣传精神病防治知识及收集社区资料等,为患者制订合适的维持治疗和康复计划,使患者得到就近治疗和康复。

2. **区县精神** 卫生保健所二级防治机构。设有专科门诊,并有部分病床,负责本区县精神病的防治。随访、心理咨询、培训精神病防治人员、拟定本区县的精神卫生服务方案等。

3. **工疗站或福利工厂** 进行职业治疗及娱乐治疗,促使患者的社交功能及职业功能逐步恢复,以便重返社会。

4. 家庭病床 是指精神障碍患者在家庭环境中接受治疗和护理,充分利用家庭、社会的有利因素,促使病情好转,进行康复训练,并提高适应社会的能力。特别适合于就诊有一定困难、小城镇或农村的精神病患者。

5. 建立社区的群众性看护网 是由患者家属、邻居及居委会组成的志愿团体和自助组织,是一种群众性、社会性的支持系统。通过督促患者服药、帮助患者解决实际问题和困难、指导家属对患者护理与照料以及及时发现患者病情变化等措施,使患者及家庭在治疗和康复计划的实施过程中能获得充分的支持,早日达到康复。另外,还要对周围群众进行宣传教育,使他们能够正确地对待精神病患者,为患者创造有利康复的社会环境。

(四) 康复护理措施

精神疾病尤其是重型精神病大多属于慢性残疾性疾病,患者只在急性发作期才住院治疗,其他时间则生活在家庭和社区中,需要家庭和社会的照料,帮助患者减轻从医院返回到家庭后的困难,巩固治疗效果,防止疾病复发,恢复社会适应力,提高生活质量。

1. 心理护理 由于患者自身对疾病的认识以及社会对疾病的偏见,不少患者会感到巨大的心理压力,甚至无法面对现实。因此,心理护理对精神病患者来说甚为重要,心理护理的目的就是化解患者的心理冲突,指导患者认识自己、认识他人,培养患者的自理能力。与患者建立良好的护患关系,尊重患者人格,给患者以支持、鼓励、安慰,解释某些病症,指导调整心态和降压的方法,学会控制情绪、与人交往等,促进其社会功能的恢复。患者的各种异常活动,往往难以引起别人的同情或理解,甚至还可遭到亲人或其他人的误解和指责,这些都可加重患者心理上的创伤,尤其当疾病处于恢复期或自知力无损害的患者,回忆疾病期的往事或展望自己的前途,往往情绪压抑、消极、无所适从,要帮助患者从这些不良情绪中摆脱出来,以顽强的毅力去锻炼和恢复工作能力。尊重关心患者,给予表达情感的机会,学会自我解脱,正确处理负面情绪,树立正确的人生观和生活态度。

2. 安全管理 患者由于受精神症状的支配,可出现自杀、冲动伤人、毁物等破坏性行为,有的患者不承认有病,不安心住院或留在家里,常伺机外走,因此对患者的安全管理十分重要。

(1) 患者管理:在患者症状明显或病情不稳定阶段,要有专人看护,有严重自杀企图和外走观念的要不离视线。不要独居或关锁,增加患者精神压力,易使患者产生猜疑、嫉妒,产生攻击亲人的行为或出走,造成恶果。

(2) 危险物品管理:一切对患者生命有威胁的物品不能带入患者的房间或活动场所,如金属类的刀、剪、铁丝、金器,各种玻璃制品、绳带、长筒袜、各种药物等。

(3) 周围环境管理:患者睡觉不能蒙头,如厕超过 5 分钟要及时查看,门窗要保持完好。如果患者表现异常,不能自控,对自己或他人构成威胁时,要进行控制和约束。病情稳定,无攻击行为的患者,最好同亲人住在一起,利于精神康复。

3. 服药指导 药物治疗是精神疾病治疗的主要途径,而且要维持数年,拒绝服药或自行停药可导致疾病的复发。因此维持用药护理是家庭护理中的一个重要内容。

讲解有关药物治疗的知识,使家属了解药物药效与副作用的识别与处理、药物治疗的必要性、药物治疗的疗程和方法等,若患者服药后出现较重的药物不良反应,必须在医生指导下调整服药剂量。做好解释教育规劝工作,提高患者服药的依从性。精神病患者多数拒绝服药,常常表现为藏药。因此,患者的药物应由家属保管,服药要有专人督促检查,每次服药后要检查口腔及指缝,以防藏药或吐药,特别要注意患者蓄积药物后,一次吞服自杀。药量的增减和药品的更换一定要由医生来定,监护人不要擅自决定。

4. 饮食指导　保证营养的均衡摄入,每天进食适量的蔬菜和水果,不吃易引起兴奋的食物如咖啡、酒、可乐等。吞咽有困难的患者,不吃易对其发生危险的食物,如鱼刺、骨头、坚果等,谨防在进食过程出现窒息。

精神病患者在饮食上可出现各种情况,有的认为食物有毒,拒绝进食;有的自称有罪,不肯进食;有的不知饥饱,暴饮暴食、抢食甚至吞食异物,木僵患者因处于精神运动性抑制而不能进食;药物副作用所致的吞咽困难也影响进食。因此,要根据患者的病情采取不同的方法,以保证患者营养的需要。认为食物有毒者可让其任意挑选饭菜或叫他人先吃几口示范;自称有罪者可将饭菜搅拌在一起,使其看上去像剩饭菜,劝慰患者食用;有的患者出现乱食或者暴饮暴食,要及时给予制止和限制;木僵拒食患者,试予喂食,以补鼻饲之不足,或将饭菜置于床旁,有时患者会自行进食。吞咽困难的要改用软食或流食,让患者缓慢进食。

5. 睡眠护理　属于保护性抑制过程,睡眠的好坏预示着患者病情的好转、波动或加剧。有的患者伪装入睡,趁人不备寻机自杀或外走。因此,要稳定患者情绪,巩固治疗效果,一定要保证患者的睡眠。

为患者创造舒适、安静、良好的睡眠环境,房间布置要力求简单清雅,光线柔和,温度适宜,睡床舒适;为患者制订合理的作息时间并督促执行;促进患者养成有利睡眠的习惯,睡前忌喝兴奋性饮料,如浓茶、咖啡等;睡前避免参加激动、兴奋的娱乐活动和谈心活动,不看情节紧张的小说和影片;睡前用热水浸泡双脚,以利减缓脑部血流量,促进睡眠,临睡前要排尿,避免中途醒后难以入睡;要取健康的睡眠姿势如仰卧和侧卧,不蒙头盖面。对未入睡患者,体谅患者的痛苦与烦恼心情,指导患者放松或转移注意力帮助入睡,分析失眠原因,对症处理,无效时可给予药物帮助入眠。

6. 帮助患者自我护理　刚回归社会精神病患者往往会出现生活懒散、不知清洁,个人生活自理能力下降,甚至丧失。督促、协助患者进行日常生活料理,养成早晚刷牙、漱口的卫生习惯,饭前便后洗手,每日梳头、洗脸、洗脚,进行会阴护理。定期给患者洗澡、理发、洗发、剃须、修剪指甲。随季节变化及时督促和帮助患者增减衣服,以免中暑、感冒、冻伤等。因此,家属通过督导检查和卫生指导,让患者在不影响治疗的情况下,学会料理个人生活,能够操持一部分家务劳动,并且能够享受空闲时间。家属应积极鼓励和创造条件让患者多参加社会交往和社会活动,正确应对学习、工作所带来的压力,帮助患者克服各种困难,重建社交能力,让亲友一同为患者分忧解愁,增进患者回归社会的信心。

（张朔玮　蒋小剑）

复习思考题

1. 简述社区残疾人的康复护理措施。
2. 简述社区精神障碍患者的安全管理。
3. 简述社区精神障碍患者服药的注意事项。

扫一扫,
测一测

◇◇◇ **第九章** ◇◇◇

社 区 救 护

> ✎ **学习目标**
>
> 识记:
> 1. 能陈述社区救护、自然灾害及社区突发公共卫生事件的救护概念。
> 2. 能简述社区常用急救技术。
> 3. 能阐述社区突发公共卫生事件的应对原则及应急程序。
> 理解:
> 1. 能阐述各种情况下的社区急救实施步骤。
> 2. 能阐述我国医疗急救系统的结构。
> 运用:
> 能应对日常生活中的常见急症。

在社区护理工作中,社区护士应掌握基本的急救技术、具备常见急诊的判断能力和较强的应急处理能力,以应对各类社区内的急危重症、意外伤害、突发性卫生事件及社区灾难性事件等;并且有目的、有计划地将基本的急救知识和应急救护技能向社区人群进行有效的普及和传播,使其掌握先进的基本救护理念与技能,以便及时、有效地开展救护;同时提高院前急救的效率,最大限度地减少患者的痛苦,降低伤残率,减少病死率,为进一步的救治赢得时间。因此,社区护士进行急救护理方面知识和技能的学习是十分必要的。

第一节 概 述

社区救护又称社区紧急救护或称院前急救,是建立健全急救医疗区域性、连续性网络体系的基础,是整个医疗体系中的前沿阵地。正确有效地实施现场救护和安全护送,直接关系到社区居民的安危和抢救的成败。

一、定义

社区救护是指对在社区内遭受各种危及生命的急危重症、意外创伤、社区灾难性事件及突发公共卫生事件的救护,包括院前急救、对急诊患者出诊并进行初步处理和组织转运、灾害性事件和突发公共卫生事件的救护、管理及预防。对社区救护概念的理解有广义和狭义之分。广义的社区救护是指在社区事发现场,由目击者、医务人员对患者进行必要的急救,以维持患者的生命体征和减轻痛苦为目标的医疗行为,包括医护人员在现场的救治活动和接受社区卫生机构急救知识及技能培训过的公众所实施的救治活动。狭义的社区救护是指由专业急救机构实施的现场救治和途中的监护。广义和狭义社区救护概念的主要区别在于是否有公众救护力量的参与。

二、特点

1. 时间紧迫　在面对急危重症患者时,能否及时无误地做出判断和急救,直接关系到患者的安危和抢救的成败。越早对病患进行急救,减轻伤亡的可能性就越大。如果不采取急救措施,一般心搏呼吸骤停后 10 分钟患者就完全不能存活。若采取了急救措施,即便没有恢复心跳,也为抢救赢得了时间。现场及时正确的急救,为医院救治创造了条件,也最大限度地挽救患者的生命和减轻伤残。

2. 病种多样复杂,服务对象广泛　社区发病不定人、不定时,既可能是社区居民也可能是暂居于社区的社区外人员。患者的年龄、社会关系、病史资料不详,因病况突发,多无家人陪伴且患者表述力降低或丧失,使现场救护困难而复杂。

3. 现场救护设备及条件有限　院前救护不同于医院内抢救,可携带至现场的诊察和治疗设备有限,且不具备医院的消毒隔离环境,这就要求实施救护者能就地取材,机智应对。

4. 社会性强、协作性强　社区救护需要在抓住救护黄金时刻的同时启动 EMS 系统;如遇灾难性事件及突发公共卫生事件,涉及患者数量多等,都需要大量的人员协作和社会参与,社区人员需要有很强的组织和协作能力。

5. 预防为先,重视健康教育　无论是重大突发事件,还是社区个体的急救事件,都会或多或少地危害国家和个人的利益。只有预防事件的发生才能从根本上保护国家和个人的利益。因此,如何有效地预防事件的发生是社区卫生工作的重点,健康教育则是预防事件的重要途径。

三、分类

1. 社区急性事件的救护　社区急性事件是指发生在社区范围内的各种可能危及生命的急症、创伤、中毒、灾难性事故等,包括各类急性病和慢性病的急性发作。

2. 家庭意外的救护　家庭意外是指发生在家庭范围内的各种可能危及家庭成员生命的事件。

3. 社区灾难性事件的救护　社区灾难性事件是指在社区内发生的各种自然灾害或人为因素所造成的,所有危及人们生命安全或导致人员伤亡的事件。

4. 突发公共卫生事件的救护　突发公共卫生事件是指事先没有预兆的情况下突然发生的,对公众健康具有一定破坏和影响的事件。

四、原则

(一) 社区救护的基本原则

社区处理急性事件的原则,一是以预防为主,二是现场急救以救命为主。社区现场救护的基本原则是"救命",并不要求处理患者的全过程,而是把救护重点集中在对症处理和维持生命体征上,力争在最短时间内,对心搏骤停、窒息、休克、出血等进行急救处理,以挽救患者生命。

社区卫生服务中心与社区居民距离最近,社区医务人员最熟悉社区周围和社区居民的健康情况,社区内一旦有突发事件的发生,社区医务人员势必处在医疗急救的最前沿。因此,社区救护人员一定要明确社区紧急救护的原则是抢救生命。

（二）现场救护的原则

1. 接到呼救后,争取在最短的时间内到达现场。

2. 评估现场,以确定威胁生命的情况,确保自身与伤病员的安全。必要时,设立社区紧急救护标志。

3. 判断病情,分清轻重缓急,先救命,后治伤,给予现场伤病员最有效的救护措施。

4. 在不停止救护的情况下,安全、迅速将伤病员转送到治疗条件充足或可提供大量集中治疗的邻近医疗机构。社区护士必须熟知转诊流程,及时安全地将伤病员转送至救护中心或医院。

5. 现场救护记录应规范,一式两份,一份在社区,另一份护送患者去上级医院时携带。

（三）社区救护的管理原则

1. 针对社区救护的各个环节,制定和健全急救医疗服务体系的基本标准、服务规范和管理办法,使社区救护科学化、标准化、法制化。如社区医疗服务中心应有合格的专业救护人员,并配置必要的抢救设备、药品和器械等。

2. 明确社区救护的发展模式,建立统一工作规范标准;明确各急救中心和社区救护站的协调关系和转诊流程;加强指挥调度、信息流通、车辆管理等。

3. 及时地如实上报灾难性事件,并启动保障预案和流程。重视灾难性事件引发心理问题的预检和分诊。

4. 建立并健全评价指标体系,包括评价标准和指标、监督机制等。

5. 预防为主的原则。强化社区群众防灾减灾意识,提高对突发公共事件避险逃生和自救互救的能力,是社区救护的根本性原则。使人们掌握基本的急救知识,培养个人的紧急避险与应急救护意识,增强应急反应能力,在突发事件的救护中,能够积极正确地配合政府实行紧急预案,进行避险救护行动,将人民群众的生命和财产损失减到最小。这才是政府和社会组织紧急预案建设的根本目标。

五、社区救护护士的基本要求

1. 具有执业护士资格并经注册;具有在医疗机构从事临床护理工作 5 年以上的工作经历。

2. 通过地（市）以上卫生行政部门规定的社区护士岗位培训。

3. 熟悉救护中的相关法律法规、伦理原则及社区健康服务机构的规章制度。

4. 具有良好的思想心理素质、专业技术素质和身体素质。

5. 掌握社区救护的基本流程。

6. 掌握基础和高级生命急救的基本原理和操作技术。

7. 掌握常用药物的作用原理、应用剂量和观察要点。

8. 掌握院前急救中患者常见急症的病因、病理、症状和体征、救护要点,并能熟练配合医生完成进一步的现场救治工作。

9. 掌握救护车内所有设备的使用,如心电图、除颤监护仪、呼吸机等。

10. 在执行救护过程中必须服从统一命令,不得擅离岗位,随时关注患者健康问题。

第二节　社区常用急救技术

一、心肺复苏术

(一)概述

伤病员由于各种原因导致突发的心搏、呼吸骤停,急救人员为挽救伤病员生命,在尽可能短的时间内对其实施一系列有效的急救措施,其目的是通过促使伤病员心肺功能的恢复,从而保护并促使大脑功能得到恢复,因此,这些措施被称为心肺脑复苏(cardio-pulmonary-cerebral resuscitation,CPCR)。

心肺复苏(cardiopulmonary resuscitation,CPR)又称基础生命支持,是指当伤病员出现呼吸、心搏骤停时,急救人员采取有效措施以维持其呼吸及循环灌注的过程。基础生命支持可由专业或非专业人员进行操作。

> **知识链接**
>
> 五环"生命链"
>
> 美国心脏协会将心肺脑复苏归纳为基础生命支持(basic life support,BLS)、高级心脏生命支持(advanced cardiovascular life support,ACLS)和复苏后的生命支持(post-resuscitative life support,PLS);并于2010年提出五环"生命链",即立即识别并启动急救系统,尽早进行心肺复苏并着重于胸外按压,快速除颤,有效的高级生命支持,综合的心搏骤停后治疗。

(二)呼吸、心跳停止的原因及临床表现

1. 原因

(1) 意外事件:如急性缺氧、低温、外伤、溺水、电击、雷击、窒息等。

(2) 器质性心脏病:如冠状动脉粥样硬化性心脏病、心肌病、心脏瓣膜病、心包疾病和继发性心脏病。其中冠状动脉粥样硬化性心脏病及其并发症是引起心脏性猝死的最常见原因。

(3) 神经系统病变:如脑炎、脑血管意外、脑部外伤等疾病致脑水肿、颅内压增高,严重者可因脑疝致心跳呼吸停止。

(4) 手术和麻醉意外:麻醉与手术期间最常见各种原因所致缺氧和大量失血所引起的非心源性心搏骤停。

(5) 水、电解质及酸碱平衡紊乱:严重的高血钾和低血钾,均可引起心搏骤停。

(6) 药物中毒或过敏。

2. 临床表现

(1) 突然面色死灰、苍白或发绀、意识丧失,呼之不应。

(2) 心尖搏动及心音消失或大动脉(颈动脉或股动脉)搏动消失。

(3) 自主呼吸停止或呈叹息样。

（4）瞳孔散大。

（5）伤口不出血。

伤病员一旦出现前两项临床表现,急救人员应立即进行初步急救。

（三）基础生命支持

基础生命支持又称初期复苏或现场急救,其主要内容包括判断、呼救、胸部按压(chest compression,C)、开放气道(airway,A)、人工呼吸(breathing,B),CAB 为基础生命支持程序。根据《2015 年美国心脏协会心肺复苏及心血管急救指南》,具体操作步骤如下。

1. 判断标准　①意识丧失;②大动脉搏动消失,如颈动脉的搏动消失;没有呼吸动作,即胸、腹无起落,口鼻无气体出入,或不能正常呼吸(即仅仅是喘息)。

2. 呼救　若是单人急救可边进行胸外心脏按压边呼救;若是多人急救,呼救和 CPR 可同时进行。

3. 安置复苏体位　急救人员将伤病员仰卧在硬板床或坚固的平地上并将头偏向一侧;若伤病员卧于软床上,可在其肩背下垫心脏按压板,去枕,头后仰;若伤病员面朝下,急救人员应将伤病员头、肩、躯干同时转动,避免躯干扭曲,并将伤病员双上肢置于身体两侧。

4. 胸外心脏按压

（1）施救者体位:急救人员可站在或跪在伤病员一侧。

（2）按压部位:胸骨中、下 1/3 交界处,在胸骨中线与两乳头连线的相交处。

（3）按压方法:急救人员一手掌根部放于按压部位,另一手平行重叠于此手背上,手指并拢、翘起,不接触伤病员胸壁,双肘伸直,用上半身重力垂直下压,按压深度至少 5cm,但应避免超过 6cm,然后迅速放松,并保证每次按压后胸廓充分回弹。

（4）按压频率:按压频率为至少 100~120 次 /min,尽可能减少胸部按压中断的次数和持续时间。

5. 开放气道　急救人员为伤病员解开衣领、领带、围巾及腰带等,用指套或指缠纱布清除伤病员口腔及气道内分泌物、异物或呕吐物;清除固体异物时,一手按压伤病员下颌,另一手示指抠出异物,有义齿者应取下,以防脱落阻塞气道。突发心搏骤停者中,舌后坠是呼吸道阻塞最常见的原因,因此在清除口腔内异物后,注意将舌拉向一侧。常用于开放气道的操作方法有 3 种。

（1）仰头抬颏法:适用于颈部无创伤者。急救人员将一手的小鱼际放于伤病员前额,用力向后压使其头向后仰,另一手示指、中指位于伤病员的下颌骨下方,向上抬颏。注意勿用力压迫下颌部软组织,以免造成气道阻塞。

（2）仰头抬颈法:急救人员一手抬起伤病员颈部,另一手小鱼际置于伤病员前额,使其头后仰,上托颈部。

（3）托颌法:适用于头、颈部损伤或怀疑有颈椎损伤者。将双手置于伤病员头部两侧,肘部支撑在伤病员躺卧的平面上,双手示、中、环指放在伤病员下颌角后方,用力向上或向后抬起下颌,如伤病员紧闭双唇,可用拇指把口唇分开。注意头和颈保持在一条直线上,勿将头过度后仰,以防损伤颈部。

6. 人工呼吸　若开放气道后,伤病员仍无呼吸或呼吸异常时,即可进行人工呼吸。人工呼吸是用人工方法(手法或机械)借外力来推动肺、膈肌或胸廓的活动,使气体被动进入或排出肺脏,以保证机体氧的供给和二氧化碳的排出。常用的人工呼吸法如下。

（1）口对口人工呼吸法:首先确保气道通畅,在伤病员口鼻处覆盖一单层纱布,急救人员先使伤病员头后仰,用一手的拇指和示指捏住伤病员的鼻孔以防漏气。深吸一口气,屏气,用口唇把伤病员的口唇全罩住,呈密封状,缓慢而用力吹气(以防伤病员发生胃胀气及发生严重的并发症),使胸廓扩张。吹气后,应松开捏鼻孔的手,注意观察患者胸部起伏,呼气时是否听到或感到有气体逸出。频率为成人每分钟 10~12 次,5~6 秒钟吹气一次,每次持续 1 秒以上以保证足量的气体进入并明显抬高胸廓。

(2) 口对鼻呼吸法:适用于患者牙关紧闭不能张口、口唇创伤或口腔严重损伤者。急救人员用嘴封罩住伤病员鼻子,深吸气后离开鼻子,让呼气自动排出,而伤病员的口唇应紧闭以防气体逸出。

(3) 口对口鼻呼吸法:适用于婴幼儿。用双唇包住伤病员口鼻吹气。

7. 心肺复苏的有效指征 ①扩大的瞳孔再度回缩,角膜湿润,对光反射恢复;②面色、口唇由发绀转为红润,神志渐清;③自主呼吸恢复,能扪及脉搏搏动。

注意:每 5 个按压 - 通气周期(约 2 分钟)评价一次,检查是否有呼吸恢复及有效循环体征的建立。

8. 终止 CPR 的指征 患者恢复有效呼吸和循环或有心搏和自主呼吸。

9. 心肺复苏的注意事项

(1) 胸外按压的部位应准确,不要按压剑突;按压力度合适,防止骨折;每次按压后要保证胸廓充分的回弹,以保证心脏得到充分的血液回流;按压的频率要均匀,下压与放松时间的比为 1∶1;为保证每次按压后使胸廓充分回弹,施救者在按压间隙,双手应离开患者胸壁。

(2) 无论是单人还是双人施救,按压 - 通气比值均为 30∶2;对婴幼儿和儿童采取双人复苏时比值为 15∶2。

(3) 尽量不要中断胸部按压,如必须中断,中断时间不超过 10 秒。如有 2 名以上急救者在场,应每 2 分钟更换一次急救者,每次更换尽量在 5 秒内完成。

(4) 在自动体外除颤仪(AED)或除颤器准备就绪时,可在心肺复苏(CPR)前直接除颤。

二、外伤现场四项救护技术

现场急救人员应在做好自我防护的同时,快速检验伤情和处理伤病员。外伤四项救护技术包括止血、包扎、固定、搬运,熟练掌握并运用这四项技术不仅可以减轻伤病员的痛苦,还利于伤病员进一步的治疗,减少伤残。

(一) 止血

1. 出血的分类

(1) 按出血的部位分类:外出血、内出血。

(2) 按出血的性质分类:动脉出血、静脉出血、毛细血管出血。

2. 常用的止血方法

(1) 加压包扎止血:是最常用的止血方法。适用于小创口出血,如小动脉、静脉及毛细血管的出血。有条件时,先用生理盐水冲洗伤口,伤口周围皮肤用 75% 乙醇消毒,涂擦时从近伤口处向外周擦。再用消毒纱布覆盖创口,绷带或三角巾包扎。无条件时可用干净毛巾或其他软质布料覆盖包扎。敷料、纱布要有足够的厚度,覆盖面积要超过伤口至少 3cm。伤口覆盖敷料后,用手指或手掌直接用力压迫 5~10 分钟,出血常可停止。如头皮或毛发部位出血,先剔去毛发再清洗、消毒并包扎。严禁用泥土、面粉等物撒在伤口上,造成伤口进一步污染,给下一步清创带来困难。

（2）指压止血法：适用于头面部、颈部和四肢动脉出血的临时止血。如颞浅动脉、面动脉、肱动脉、股动脉、足背及胫后动脉的出血。根据动脉的走向，在动脉浅表的部位，用手、掌或拳压迫出血血管的近心端，使血管闭合而中断血流，达到临时止血的目的。再根据情况选择其他的止血方法。

（3）填塞止血法：适用于伤口较深、较大，出血多，组织损伤严重的伤口。用消毒纱布、敷料（可用干净的布料替代）堵塞在伤口内，再用加压包扎法包扎。

（4）止血带止血法：适用于较大的动脉出血或伤口大、出血量多，采用以上止血方法仍不能止血时，可选用止血带止血的方法。急救人员抬高伤病员伤肢，在其上臂上 1/3 段或大腿中部、中上 1/3 处垫好 4~5 层纱布为衬垫（绷带、毛巾、平整的衣物等均可）；在靠近出血部位近心端捆扎止血带；压力以能阻断动脉血流为宜，肢端为苍白色；记录扎止血带的时间；并定时放松，上肢每 0.5~1 小时、下肢每 1~1.5 小时放松一次，放松时间以恢复局部血流、组织略有新鲜渗血为宜。

（二）包扎

包扎是常用的急救技术之一，可起到快速止血；保护伤口，减少感染；固定骨折、关节、敷料，减轻疼痛等作用，有利于转运和进一步治疗。

包扎最常用的材料有绷带、三角巾和多头带。紧急情况可用干净的手帕、衣服、围巾、毛巾等代替。三角巾包扎多用于战地救护。下面介绍绷带包扎法。

1. 绷带包扎的方法

（1）环行法：此法是绷带包扎中最基本、最常用的方法。适用于肢体粗细较均匀处的小伤口包扎。急救人员用无菌敷料覆盖伤口，左手将绷带头端固定在敷料上，右手持绷带卷紧密缠绕肢体一圈，第一圈稍做斜行环绕，环绕第二圈时，将第一圈斜出的一角压入环圈内。加压环形缠绕 4~5 层，绷带缠绕范围要超出敷料边缘，最后用胶布粘贴固定，或将绷带尾从中央纵行剪开形成两个布条，两布条先打一结，然后两者绕肢体打结固定。

（2）螺旋包扎法：适用于包扎直径大小基本相同的部位，如上肢、手指、躯干、大腿等。先用无菌敷料覆盖伤口，将绷带先做环行缠绕两圈，从第三圈开始环绕，做环绕时下一圈绷带应压住上圈的 1/3 或 1/2，最后用胶布粘贴固定。

（3）反折包扎法：适用于头部、指端或断肢伤口包扎。用无菌敷料覆盖伤口，将绷带先做环行固定两圈；左手固定绷带一端于后枕中部，右手持绷带卷，从头后方向前到前额，然后再固定前额处绷带，向后反折，如此反复呈放射状反折，直至将敷料完全覆盖头顶部，最后环形缠绕两圈，将上述反折的绷带端固定。

（4）螺旋反折包扎法（折转法）：适用于直径大小不等部位的包扎，如小腿、前臂等部位。先将绷带用环行法固定始端，螺旋方法缠绕肢体，不要将反折处压在伤口上。每周都将绷带向下反折，遮盖上周的 1/3 或 1/2，并使反折处连续呈一直线。

（5）"8"字包扎法：适用于手掌、肩、髋、膝、腹股沟或前臂、小腿、踝部等关节处的伤口包扎。用无菌敷料覆盖伤口，在伤处上下方，将绷带由下而上，再由上而下，先环行缠绕两圈，然后进行"8"字形缠绕，每周覆盖上周的 1/3 或 1/2，最后绷带在一端固定。

2. 包扎的注意事项

（1）包扎前，迅速充分暴露伤口，有利于准确判断伤情。受伤部位禁止用水冲洗，勿涂药物。先用无菌敷料或干净的手帕、毛巾等覆盖伤口，然后包扎。

（2）包扎时，要做到轻、快、准，效果要牢而美。避免碰触伤口及在受伤部位或坐卧时易受压的部位打结,以免加重损伤、出血及痛苦。

(3) 包扎要松紧适宜,以免滑脱或损伤血管和组织。

(4) 包扎四肢的损伤部位应尽量暴露末端以便观察血运情况。

🔍 知识链接

新型包扎材料

尼龙网套、自粘创口贴是新型包扎材料,应用于表浅伤口、头部及手指伤口的包扎,使用方便、有效。

尼龙网套具有良好的弹性,头部及肢体均可用其包扎。先用敷料覆盖伤口,再将尼龙网套套在敷料上。

自粘创口贴透气性能好,有止血、消炎、止痛、保护伤口等作用。

（三）固定

骨和关节损伤是常见的创伤,因此骨折固定是基本的急救技术之一,急救现场因条件有限多采用外固定。

1. 固定的目的 ①限制伤病员肢体活动,减轻痛苦,防止加重骨折断端对脊髓、血管、神经等重要组织的损伤;②便于搬运,防止骨折再发生移位,促进愈合;③防止闭合性骨折转化为开放性骨折。

2. 固定的步骤

(1) 急救人员置伤病员于适当位置,就地施救,首先检查伤病员的意识、呼吸、脉搏,并处理严重出血。

(2) 用绷带、三角巾、夹板固定受伤部位,夹板的长度应能将骨折处的上下关节一同加以固定,夹板与皮肤、关节、骨突出部位加衬垫,固定时操作要轻。

(3) 骨断端暴露,不要拉动,不要送回伤口内。

(4) 先固定骨折的上端,再固定下端,绷带不要系在骨折处;前臂、小腿部位的骨折,尽可能在损伤部位的两侧放置夹板固定,以防止肢体旋转及避免骨折断端相互接触。

(5) 伤肢固定后,上肢为屈肘位,下肢呈伸直位,且要暴露肢体末端以便观察血运,如可能应将伤肢抬高。

3. 固定方法

(1) 夹板固定:夹板类的设备有充气式夹板、铝芯塑型夹板、小夹板、锁骨固定带等,在现场急救时如条件允许可选用上述专业设备,若资源有限可应用现有物品进行制作,如杂志、硬纸板、木板块、折叠的毯子、树枝、雨伞等均可作为临时夹板;颈部固定时可用报纸、毛巾、衣物卷成卷,从颈后向前围于颈部。

(2) 石膏绷带固定是临床常用方法,现场很少使用,在此省略。

4. 骨折固定注意事项

(1) 开放性骨折不要将外露的骨质还纳,以免污染伤口深部,造成血管、神经的再损伤,且禁止用水冲洗,保持伤口清洁。

(2) 肢体如有畸形可按畸形位置固定。

(3) 临时固定的作用只是制动,严禁当场整复。

(四) 搬运

伤病员在现场进行初步急救处理后和在随后送往医院的过程中,必须经过搬运这一重要环节。规范、科学的搬运术可减少伤病员的痛苦,防止损伤加重,对伤病员的抢救、治疗和预后至关重要。搬运方法分为徒手搬运和器械(工具)搬运两种。

1. **徒手搬运法** 是指在搬运伤员过程中凭人力和技巧,不使用任何器具的一种搬运方法。适用于伤势较轻且运送距离较近的伤者,或在狭窄的阁楼和通道等,搬运工具无法通过的地方。

(1) 单人徒手搬运法:包括扶行法、抱持法、背负法、下梯法、爬行法等。

(2) 多人徒手搬运法:包括双人拉车式、两手椅托式、四手椅托式、双人扶腋法、四人平托法等。其中平托法适用于搬运不宜翻动的伤者,如脊椎损伤骨折者。搬运者四人均单膝跪地,一人在伤病员的头部,双手掌抱于头部两侧,轴向牵引颈部,另外三人在伤病员的同一侧(一般为右侧),分别在伤病员的肩背部、腰臀部和膝踝部。双手掌从伤病员身下平伸到伤病员的对侧,四人同时用力,保持脊柱为一轴线,平稳将伤病员抬起,齐步行进。

2. **器械搬运法** 是指用担架等搬运器械或者因陋就简地利用床单、被褥、竹木椅、木板等作为搬运器械(工具)的一种搬运方法。

担架搬运法是院前急救最常用的方法,适用于伤势较重,不宜徒手搬运,且需转运距离较远的伤病者。目前常用的担架为帆布折叠式担架和组合式担架(铲式担架)。

📖 **知识链接**

自制担架法

(1) 绳络担架:用两根可负重的木棍或竹竿,横木,扎成长方形的担架框,然后缠绕坚韧的绳索即成。

(2) 被服担架:取衣服或大衣两件,翻袖向内成两管,插入两根木棍或竹竿,再将纽扣妥善扣牢即可。这类自制的担架适合搬运一般的伤病员,不宜用来搬运脊椎损伤的伤病员。

(3) 木板担架:可用木板、床板、门板、长凳等制作。这一类的硬板担架,可用来搬运脊椎损伤的伤病员,但必须用绳索缠绕加固,以防木板断裂。

---

3. **搬运伤病员的注意事项**

(1) 移动伤病员时,首先应检查伤病员的头、颈、胸、腹和四肢,如果有损伤,应先做急救处理,再根据不同的伤势选择不同的搬运方法。

(2) 搬运伤情严重、路途遥远的伤病员,要做好途中护理,密切注意其神志、呼吸、脉搏及伤势的变化。

(3) 搬运脊椎骨折的伤者,要保持伤病员身体的固定;颈椎骨折的伤病员要有专人牵引固定头部,避免移动。

(4) 用担架搬运伤者,一般头略高于脚,休克的伤病员则脚略高于头;行进时伤病员的脚在前,头在后,以便于观察伤病员情况。

（5）用汽车运送伤病员时，床位要固定，防止起动或刹车时的晃动使伤病员再度受伤。

第三节　自然灾害的救护

大自然是千变万化的，常常会呈现出各种各样的现象，有些现象虽然没有给人类带来裨益但也没有带来重大损失；而另外一些现象给人类社会所造成的危害往往触目惊心。对自然灾害的处理工作应强调以预防为主和前期应急处理的重要性。社区卫生服务机构应在各级政府的领导下，做到尽力预防，适当的时候给予得当的救护，以减少灾难的进一步扩大。

一、概述

（一）自然灾害的定义

自然灾害是指给人类生存带来危害或损害人类赖以生存的生活环境的自然现象或变化。世界范围内重大的突发性自然灾害包括旱灾、洪涝、台风、风暴潮、冻害、雹灾、海啸、地震、火山、滑坡、泥石流、森林火灾、农林病虫害等。

（二）自然灾害的分类

1. 按自然灾害发生的过程

（1）突发性灾难：是指在短时间内发生的灾害，如地震、火山爆发、泥石流、海啸、台风、洪水等。

（2）渐变性灾难：是指在较长时间中才逐渐显现的灾难，如地面沉降、土地沙漠化、干旱、海岸线变化等。

2. 按自然灾害发生的性质

（1）自然性灾难：是自然界中所发生的异常现象，如地震、火山爆发、泥石流、洪水等。

（2）环境性灾难：主要是由于人类活动导致的自然灾害，如臭氧层变化、水体污染、水土流失、酸雨、森林火灾、农林病虫害等。

3. 按灾害管理及减灾系统

（1）气象灾害：包括暴雨、雨涝、干旱、干热风、高温、热浪、热带气旋、冷害、冻害、冻雨、结冰、雪害、雹害、风害、龙卷风、雷电、连阴雨（淫雨）、浓雾、酸雨等。

（2）海洋灾害：包括风暴潮、海啸、海浪、海水、赤潮、海岸带灾害、厄尔尼诺的危害等。

（3）洪水灾害：包括暴雨灾害、山洪、融雪洪水、冰凌洪水、溃坝洪水、泥石流与水泥流洪水等。

（4）地质灾害：包括崩塌、滑坡、泥石流、地裂缝、火山、地面沉降、土地沙漠化、土地盐碱化、水土流失等。

（5）地震灾害：包括构造地震、陷落地震、矿山地震、水库地震等。

（6）农作物生物灾害：包括农作物病害、农作物虫害、农作物草害、鼠害、农业气象灾害、农业环境灾害等。

（7）森林生物灾害：包括森林病害、森林虫害、森林鼠害、森林火灾等。

（三）自然灾害的特点

1. 社会性　自然灾害的发生严重破坏正常生产生活的秩序，给社会大众造成极大的精神压力和心理负担，甚至导致社会陷入混乱。

2. **破坏性** 短时间内可造成大量人员伤亡,人们财产遭受损失。

3. **突发性** 自然灾害的发生速度极快,常常让人措手不及。

4. **复杂性、广泛性与区域性** 中国各省(自治区、直辖市)均不同程度地受到自然灾害的影响,环境情况复杂,不同的灾难种类、灾害过程和损害结果均不相同,使救援工作充满困难和不确定性。

(四)自然灾害的分级

自然灾害按照其性质、严重程度等,一般分为4级:Ⅰ级(特别重大灾害)、Ⅱ级(重大灾害)、Ⅲ级(较大灾害)和Ⅳ级(一般灾害)。

如根据《国家地震应急预案》,地震灾害分级标准如表9-1。

表9-1 地震灾害分级标准

判断条件	因灾死亡人数 (含失踪)	直接经济损失	人口较 密集地区震级
特大	300人以上	占该省上年国内生产总值1%以上	7.0级以上地震
重大	50人以上300人以下	造成严重经济损失	6.0~7.0级
较大	10人以上50人以下	造成较重经济损失	5.0~6.0级
一般	10人以下	造成一定经济损失	4.0~5.0级

注:表内三条件为"或"关系,"以上"含本数,"以下"不含本数。

二、自然灾害的救护和指导

(一)自然灾害医学救援的特点及要求

灾害伤病员救护与平时医疗有很大不同,一切卫生医疗部门只有充分了解灾害卫生救援特点及其要求,才能做到高效率、高质量地抢险救人。

1. **突然产生大量伤病员** 自然灾害常常是在人们意想不到的情况下发生,瞬间造成大量伤亡。灾害后会出现大量需要迅速医疗卫生救援的伤病员和灾民难民,任务繁重。一切医疗卫生部门都要把抢险救灾作为自己义不容辞的神圣使命。

2. **伤病种类复杂** 伤病种类因灾害种类而异,地震主要造成多部位机械性损伤;伤病员因救援不及时引发进一步的创伤感染等,使伤情复杂化。灾难伤病员伤情严重危急,抢救稍有怠慢,就有生命危险。伤病的严重和紧急要求抢救快,救治技术要全面,组织指挥要高效。由于伤病情复杂,必须进行有针对性的治疗,所以卫生救援组织专业人员搭配要合理。执行不同灾害卫生救援任务医疗队的人员组成,应根据该灾害主要伤病种类配备。

3. **灾区破坏严重** 大型灾害不但造成众多的伤亡,而且造成房屋倒塌、道路桥梁破坏、水电中断、卫生设施被毁,卫生救援行动困难重重。

4. **救援支持队伍到达不畅** 一是交通受阻,车辆不能通行,外援力量和救灾物资无法以车载进入灾区,延误抢救人员到达灾区和提供医药物资保障的时间。二是由于灾区通信破坏严重,使内外联络不畅,信息沟通不及时,不易迅速组织救援队伍。

(二)自然灾害救援的基本原则

1. **以国家立法为保障,及时实施灾害救援** 当人类面临重大自然灾害时,国家为保障人民生命和财产安全,应建立相应对策。世界各国都有应急管理体系和法案,多以国家领导为核心,多部门协作,组织庞大的救援队伍,包括军队、警察、医疗等重要部门,实施果断的救援行动。

2. 建立健全自然灾害救助应急预备体系 当发生自然灾害达到启动条件的,可启动国家自然灾害救助应急预案。依据《中华人民共和国宪法》《中华人民共和国公益事业捐赠法》《中华人民共和国防洪法》《中华人民共和国防震减灾法》《中华人民共和国气象法》《国家突发公共事件总体应急预案》《中华人民共和国减灾规划(1998—2010年)》,国务院有关部门"三定"规定及国家有关救灾工作方针、政策和原则制定。预案可指导对突发重大自然灾害进行紧急救助,规范紧急救助行为,提高紧急救助能力,迅速、有序、高效地实施紧急救助,最大限度地减少人民群众的生命和财产损失,维护灾区社会稳定。

3. 以人为本,最大限度地保护人民群众的生命和财产安全 在自然灾害的救援中,始终牢记"生命是人类的根本,人民是国家之本",应以最大限度地保护人民群众的生命和财产安全作为救灾的重要目标。

4. 积极预防,预防与救援相结合 自然灾害虽然是突如其来的,但也不完全是无端而来的,在发生之初总会有各种迹象。且随着现代化的发展,人类的生产活动与自然密切相关,自然灾害越来越多地夹杂了人为因素。因此,人类应积极保护环境,减少自然灾害的发生程度;建立预案,加强救援的及时和高效;有计划、有目的地开展宣传教育活动,通过和谐社会的建立,使人类面对灾难时能从容应对。

5. 科学应对,减少危害 在灾难救援中,注意预防次生灾害。次生灾害是指在主要灾害因素发生之后引起的相关连续灾害,如地震之后的余震、恶劣的天气以及有可能引发的疫情。次生灾害不仅会进一步加重损失,还给救援工作加大难度。在整体的灾害救援中应始终坚持科学发展观,运用科学的思维,进行科学的决策,防止灾害的扩散和蔓延。

（三）我国应急救援模式

我国的急救体系是上至国家,下至县城乡镇,遍布全国大部分城市、地区、乡镇的急救医疗体系(emergency medical services system,EMSS)。当发生重大灾伤事故时,急救组织管理机构对急救工作进行决策指导,必要时进行全局性指挥。它对于重大事故或灾害的急救组织工作起着至关重要的作用,因为在重大灾难发生时,必须依靠政府的领导,以协调各部门的救援行动。

1. 急救组织管理机构 包括:①各级政府领导下的急救医疗体系的管理协调组织;②由与急救有关的政府行政部门(例如卫生、公安、交通、医药、信息产业、教育等)联合组成的各级急救医疗顾问委员会;③各级急救医疗通信指挥系统及其权力机构(通常设在卫生行政部门内);④各级急救医学学术团体(包括中华医学会急诊医学分会和红十字会等相关团体);⑤急救立法及资格评审组织;⑥急诊医学宣传教育和培训机构;⑦急救计划和工作评估组织。

2. EMSS的运行模式 现代急救医疗体系分为3个阶段:①医院前急救,包括现场急救和途中运送救护,急救人员不仅包括在场医务人员,还包括所有在场的人员(驾驶员、警务人员及路人)。这就要求进行自我急救和救助他人的专门训练,以实现急救的社会化,也是现代社会急救医疗体系的重要标志。急救进行中伤员的转运也很重要。②医院急救,包括医院急诊科的急诊处理和重症病房的监护治疗。③救治缓解后的康复治疗。在这三个阶段中,院前急救是时间最短,但是决定危重患者抢救能否取得成功的关键。因此,掌握基本的生命急救技术是向全民普及教育的重要内容。

3. 城市应急联动中心(city emergency response center,CERC) 是急救通信系统,如公众

特服号码(如120、110、119)的网络中枢,它是急救工作的联络、协调、指挥、调度、传达、应召,使医院急救和院前急救工作的环节能得到紧密结合,反应迅速,安排合理,运行无阻,使现场伤病员及时地运送到医院,也保证医院能提早做出充分准备,提高抢救效果。当发生重大灾伤事故时,急救通信系统又可发挥政府的医疗急救指挥联络系统的作用。因此在城市尤其是大城市,建立医疗急救指挥系统,并授予相应的职权和功能,可起到良好的作用。

4. 区域急救体系 实施区域急救的目的是保证伤病员能就近获得迅速有效的救治,避免长途运送而耽误时机,也避免急诊患者过分集中在少数医院而造成该院急诊伤病员多而耽误抢救时机,因此,实行区域急救可扩大急救医疗系统的覆盖面,一旦得到急救呼叫可迅速做出反应,迅速奔赴现场。采用区域急救体系的方式可使绝大部分急诊患者在基层医院得到及时救治,少数必须转院者才转运到专科中心或大医院,从而明显提高院前急救的成功率。

(四)应急救援的基本程序

1. 应急救援呼叫,接受与应答 当自然灾害发生时,伤病员在进行呼救的同时,有能力的积极开展自救互救。呼救范围包括呼叫周围人、向政府部门报告、呼叫急救系统。接受呼救的机构应立即做出反应,在进一步信息搜集的基础上,启动相应救援方案,组织救援队伍赶赴现场,开展初步救援行动。

2. 灾情的报告和核查

(1)灾情信息报告

1)灾情信息报告内容:包括灾害发生的时间、地点、背景,灾害造成的损失(包括人员受灾情况、人员伤亡数量、农作物受灾情况、房屋倒塌损坏情况及造成的直接经济损失)、已采取的救灾措施和灾区的需求。

2)灾情信息报告程序:分灾情初报、灾情续报和灾情核报3个阶段。①灾情初报。县级民政部门对于本行政区域内突发的自然灾害,凡造成人员伤亡和较大财产损失的,应在第一时间了解掌握灾情,及时向地(市)级民政部门报告初步情况,最迟不得晚于灾害发生后2小时。对造成死亡(含失踪)10人以上或其他严重损失的重大灾害,应同时上报省级民政部门和民政部。地(市)级民政部门在接到县级报告后,在2小时内完成审核、汇总灾情数据的工作,向省级民政部门报告。省级民政部门在接到地(市)级报告后,应在2小时内完成审核、汇总灾情数据的工作,向民政部报告。民政部接到重、特大灾情报告后,在2小时内向国务院报告。②灾情续报。在重大自然灾害灾情稳定之前,省、地(市)、县三级民政部门均须执行24小时零报告制度。县级民政部门每天9时之前将截止到前一天24时的灾情向地(市)级民政部门上报,地(市)级民政部门每天10时之前向省级民政部门上报,省级民政部门每天12时之前向民政部报告情况。特大灾情根据需要随时报告。③灾情核报。县级民政部门在灾情稳定后,应在2个工作日内核定灾情,向地(市)级民政部门报告。地(市)级民政部门在接到县级报告后,应在3个工作日内审核、汇总灾情数据,将全地(市)汇总数据(含分县灾情数据)向省级民政部门报告。省级民政部门在接到地(市)级的报告后,应在5个工作日内审核、汇总灾情数据,将全省汇总数据(含分市、分县数据)向民政部报告。

(2)灾情核定:分别由相应的管理部门和专家小组结合灾区实际情况做出预算。①部门会商核定。各级民政部门协调农业、水利、国土资源、地震、气象、统计等部门进行综合分析、会商,核定灾情。②民政、地震等有关部门组织专家评估小组,通过全面调查、抽样调查、典型调查和专项调查等形式对灾情进行专家评估,核实灾情。③根据有关部门提供的灾害预警预报信息,结合预警地区的自然条件、人口和社会经济背景数据库,进行分析评估,及时对可能受到自然灾害威胁的相关地区和人口数量做出灾情预警,并做好应急准备或采取应急措施。

3. 应急响应 按照"条块结合,以块为主"的原则,灾害救助工作以地方政府为主。启动相关层级和相关部门应急预案,做好灾民紧急转移安置和生活安排工作,做好抗灾救灾工作,做好灾害监测、调查、评估和报告工作,最大限度地减少人民群众生命和财产损失。

(1) 响应等级:根据突发性自然灾害的危害程度等因素,国家设定四个响应等级。Ⅰ级响应对应特别重大自然灾害;Ⅱ级响应对应重大自然灾害;Ⅲ级响应对应较大自然灾害;Ⅳ级响应对应一般自然灾害。

(2) 应急响应:Ⅰ级响应由国务院决定;Ⅱ级响应由减灾委员会副主任决定;Ⅲ级响应由减灾委员会秘书长决定;Ⅳ级响应为在接到灾情报告后第一时间由减灾委员会办公室决定。

(3) 响应措施:民政部成立救灾应急指挥部,实行联合办公,组成紧急救援(综合)组、灾害信息组、救灾捐赠组、宣传报道组和后勤保障组等。按照不同的响应级别由减灾组织协调灾害救助工作。对于重大的自然灾害,应及早介入心理疏导。

(4) 响应的终止:灾情和救灾工作稳定后,Ⅰ级响应的终止由减灾委员会主任决定;Ⅱ级响应的终止由减灾委员会副主任决定;Ⅲ级响应的终止由减灾委员会秘书长决定,报告减灾委员会副主任;Ⅳ级响应的终止由减灾委员会办公室、全国抗灾救灾综合协调办公室主任决定。

(5) 信息发布:信息发布坚持实事求是、及时准确、灾害信息共享的原则。要在第一时间向社会发布简要信息,并根据灾情发展情况做好后续信息发布工作。信息发布的内容主要包括受灾的基本情况、抗灾救灾的动态及成效、下一步安排、需要说明的问题等。

4. 灾后救助与恢复重建

(1) 灾后救助:特别重大自然灾害根据各省、自治区、直辖市人民政府向国务院要求拨款的请示,结合灾情评估情况,会同财政部下拨特大自然灾害救济补助费,专项用于帮助解决灾民吃饭、穿衣等基本生活困难。灾民救助全面实行《灾民救助卡》管理制度。同时通过开展社会捐助、对口支援、紧急采购等方式协助解决灾民的基本问题。并向社会通报救灾款下拨进度。卫生部门做好灾后疾病预防和疫情监测工作。组织医疗卫生人员深入灾区,提供医疗卫生服务,宣传卫生防病知识,指导群众搞好环境卫生,实施饮水和食品卫生监督,实现大灾之后无大疫。

(2) 恢复重建:灾情稳定后,由灾区民政部门立即组织灾情核定;根据灾情地区实际情况,制定恢复重建方针、目标、政策、重建进度、资金支持、优惠政策和检查落实等工作方案。灾后恢复重建工作坚持"依靠群众,依靠集体,生产自救,互助互济,辅之以国家必要的救济和扶持"的救灾工作方针。民政部会同财政部下拨自然灾害救济补助费。定期向灾区派出督查组,检查、督导恢复重建工作,并向社会通报各地救灾资金下拨进度和恢复重建进度。

(五) 灾害现场的救援

1. 现场救援的基本原则 现场救护原则是先救命后治伤,先重伤后轻伤,先抢后救,抢中有救,尽快脱离事故现场,先分类再运送,医护人员以救为主,其他人员以抢为主,各负其责,相互配合,同时现场救护人员应注意自身防护。

2. 现场救援的基本步骤 事故现场急救应按照紧急呼救、判断伤情并分类和救护三大步骤进行。

（1）紧急呼救：立即启动急救预案并向上级有关单位汇报。当事故发生，发现了危重伤员，经过现场评估和病情判断后需要立即救护，同时立即向专业急救机构（EMS）或附近担负院外急救任务的医疗部门、社区卫生单位报告，常用的急救电话为120。由急救机构立即派出专业救护人员、救护车至现场抢救。

1）救护启动：称为呼救系统开始。有效的呼救系统对保障危重伤病员获得及时救治至关重要。

2）呼救电话须知：必须用最精炼、准确的语言清楚地说明。①报告人的电话号码与姓名、单位等情况；②伤病员所在的确切地点，尽可能指出附近街道的交汇处或其他显著标志；③伤病员目前最危重的情况，如昏倒、呼吸困难、大出血等；④灾害事故的伤害性质、严重程度、伤病员的人数，现场所采取的救护措施。注意：①呼救人员不要先放下话筒，要等救护医疗服务系统（EMS）调度人员先挂断电话；②如果不清楚自身处位置，不要惊慌，因为救护医疗服务系统控制室可以通过地球卫星定位系统追踪到正确位置。

3）及早实施基础救护：在专业急救人员尚未到达时，如果有多人在现场，一名救护人员留在伤病员身边开展救护，其他人通知医疗急救部门。注意要分配好救护人员各自的工作，分秒必争，有序地实施伤病员的寻找、脱险、医疗救护工作。

（2）判断伤情并分类

1）伤情判断：应在现场巡视并对伤员病情及周围环境进行评估。发现伤病员后，在确保伤病员及施救人员安全的情况下，救护人员需要首先确认并立即处理对生命构成威胁的状况。对伤病员进行身体检查，顺序为伤病员的意识、呼吸、血压、脉搏、体温、一般情况等。

2）分类：评估后进行分类以决定优先急救的对象。一类为红色，代表严重伤员，如心搏骤停；二类为黄色，代表重伤病员，如眼外伤；三类为绿色，代表轻伤病员，如关节扭伤；四类为黑色，代表极危重伤病员，如处于濒死期的重度颅脑损伤。

（3）实施救护

1）迅速成立指挥小组。遵守现场救护的基本原则，医护人员以救为主，其他人员以抢为主，同时现场救护人员应注意自身防护。

2）由军队或地方医疗队派出的医务人员与战士、民兵、公安与消防人员、红十字会员、职工群众、担架员、挖掘人员等共同组成抢救小组，在灾区现场，对伤病员实行初步急救措施。首先将伤病员从各种灾难困境中抢救出来，然后进行包扎、止血、固定、心肺复苏和其他急救措施，再把经过急救的伤病员设点集中起来，填好伤票，准备将伤病员转送到早期治疗机构。

3）实施分级救治的组织形式。灾害医疗救护一般可分为三级：第一级为现场抢救；第二级为早期治疗；第三级为专科治疗。第二、三级救治需经转运后在医院内实施。

（六）伤病员的转运

现场急救的转运顺序为红、黄、绿、黑。以重近轻远为原则，在转运途中注意观察生命体征及支持治疗。对危重灾害事故伤病员尽快送往医院救治，对某些特殊事故伤害的伤病员应送专科医院。

灾害医疗救援体制以分级救治为宜。即把担负灾害伤病员救治的医疗机构，按技术的高低和措施的复杂程度，分成等级，并按从低级到高级的梯次配置，把伤病员的整个治疗过程从时间、距离上分开。伤病员在转送过程中，通过这些救治机构得到逐步完善的治疗。

笔记栏

（七）医院急救

充分发挥各级医院急诊科（室）的作用。强调急诊科设置的标准化，包括人员、建筑、设备的配备标准，同时重视对医院急诊能力的分级，分级主要根据医院的技术水平、装备标准和急诊工作质量；因灾害伤病员多，伤情复杂严重，迫切需要完善的救治，但灾区的医疗机构被破坏，失去了救治能力，而外援医疗队携带的医疗装备和药品器材数量有限，灾区又无条件收容大量伤病员。因此，灾害伤病员必须经过现场抢救后转送至第二级或第三级救治医院。这样就把伤病员的治疗过程，从时间上、距离上分开，由三级（或两级）救治机构分工实施。

第四节　社区突发公共卫生事件的救护

一、概述

（一）社区突发公共卫生事件的定义

社区突发公共卫生事件是指突然发生，造成或者可能造成社会公众健康严重损害的重大传染病疫情、群体性不明原因疾病、重大食物和食品安全危害等严重影响公众健康的事件。

（二）社区突发公共卫生事件的分类

社区突发公共卫生事件主要包括 5 类：传染病疫情、群体性不明原因疾病、食品安全和职业危害、动物疫情以及其他严重影响公众健康和生命安全的事件。

（三）社区突发公共卫生事件的特点

1. 社会性　重大公共卫生事件会破坏社会的正常秩序，甚至导致社会陷入混乱。

2. 破坏性　一旦暴发疫情，极可能发展成大的灾难。

3. 突发性　发生速度极快，城市人口密集，扩散迅速；而乡村经济文化落后，缺乏防病知识和手段，一旦发生不易控制。

4. 未知性　公共卫生事件的发生，起初多表现为现象，发生的原因有待进一步查找，因此一时令人难以预防和应对。尤其是不明原因的疾病和来自多途径的威胁（新型冠状病毒肺炎、有害毒物、核放射等）。

（四）社区突发公共卫生事件的分级

根据突发公共卫生事件性质、危害程度、涉及范围，将突发公共卫生事件分为 4 级：Ⅰ级（特别重大事件）、Ⅱ级（重大事件）、Ⅲ级（较大事件）和Ⅳ级（一般事件）。

鼠疫的分级如下。

Ⅰ级（特别重大，有下列情形之一的）：①肺鼠疫在大、中城市发生，并有扩散趋势；②相关联的肺鼠疫疫情波及 2 个以上的省份，并有进一步扩散趋势；③发生鼠疫菌强毒株丢失事件。

Ⅱ级（重大，有下列情形之一的）：①在 1 个县（市）行政区域内，1 个平均潜伏期内（6 天，下同）发生 5 例以上肺鼠疫或败血症鼠疫病例；②相关联的肺鼠疫疫情波及 2 个以上县（市），并有进一步扩散趋势；③在 1 个县（市）行政区域内发生腺鼠疫流行，1 个平均潜伏期内多点连续发生 20 例以上，或流行范围波及 2 个以上市（地）。

Ⅲ级（较大，有下列情形之一的）：①在 1 个县（市）行政区域内，1 个平均潜伏期内发生肺鼠疫或败血症鼠疫病例数 1~4 例;②在 1 个县(市)行政区域内发生腺鼠疫流行,1 个平均潜伏期内连续发病 10~19 例,或流行范围波及 2 个以上县(市)。

Ⅳ级(一般):腺鼠疫在 1 个县(市)行政区域内发生,1 个平均潜伏期内病例数 1~9 例。

二、社区突发公共卫生事件的应急对策和指导

社区突发公共卫生事件的发生会直接影响公众的健康、经济发展和社会安定,影响到社区人群整体健康水平和生活质量,对社区突发公共卫生事件进行有效预防、及时控制和消除尤为重要。

(一) 公共卫生事件的应对原则

1. 预防为主、常备不懈 国务院有关部门和县级以上地方人民政府及其有关部门,应当建立严格的突发事件防范和应急处理责任制,切实履行各自的职责,保证突发事件应急处理工作的正常进行。

2. 统一领导、分级负责 突发事件发生后,国务院设立全国突发事件应急处理指挥部,由国务院有关部门和军队有关部门组成,国务院主管领导人担任总指挥,负责对全国突发事件应急处理的统一领导、统一指挥。各级地方政府成立相应的地方突发事件应急处理指挥部,由政府主要领导人担任总指挥,负责领导、指挥本行政区域内突发事件应急处理工作。

3. 反应及时、措施果断 国务院卫生行政主管部门按照分类指导、快速反应的要求,制定全国突发事件应急预案,报请国务院批准。省、自治区、直辖市人民政府根据全国突发事件应急预案,结合本地实际情况,制定本行政区域的突发事件应急预案。

4. 依靠科学、加强合作 事件发生后,建立突发事件应急流行病学调查、传染源隔离、医疗救护、现场处置、监督检查、监测检验、卫生防护等有关物资、设备、设施、技术与人才资源储备,所需经费列入本级政府财政预算。国家鼓励、支持开展突发事件监测、预警、反应处理有关技术的国际交流与合作。

(二) 社区突发公共卫生事件的应急程序

1. 预防与应急准备

(1) 建立突发公共卫生事件应急预案:预案内容包括突发事件应急处理指挥部的组成和相关部门的职责;突发事件的监测与预警;突发事件信息的收集、分析、报告、通报制度;突发事件应急处理技术和监测机构及其任务;突发事件的分级和应急处理工作方案;突发事件预防、现场控制,应急设施、设备、救治药品和医疗器械以及其他物资和技术的储备与调度;突发事件应急处理专业队伍的建设和培训。应当对公众开展突发事件应急知识的专门教育,增强全社会对突发事件的防范意识和应对能力。

(2) 监测与预警:县级以上各级人民政府卫生行政主管部门,指定机构负责开展突发事件的日常监测,并确保监测与预警系统的正常运行。根据事件的类别,制订监测计划,科学分析、综合评价监测数据。对早期发现的潜在隐患以及可能发生的突发事件,应当依照规定的报告程序和时限及时报告。

(3) 加强急救医疗服务网络的建设:国务院有关部门和县级以上地方人民政府及其有关部门,应当根据突发事件应急预案的要求,保证应急设施、设备、救治药品和医疗器械等物资储备;配备相应的医疗技术和人员,开展突发事件应急处理相关知识、技能的培训,定期组织应急演练,推广最新知识和先进技术,提高医疗卫生机构应对各类突发事件的救治能力;设置与传染病防治工作需要相适应的传染病专科医院,或者指定具备传染病防治条件和能力

的医疗机构承担传染病防治任务。

（4）报告与信息发布：各级医疗卫生机构当发现传染病暴发流行时；不明原因的群体性疾病；重大食物和职业中毒事件；传染病菌种、毒种丢失时，应当在2小时内向所在地县级人民政府卫生行政主管部门报告；接到报告的卫生行政主管部门应当在2小时内向本级人民政府报告；省、自治区、直辖市人民政府应当在接到报告1小时内，向国务院卫生行政主管部门报告；国务院卫生行政主管部门对可能造成重大社会影响的突发事件，应当立即向国务院报告。任何单位和个人对突发事件，不得隐瞒、缓报、谎报或者授意他人隐瞒、缓报、谎报。

在报告的同时，应当立即组织力量对报告事项调查核实、确证，采取必要的控制措施，并及时报告调查情况。上级部门也应当根据发生突发事件的情况，及时、准确、全面地向下一级部门以及军队有关部门进行信息发布。

2. 应急处理

（1）事件评估：突发事件发生后，卫生行政主管部门应当组织专家对突发事件进行综合评估，初步判断突发事件的类型，提出是否启动突发事件应急预案的建议。

（2）启动应急预案：在全国范围内或者跨省、自治区、直辖市范围内启动全国突发事件应急预案，由国务院卫生行政主管部门报国务院批准后实施。省、自治区、直辖市启动突发事件应急预案，由省、自治区、直辖市人民政府决定，并向国务院报告。

（3）预案的实施：①政府统一指挥。应急预案启动后，各级人民政府有关部门，应当服从突发事件应急处理指挥部的统一指挥，采取有关的控制措施。医疗卫生机构、监测机构和科学研究机构服从突发事件应急处理指挥部的统一指挥，集中力量开展相关的科学研究工作。国务院有关部门和县级以上地方人民政府及其有关部门，应当保证突发事件应急处理所需的医疗救护设备、救治药品、医疗器械等物资的生产、供应；铁路、交通、民用航空行政主管部门应当保证及时运送。②实施隔离制度。参加突发事件应急处理的工作人员，应当采取卫生防护措施，并在专业人员的指导下进行工作。及时对易受感染的人群和其他易受损害的人群采取应急接种、预防性投药、群体防护等措施。③专业技术机构提出处理方案。国务院卫生行政主管部门或者其他有关部门指定的专业技术机构，有权进入突发事件现场进行调查、采样、技术分析和检验，对地方突发事件的应急处理工作进行技术指导，制定相关的技术标准、规范和控制措施。

3. 恢复与重建　迅速恢复与重建遭受破坏的卫生设施，提供正常的卫生医疗服务；做好受害人群躯体伤害的康复工作，预防和处理受害人群的心理疾患等；各级医疗卫生单位、科研单位和高等院校应联合进行科学研究，确定事件的成因和危险因素，制订有效的控制措施，为日后类似突发公共卫生事件的控制提供科学依据和技术保障。

（三）公共卫生事件应急中的法律责任

1. 对于造成传染病传播、流行或对社会公众健康造成其他严重危害后果的责任人，依法给予行政处分；构成犯罪的，依法追究刑事责任。

2. 未依规定完成突发事件应急处理所需要的设施、设备、药品和医疗器械等物资的生产、供应、运输和储备的，对责任人依法给予行政处分。

3. 对突发事件调查、控制、医疗救治工作中玩忽职守、失职、渎职、不予配合，或者采取其他方式阻碍、干涉调查的，依法给予行政处分；构成犯罪的，依法追究刑事责任。

4. 医疗卫生机构未履行报告职责，隐瞒、缓报或者谎报的；未及时采取控制措施的；未履行突发事件监测职责的；拒绝接诊患者的；拒不服从突发事件应急处理指挥部调度的，由卫生行政主管部门责令改正、通报批评、给予警告;情节严重的,吊销《医疗机构执业许可证》;对主要负责人、负有责任的主管人员和其他直接责任人员追究法律责任。

5. 在突发事件发生期间,散布谣言、哄抬物价、欺骗消费者,扰乱社会秩序、市场秩序的,由公安机关或者工商行政管理部门依法给予行政处罚;构成犯罪的,依法追究刑事责任。

6. 县级以上各级人民政府及其卫生行政主管部门,应当对参加突发事件应急处理的医疗卫生人员,给予适当补助和保健津贴;对参加突发事件应急处理做出贡献的人员,给予表彰和奖励;对因参与应急处理工作致病、致残、死亡的人员,按照国家有关规定,给予相应的补助和抚恤。

(江 琳)

扫一扫,
测一测

复习思考题

1. 试述现场救护的原则。
2. 简述社区突发公共卫生事件的分级。

◇◇◇ 主要参考书目 ◇◇◇

1. 于晓松,路孝琴.全科医学概论[M].5版.北京:人民卫生出版社,2018.
2. 李春玉,姜丽萍.社区护理学[M].4版.北京:人民卫生出版社,2017.
3. 何国平,赵秋利.社区护理理论与实践[M].2版.北京:人民卫生出版社,2018.
4. 路孝琴,席彪.全科医学概论[M].北京:中国医药科技出版社,2016.
5. 沈翠珍,王爱红.社区护理学[M].3版.北京:中国中医药出版社,2016.
6. 曾渝,王中男.社区健康服务与管理[M].北京:人民卫生出版社,2020.
7. 孙秋华.中医护理学[M].4版.北京:人民卫生出版社,2017.
8. 葛均波,徐永健,王辰.内科学[M].9版.北京:人民卫生出版社,2018.
9. 李兰娟,任红.传染病学[M].9版.北京:人民卫生出版,2018.
10. 朱红.社区护理(临床案例版)[M].武汉:华中科技大学出版社,2016.

复习思考题
答案要点

模拟试卷

社区卫生服
务相关表格